新世纪全国中医药高职高专规划教材

药品企业管理

（供中药制药技术专业用）

主　编　张广碧（山西生物应用职业技术学院）
副主编　杨武娟（成都中医药大学峨眉学院）
　　　　姜　娟（沈阳药科大学高等职业技术学院）

中国中医药出版社
·北　京·

图书在版编目（CIP）数据

药品企业管理/张广碧主编．—北京：中国中医药出版社，2006.7（2008．5 重印）

新世纪全国中医药高职高专规划教材

ISBN 7－80156－935－0

Ⅰ．药…　Ⅱ．张…　Ⅲ．制药工业－工业企业管理－高等学校：技术学校—教材　Ⅳ．F407．7

中国版本图书馆 CIP 数据核字（2006）第 027371 号

中国中医药出版社出版

北京市朝阳区北三环东路 28 号易亨大厦 16 层

邮政编码：100013

传真：64405750

北京市同江印刷厂印刷

各地新华书店经销

*

开本 787×1092　1/16　印张 19　字数 355 千字

2006 年 7 月第 1 版　　2008 年 5 月第 2 次印刷

书　号：ISBN 7－80156－935－0　册数 4001—7000

*

定价：23.00 元

网址　www.cptcm.com

社长热线　010 64405720

读者服务部电话：010 64065415　010 84042153

书店网址： csln.net/qksd/

全国高等中医药教材建设

专家指导委员会

前言

随着我国经济和社会的迅速发展，人民生活水平的普遍提高，对中医药的需求也不断增长，社会需要更多的实用技术型中医药人才。因此，适应社会需求的中医药高职高专教育在全国蓬勃开展，并呈不断扩大之势，专业的划分也越来越细。但到目前为止，还没有一套真正适应中医药高职高专教育的系列教材。因此，全国各开展中医药高职高专教育的院校对组织编写中医药高职高专规划教材的呼声愈来愈强烈。规划教材是推动中医药高职高专教育发展的重要因素和保证教学质量的基础已成为大家的共识。

"新世纪全国中医药高职高专规划教材"正是在上述背景下，依据国务院《关于大力推进职业教育改革与发展的决定》要求："积极推进课程和教材改革，开发和编写反映新知识、新技术、新工艺和新方法，具有职业教育特色的课程和教材"，在国家中医药管理局的规划指导下，采用了"政府指导、学会主办、院校联办、出版社协办"的运作机制，由全国中医药高等教育学会组织、全国开展中医药高职高专教育的院校联合编写、中国中医药出版社出版的中医药高职高专系列第一套国家级规划教材。

本系列教材立足改革，更新观念，以教育部《全国高职高专指导性专业目录》以及目前全国中医药高职高专教育的实际情况为依据，注重体现中医药高职高专教育的特色。

在对全国开展中医药高职高专教育的院校进行大量细致的调研工作的基础上，国家中医药管理局科教司委托全国高等中医药教材建设研究会于2004年6月在北京召开了"全国中医药高职高专教育与教材建设研讨会"，该会议确定了"新世纪全国中医药高职高专规划教材"所涉及的中医、西医两个基础以及10个专业共计100门课程的教材目录。会后全国各有关院校积极踊跃地参与了主编、副主编、编委申报、推荐工作。最后由国家中医药管理局组织全国高等中医药教材建设专家指导委员会确定了10个专业共90门课程教材的主编。并在教材的组织编写过程中引入了竞争机制，实行主编负责制，以保证教材的质量。

本系列教材编写实施“精品战略”，从教材规划到教材编写、专家审稿、编辑加工、出版，都有计划、有步骤地实施，层层把关，步步强化，使“精品意识”、“质量意识”始终贯穿全过程。每种教材的教学大纲、编写大纲、样稿、全稿都经专家指导委员会审定，都经历了编写启动会、审稿会、定稿会的反复论证，不断完善，重点提高内在质量。并根据中医药高职高专教育的特点，在理论与实践、继承与创新等方面进行了重点论证；在写作方法上，大胆创新，使教材内容更为科学化、合理化，更便于实际教学，注重学生实际工作能力的培养，充分体现职业教育的特色，为学生知识、能力、素质协调发展创造条件。

在出版方面，出版社严格树立“精品意识”、“质量意识”，从编辑加工、版面设计、装帧等各个环节都精心组织、严格把关，力争出版高水平的精品教材，使中医药高职高专教材的出版质量上一个新台阶。

在“新世纪全国中医药高职高专规划教材”的组织编写工作中，始终得到了国家中医药管理局的具体精心指导，并得到全国各开展中医药高职高专教育院校的大力支持，各门教材主编、副主编以及所有参编人员均为保证教材的质量付出了辛勤的努力，在此一并表示诚挚的谢意！同时，我们要对全国高等中医药教材建设专家指导委员会的所有专家对本套教材的关心和指导表示衷心的感谢！

由于“新世纪全国中医药高职高专规划教材”是我国第一套针对中医药高职高专教育的系统全面的规划教材，涉及面较广，是一项全新的、复杂的系统工程，有相当一部分课程是创新和探索，因此难免有不足甚至错漏之处，敬请各教学单位、各位教学人员在使用中发现问题，及时提出宝贵意见，以便重印或再版时予以修改，使教材质量不断提高，并真正地促进我国中医药高职高专教育的持续发展。

全国中医药高等教育学会

全国高等中医药教材建设研究会

2006 年 4 月

新世纪全国中医药高职高专规划教材

《药品企业管理》编委会

主　编　张广碧（山西生物应用职业技术学院）

副主编　杨武娟（成都中医药大学峨眉学院）

　　　　　姜　娟（沈阳药科大学高等职业技术学院）

编　委　（以姓氏笔画为序）

　　　　　王学峰（山西生物应用职业技术学院）

　　　　　王盈盈（贵阳中医学院）

　　　　　石玉泓（山西综合职业技术学院）

　　　　　刘　侠（山东中医药高等专科学校）

　　　　　初　敏（天津中药饮片厂）

　　　　　张爱丽（江苏省连云港中医药高等职业技术学校）

编写说明

本教材根据普通高等教育“十五”国家级规划教材、新世纪全国中医药高职高专规划教材编写原则，由全国高等中医药教材建设研究会组织编写。

按照高等职业教育的功能划分，《药品企业管理》属于基础理论、专业技术与企业实践相结合的课目。所以，本教材特别注重体现知识、能力、技能并重的要求。由于企业管理所涵盖的知识与技术面很广，欲用寥寥三十万字将其全面完整地讲清楚是不现实的。为此，我们在编写过程中尽力将药品企业管理实际工作中常见常用的和实践证明好用有效的内容选入本教材。

这是一本药品企业管理方面的入门教科书，全书共含8个教学模块，22节，30余万字，重点介绍当代药品企业管理实践中科学性、实用性和先进性较强的内容。

参加本教材编写的人员及基本分工如下：山西生物应用职业技术学院张广碧编写模块一、模块四等，成都中医药大学峨眉学院杨武娟编写模块五第三节，沈阳药科大学高职学院姜娟编写模块七第一节、第二节，山西生物应用职业技术学院王学峰编写模块三，贵阳中医学院王盈盈编写模块八，山西综合职业技术学院石玉泓编写模块五第一节、第二节，山东中医药高等专科学校刘侠编写模块七第三节，天津中药饮片厂初敏编写模块六，江苏省连云港中医药高等职业技术学校张爱丽编写模块二。

本教材在编写过程中得到了各有关院校领导和专家的大力支持与积极配合，在此一并致谢。

编　者

2006年2月

目 录

管理名言 企业管理的知识是追求“成功”（而非“失败”）的功夫，是创造世界美妙事物供人类享受的神奇功夫，因为它能化无为有，化小为大。

——陈定国

模块一 企业组织

药品企业是现代社会组织中专门从事药品生产、药品经营等相关活动的企业。药品企业组织是指对本企业机构中的全体人员进行职责分工、工作指派以及协调管理，使之在达成某种目标的过程中获得最大的效率而建立起来的社会经济组织。

作为本课程的开篇部分，本模块的教学目标是了解和掌握药品企业组织设计的几种常见模式、现代药品企业运行的必备条件以及药品企业经营管理的基本概念，为学习本课程打好基础。

第一节 药品企业管理的基本概念

药品企业管理是一门科学，更是一门艺术。其中若干基本概念来自于其他学科，或来自于药品企业经营管理的工作实践。深刻领会和有效运用有关概念是最终达到管理目标的关键之所在。

一、药品与医药商品

（一）药品

药品是按严格要求而制备的，用于预防、治疗、诊断人的疾病及有目的的调节人体的生理功能并规定有适应证、用法和用量的药物制成品，包括中药材、中药饮片、中成药、化学原料药及其制剂、抗生素、生化药品、放射性药品、血清疫苗、血液制品和诊断药品等。药品是医药商品的主要部分。药品可分为若干种类。

1. 按药品的不同性质分

可分为新药、特药和普药。新药通常是指我国从未生产过的药品，或者是已生产过的药品但增加了新的适应证、改变了给药途径或改变了剂型。特药即特殊药品，它是指因药品本身副作用较大而由国家实施特殊管理的药品，如精神药品、麻醉药品、医疗用毒性药品和放射性药品。普药即普通用药，它是指除新药、特药以外的一般性临床用药。

2. 按药品产生的不同历史背景分

可分为传统药与现代药。传统药一般指各国或各民族历史上流传下来的民族用药。我国的传统药俗称“中药”，包括中药材、中药饮片和中成药三大类。现代药泛指当代各国广泛使用的非传统药物，如针剂、片剂、胶囊等。

3. 按药品的不同功能分

可分为预防性药品、治疗性药品和诊断性药品。预防性药品是指用于预防某些疾病发生所使用的药品，如各种疫苗、药丸等。治疗性药品是指用于治疗某些疾病所使用的药品，在现阶段是药品的主导部分。诊断性药品是指用于诊断各种疾病的药品，如化学用试剂、胃透视用的硫酸钡等。

4. 按药品的不同给药部位分

可分为外用药、内服药和注射用药。外用药是指皮肤表面用药，如碘酒、风油精、伤湿止痛膏等。内服药是指各种口服用药，如快胃片、感冒胶囊、中药、丸剂等。注射用药是指直接注（输）入人体血液里的药品，如葡萄糖注射液、青霉素粉针剂、鱼腥草针剂等。

（二）医药商品

医药商品是由“医”、“药”和“商品”结合而成的名词。其中“医”是指医药、医学、医治之意，“药”是指防治疾病的物品或有化学作用的物质。“医药”狭义特指医疗用品或医疗药品。“商品”是指为交换而产生的劳动产品；商品具有价值和使用价值二重性。虽为他人生产，但不经过交换的劳动产品，不是商品。商品是在一定经济条件下产生和存在的，是社会分工和产品属于不同所有者的结果。综上所述，医药商品是指医用药物商品，包括药品、医疗器械、化学试剂、玻璃仪器等。

二、现代企业与现代药品企业

（一）企业

企业是生产力发展到一定阶段的产物，是劳动分工发展的结果。企业是集合生产要素（土地、资本、劳动力和技术），并在利润动机和承担风险的条件下，为社会提供产品和服务的单位。企业作为劳动生产的基本经济单位，具有以下特征：①直接为社会提供产品或服务，其目的是追求利润；②必须是实行独立核算、自负盈亏的合法组织；③拥有完全的合法经营自主权；④是以法人资格向国家缴纳税金的基本单位之一。从社会资源配置的方式上看，企业作为替代市场功能的一部分，是一种具有更低交易费用的资源配置方式。

（二）现代企业

现代企业是指由一批领取薪水的高中级经理人员所管理的、资产所有权和经营权相分离的多单位经济组织。现代企业的特征表现在以下四点。

1. 所有权与经营权相分离，这是现代企业组织的一个重要特点。在业主企业和合伙企业中，都是资本所有者直接控制和经营企业。随着公司成为现代企业的新型组织形式，资本所有权多样化和分散化，以及规模的大型化和管理的复杂化，个体企业和合伙企业中企业主将所有权和经营权集中于一身的管理体制逐渐被打破，形成了现代企业的新型组织形式——公司制企业，从而创立了所有权与经营权相分离的管理体制和管理组织。所有权的分散化引起了“股份革命”，经营者的专门化出现了“经理革命”，股份革命和经理革命导致所有权与经营权的分离，这是现代企业产生的基础和条件。

2. 现代技术作为第四个生产要素，在企业中起着愈来愈重要的作用。古典企业生产要素和现代企业生产要素的集合方式可用下面两个关系式分别表示：古典企业要素＝土地＋劳动力＋资本＋技术；现代企业生产要素＝（土地＋劳动力＋资本）×技术。

现代企业把现代最新科学技术应用于生产经营的全过程，把繁重的体力劳动交给机械去做，把重复的、例行的脑力劳动移交给电脑，而人则致力于创造性的劳动。

3. 现代企业的管理是现代化的管理，是适应现代生产力发展的客观要求，运用科学的思想、组织、方法和手段，对企业的生产经营进行有效管理，创造最佳经济效益的过程。

现代企业制度与企业管理现代化不是一个概念，前者着眼于生产关系，后者着眼于生产力。但是现代企业制度必须包含企业管理现代化的内容，因为，现代化管理是现代企业的两大支柱（现代科技与现代管理）之一。

4. 企业规模不断扩大，组织呈扩张趋势，这也是现代企业的一个重要特征。现代企业的成长过程就是企业规模的扩张过程。

（三）现代药品企业

现代药品企业按环节通常分为药品生产企业与药品经营企业。

1. 药品生产企业

药品生产企业经企业所在地省、自治区、直辖市人民政府药品监督管理部门批准并发给《药品生产许可证》，凭《药品生产许可证》到工商行政管理部门办理登记注册。无《药品生产许可证》的，不得生产药品。

药品监督管理部门批准开办药品生产企业，除依据《药品管理法》第八条规定的条件外，还应当符合国家制定的药品行业发展规划和产业政策，防止重复建设。

开办药品生产企业，必须具备以下条件：具有依法经过资格认定的药学技术人员、工程技术人员及相应的技术工人；具有与药品生产相适应的厂房、设施和卫生环境；具有能对所生产药品进行质量管理和质量检验的机构、人员以及必要的设备；具有保证药品质量的规章制度。

药品生产企业必须按照国务院药品监督管理部门依据《药品管理法》制定的《药品生产质量管理规范》组织生产。

除中药饮片的炮制外，药品必须按照国家药品标准和国务院药品监督管理部门批准的生产工艺进行生产，生产记录必须完整准确。药品生产企业改变影响药品质量的生产工艺的，必须报原批准部门审核批准。

中药饮片必须按照国家药品标准炮制；国家药品标准没有规定的，必须按照省、自治区、直辖市人民政府药品监督管理部门制定的炮制规范炮制。省、自治区、直辖市人民政府药品监督管理部门制定的炮制规范应当报国务院药品监督管理部门备案。

药品生产企业必须对其生产的药品进行质量检验；不符合国家药品标准或者不经过省、自治区、直辖市人民政府药品监督管理部门批准，药品生产企业不可以接受委托生产药品。

2. 药品经营企业

药品经营企业分为药品批发企业和药品零售企业。开办药品批发企业，须经企业所在地省、自治区、直辖市人民政府药品监督管理部门批准并发给《药品经营许可证》；开办药品零售企业，须经企业所在地县级以上地方药品监督管理部门批准并发给《药品经营许可证》，凭《药品经营许可证》到工商行政管理部门办理登记注册。无《药品经营许可证》的，不得经营药品。

《药品经营许可证》应当标明有效期和经营范围，到期重新审查发证。药品监督管理部门批准开办药品经营企业。开办药品经营企业应当遵循合理布局和方便群众购药的原则。

开办药品经营企业必须具备以下条件：具有依法经过资格认定的药学技术人员；具有与经营药品相适应的营业场所、设备、仓储设施、卫生环境；具有与所经营药品相适应的质量管理机构或者人员；具有保证所经营药品质量的规章制度。

药品经营企业购进药品，必须建立并执行进货检查验收制度，验明药品合格证明和其他标识；不符合规定要求的，不得购进。

药品经营企业购销药品，必须有真实完整的购销记录。购销记录必须注明药品的通用名称、剂型、规格、批号、有效期、生产厂商、购（销）货单位、购（销）货数量、购销价格、购（销）货日期以及药品监督管理部门规定的其他内容。

药品经营企业销售药品必须准确无误，并正确说明用法、用量和注意事项；调配处方必须经过核对，对处方所列药品不得擅自更改或者代用。对有配伍禁忌或者超剂量的处方，应当拒绝调配；必须调配时，经处方医生更正或者重新签字，方可调配。

药品经营企业必须制定和执行药品保管制度，采取必要的冷藏、防冻、防潮、防虫、防鼠等措施，保证药品质量。

另外，在我国，除国务院有特殊规定外，城乡集市贸易市场可以出售中药材，持有《药品经营许可证》的药品零售企业在规定的范围内，可以在城乡贸易市场设点出售中药材以外的药品。

三、药品企业管理

药品企业管理亦称药品企业经营管理，它是由“药品”、“企业”、“管理”三者组成的一个全新概念。而经营管理又是由“经营”和“管理”两个既有区别又有联系的概念结合而成的一个具有新的内涵的完整概念。在《辞海》中两者分别解释为：“经营”——①本谓经度营造；引申为筹划营谋。②犹往来。王逸注：“南北为经，东西为营”。③专指经营办理经济事业。“管理”——①管辖、负责处理。②保管，料理，照料。负责各种具体工作。英国学者希尔在《经营管理》一书中认为：“生产管理和经营管理这两个词所描述的是同类任务，二者都涉及企业对生产销售给顾客或者其他机构的商品或服务所需要的资源的管理。本书中生产管理和经营管理这两个术语是同义词。”归纳起来，对经营管理的理解，主要有以下三种观点。

1. 经营和管理是两个完全不同的概念，各有其不同的内涵，他们认为经营包括管理，管理是经营的一部分。

2. 经营是管理的前提，经营决定管理，管理依存和制约经营。

3. 经营等于管理，二者在应用上具有同一内涵。

我们认为经营和管理若单从字面理解，确有区别，但我们在本书中应用此概念时完全按照希尔的观点。

对此，我们将企业经营管理定义为：企业为了获得理想的经营效益，在经营管理理论指导下，用既定的战略、策略、方针、政策，对企业经营活动过程及企业中人力、物力、财力、信息、时间等各项资源进行有效的计划、组织、控制等的活动过程。

药品企业管理是对药品企业在生产经营活动过程中所进行的计划、组织、控制等一系列管理活动的总称。它既是一门综合性应用学科，又是由经济科学、社会科学和自然科学相互结合、相互渗透形成的一门边缘学科。本书中我们把企业经营、企业管理、企业经营管理作为同义语使用，许多情况下为方便起见，使用时将不加企业二字。

链接

管理工作不只是寻求组织中有意义的工作和协力合作行为，而且要发展组织与组织之间的互赖性。

第二节　现代企业组织设计

企业组织设计是企业管理的核心内容之一，也是一个企业能否高效运转的关键之所在。为此，无论是企业管理的实践工作者还是理论工作者，对此都十分重视。组织管理学鼻祖法约尔就是这一工作的实践者和研究者，并提出了著名的组织设计（管理）十四原则（这一理论将在模块二做详细介绍），今天这一理论已得到了更加深入的研究与广泛应用。本节将对现代企业组织设计的一般问题做一简要介绍。

一、企业组织设计应考虑的问题

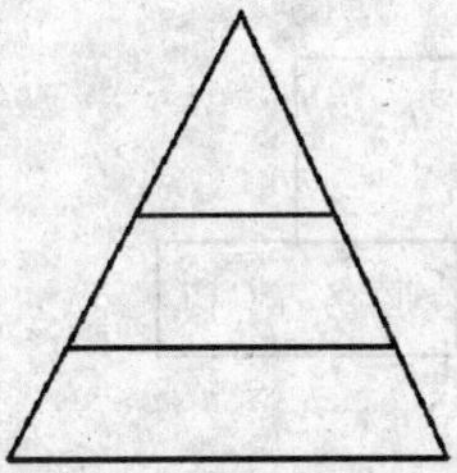

图1-1　管理层次多，管辖幅度小

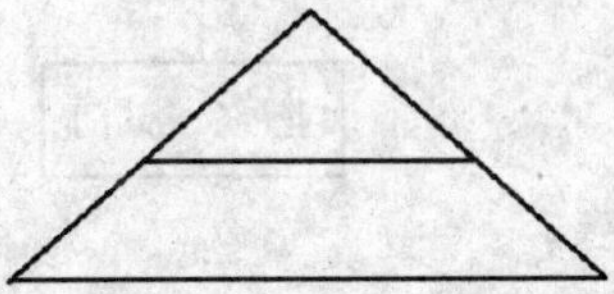

图1-2　管理层次少，管辖幅度大

（一）管理层次与管辖幅度的关系

管理层次是指企业组织结构中所设计的环节，环节多则层次多，环节少则层次少；管辖幅度是指企业组织结构中所设计的各管理层次所管理的宽度。管理层次与管辖幅度二者成反比，管理层次多，管辖幅度小；管理层次少，管辖幅度大（如图1-1、1-2所示）。通常每个管理者的管辖人数在10~15人为宜。

（二）职能与职权的关系

职能是企业组织分工的结果，是企业某一设定岗位本身应具有的功能或应起到的作用。职权是指赋予那些在某个设定职位上从事该岗位工作的人所拥有的权力。职能与职权的关系是前者表示应有，而后者表示实有。在企业组织机构设计中，职能与职权的关系，因人因事经常做适当的调整与变化。处理好职能与职权的关系，对企业能否按照所设定的目标健康发展非常重要。

二、企业组织设计的基本类型

（一）传统型组织结构

1. 直线型

直线型是一种最简单的企业组织结构形式（图1-3）。其特点是管理关系按上下垂直关系建立，结构简单，指挥系统清晰，责权关系明确，内部协调容易，信息传输快捷，管理效率较高。它通常适用于规模较小的企业。不足之处是管理的专业化水平较低，不适用于现代化大型企业。

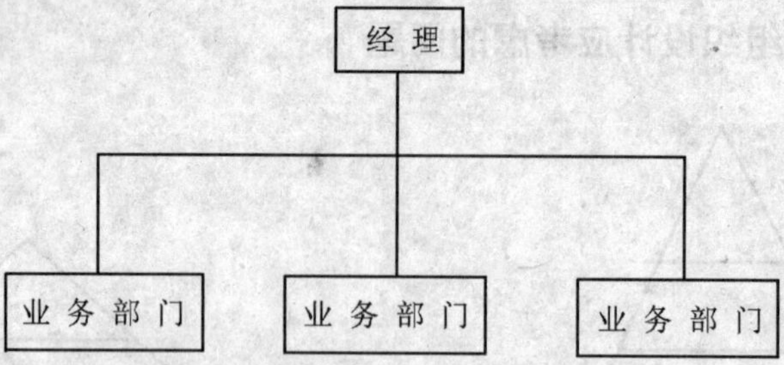

图1－3 直线型

2. 职能型

职能型是在直线型的基础上，为各职能管理者设置相应的职能机构和人员（图1－4）。其特点是下级业务部门主管除直接接受上级领导指令外，同时还需接受上级职能部门的领导和监督。在职能制下，企业管理工作按职能分工，适应了现代企业生产技术比较复杂、管理工作分工较细的特点，提高了管理的专业化水平。不足之处是容易形成多头领导，影响统一领导、统一指挥，不利于责任制的贯彻落实。

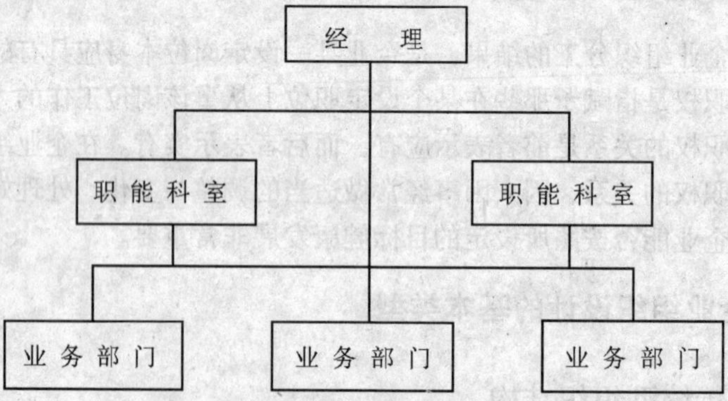

图1－4 职能型

3. 矩阵型

矩阵型结构又叫规划目标结构，它由纵横两套管理系统叠加在一起组成一个矩阵（图1－5）。在一般情况下其纵向系统是按照职能划分的部门，形成纵向指挥系统；横向系统一般是按产品、工程项目或服务划分的管理系统。产品专项工作部门是由各个职能部门派出的人员共同组成的，一旦产品专项任务完成后，就撤销专项工作部门，有关人员又回到原来的职能部门。

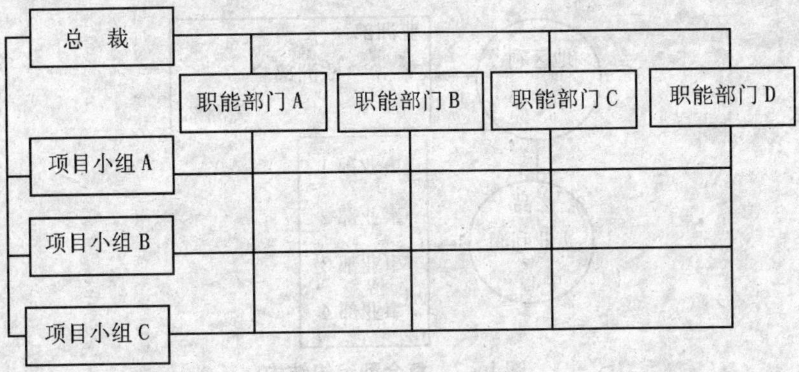

图1－5　矩阵型结构

（二）现代型组织结构

1. 事业部型

事业部型也叫事业部制，它是经营单一产品系列，对产品的生产和销售实行统一管理、自主经营、独立核算常采用的一种组织结构类型（图1－6）。其主要优点是有利于发挥各事业部的积极性、主动性；有利于最高管理层摆脱日常事务，集中精力考虑宏观战略；有利于培养和锻炼部门管理人员。因此，事业部结构形式得到了比较广泛的采用。事业部制要求管理者精干得力、知识面广、经验丰富，如果管理者素质达不到要求，则会造成事业部管理的困难。此外，事业部制还存在着分权所带来的不足，如本位主义、指挥不灵、企业整体性减弱、职能机构重复设置、管理人员增多等。

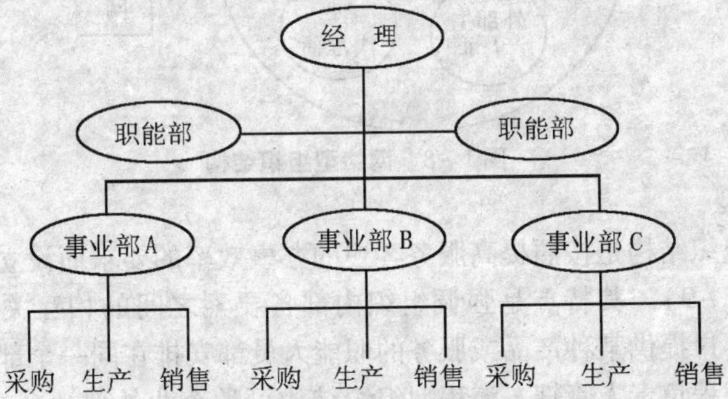

图1－6　事业部型组织结构

2. 复合型

复合型组织结构亦称立体多维型组织结构，它是在职能型、事业部型和矩阵型组织结构基础上综合发展而成的一种组织结构形式（图1－7）。

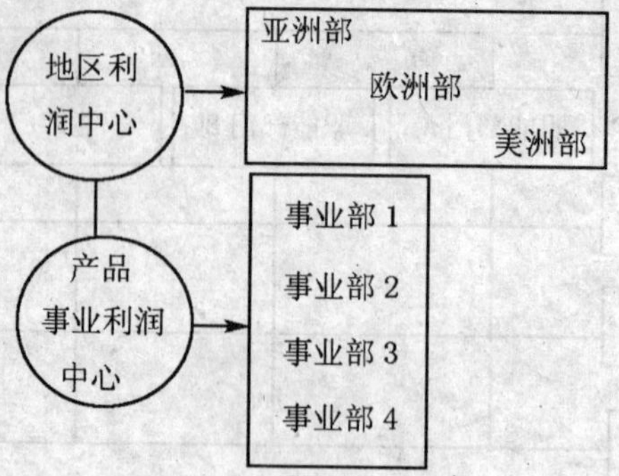

图 1-7　复合型组织结构

3. 网络型

网络型组织结构是建立在高度发达的网络通讯技术基础上，由若干相互独立的业务过程或业务单位（生产企业、供应商、消费者等）连接成的业务联盟(图1-8)，联盟中的每个成员在组织中各自发挥自身特有的作用。网络型组织结构根据其功能特点，可分为内部网络型、市场间网络型、机会网络型、垂直网络型等。

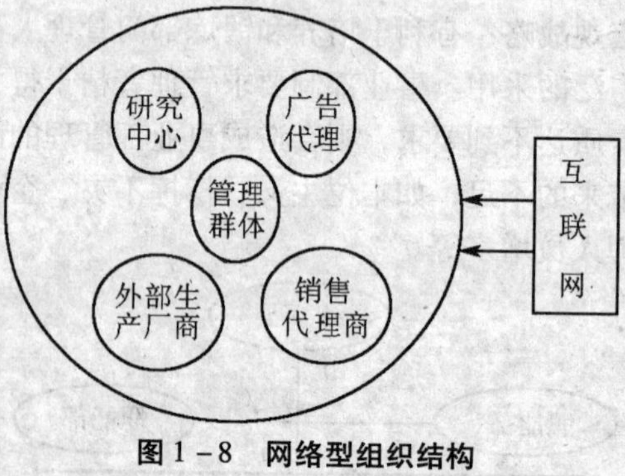

图 1-8　网络型组织结构

4. 流程型

流程型组织结构是按照提高服务客户的办事效率的要求而设立的一种组织结构模式（图1-9)。其特点是强调组织内部各要素之间的相互关系，在该结构下，凡属向客户提供某种产品或服务的职能人员都安排在同一个部门，这个部门统一归一个流程负责人管辖。流程型组织结构可随企业外部社会的变化而变化，灵活性较强，但这种结构在组织内部团队之间、各业务流程之间以及各职能中心之间的整合与协同工作需要高性能的信息技术支持。

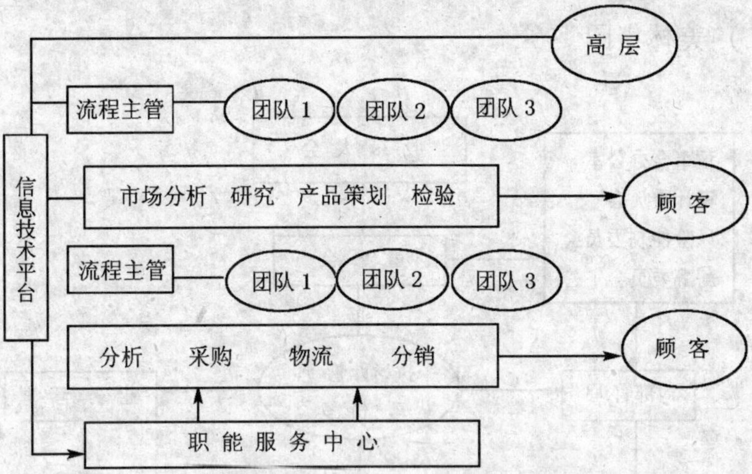

图 1-9　流程型组织结构

三、现代大型企业组织设计举例

（一）海尔集团

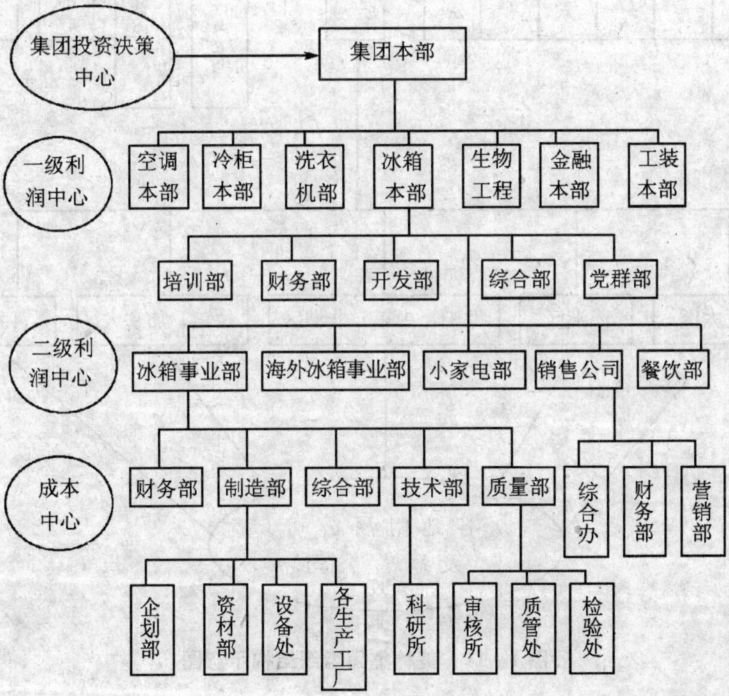

图 1-10　海尔集团组织结构示意图

（二）美林集团

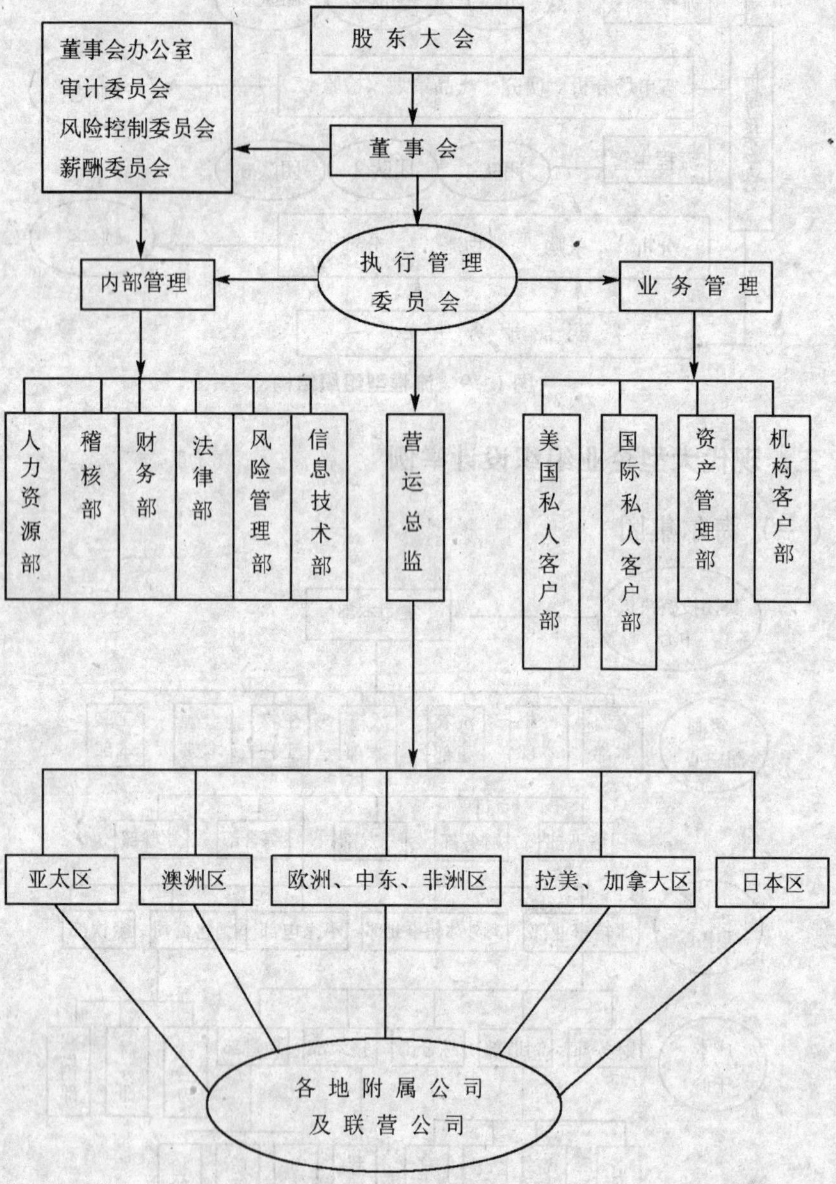

图1－11　美林集团组织结构示意图

（三）摩根斯坦利公司

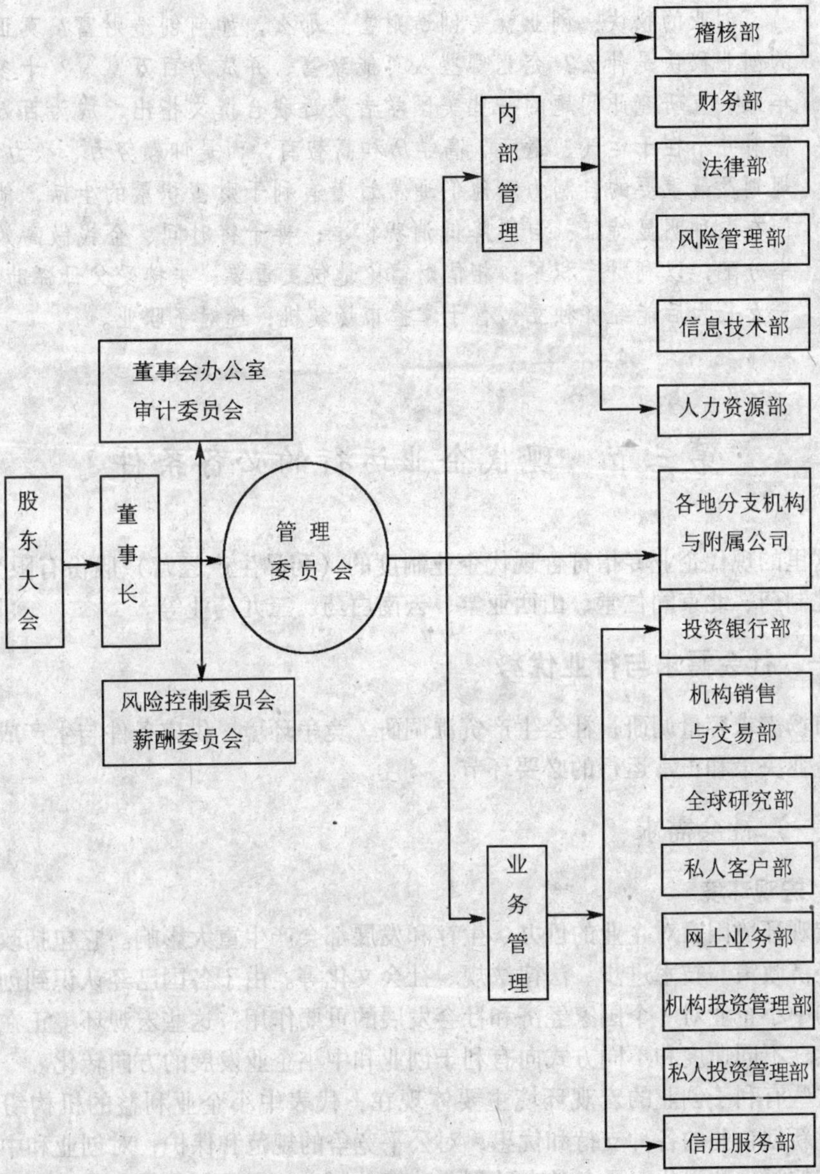

图 1－12 摩根斯坦利公司组织结构示意图

链接

创业的秘诀：创业就是创造财富。那么，如何创造财富？真正的创业秘诀是什么？究竟哪些人可能致富，并成为百万富翁？十多年来一直研究此问题的一些美国学者最近联合撰文指出，成为百万富翁并不在于运气、遗产、高学历和高智商，而是仰赖努力、毅力、规划及最重要的自制力。他们通常过着有利于财富积累的生活，他们有七种明显特征：自愿降低消费标准；善于将时间、金钱做高效率分配，以利财产积累；相信财富比地位更重要；未接受父母资助；子女长大后能经济独立；善于掌握市场契机；选对了职业。

第三节 现代企业运行的必备条件

这里的现代企业专指符合现代企业制度的（药品生产经营）股份有限公司，如华北制药、北京同仁堂、山西亚宝、云南白药、三九药业等。

一、社会需求与行业优势

市场需求容量调研，社会生产资源调研，竞争环境、供应条件与生产成本调研是企业决策和正常运行的必要环节。

（一）社会需求

1. 宏观环境

宏观环境因素对企业的创办、生存和发展都会产生重大影响。它包括政府部门、经济政策、技术进步、法律法规、社会文化等。由于各国已经认识到创业所产生的中小企业对一个国家经济和社会发展的重要作用，这些宏观环境正在以不同程度、不同速度和不同方式向有利于创业和中小企业发展的方向转化。

这些有利于创业的宏观环境主要体现在：代表中小企业利益的机构纷纷建立；对新创企业的各种支持和优惠；对公平竞争的规范和保护；对创业和中小企业研究的深入和强化以及各种有关创业政策的制定；指导创业的书籍、刊物、咨询机构和人员的大量增加等等。

创业者在评价所处的宏观环境时要考虑以下因素：国家对创业的基本态度和总体政策是积极支持、加以限制还是放任自流；不同的人在不同地区、不同行业创办企业有何优惠政策或限制条件；宏观环境将发生什么变化，将产生什么商机；整个社会文化对创业者的态度如何等。这些因素对创业者是否创业和如何创业将产生重大影响。

2. 地区环境

地区环境即创业者所在地区的企业生存与发展条件。企业与所在地区存在相互依赖、相互影响的密切关系。地区为企业提供各类资源和发展空间；企业可以增加税收、提供产品和服务、解决就业等，为地区发展做出贡献。

新创企业在地区中能发挥多大的作用和有多大的影响力，决定着它可能从该地区得到的支持程度。这与该企业相对于这个地区内其他企业的规模，以及这个地区本身的规格有关。也就是说，它是小池塘里的一条大鱼还是大池塘里的一条小鱼。

创业者在创业时对所在地区的评价主要包括以下因素：创业者对这个地区的熟悉程度和影响力；拟创办的企业对该地区会产生什么有利影响和不利影响；创办企业将得到什么样的支持和反对；有无能力和办法增强支持力量、减少反对力量。

（二）行业优势与创业资源

1. 行业优势

行业环境即创业者所在行业的企业生存与发展条件。创业者对行业环境的评价主要涉及两个关键问题：一是行业内的竞争程度及变化趋势；二是行业所处的生命周期阶段。如果在所处的行业内企业之间的竞争已十分激烈或将来会十分激烈，或者行业正处于夕阳阶段，则创业成功的概率很低，即使能取得一时的成功也难以持久。

具体来说，对创业的行业环境的评价要考虑以下因素：①行业的界定，即新创业应确定经营领域和竞争者；②竞争者，包括竞争者的数量、规模、优势和劣势，从而判断竞争的程度和决定采取的竞争方式；③供应商，包括供应商的数量、特点和态度，从而判断其垄断性、供货关系、稳定性及密切程度；④顾客，包括顾客的类型、特点，从而决定如何构建稳固的客户关系。

2. 创业资源

创业资源是指对企业的各种投入，主要包括资金资源、人力资源和实物资源。创业者通过生产经营活动将这些资源转化为提供给顾客的产品或服务。

（1）资金资源　资金是企业的血液，创业者创办企业往往最需要和最缺少的就是资金。一些好的创业机会往往由于缺少资金而无法掌握，而一些新创企业也往往由于资金短缺而难以为继。资金是最具流动性的资源，因为它可以直接购买其他资源。因此，缺少资金，人力资源和实物资源也难以得到。

创业者所需的资金主要有以下来源：创业者的个人存款；向他人的个人借款；向银行等金融机构的各种贷款；投资者的投资。

创办企业需要多少资金取决于企业的性质和业务领域。一般来说，公司制企业的投资大于独资企业和合伙企业的投资；高科技企业的投资大于一般服务性企业的投资。

创业者在融资时要考虑投资的资本结构，即权益资本和债务资本的比例。权益资本是投资者以企业股权性质注入的资本，投资者要求的是与企业绩效相联系的回报；债务资本是债权人以借债形式注入的资本，债权人要求的是与企业绩效无关的、基于商定的利息率的回报，还可能要求以企业的某些资产作为担保，一旦企业业绩不佳，不能按约定偿还债务时，可能要变卖担保物来偿还。

企业的资本结构反映了创业者与出资者分担风险的方式。很明显，有担保的贷款对出资者来说其风险比权益资本低；与此同时，出资者有风险的资本也比没有风险的资本昂贵，在企业业绩好时，出资者要与创业者分享利润。因此，通过调整资本结构，创业者可以出让股权，与投资者分担风险。

（2）人力资源　人力资源即企业的组成成员，它是企业成功的关键要素。资金资源和实物资源本身不会为企业创造价值，只有通过企业成员的有效利用才能发挥其作用。

创业者是最重要的人力资源。创业者能够为新创企业做多大贡献依赖于企业的规模、所管理的人数以及自身的能力。在企业规模小时，所管理的人数也相应地少，创业者可能完全可以胜任。但随着企业的成长，特别是高速成长，企业规模变大，人数增多，创业者可能就难以胜任管理工作了。这时，就必须聘任专业管理人员和职业经理人来管理企业。专业管理人员包括研究开发、生产、财务、营销等方面的专业管理人员。职业经理人是管理整个企业的经理人员，如总经理等。创业者是否愿意和能否聘任到优秀的专业管理人员和职业经理人，是创业者面临的考验和企业能否持续成长的关键。专业管理人员和职业经理人是企业发展到一定阶段所需要的最重要的人力资源。

创业者不仅要确定当前的人力资源需求并设法满足这种需求，而且要根据企业的发展战略确定未来的人力资源需求。其中包括确定人力资源所需的技能、数量和结构，以及获得这些人力资源的方式和成本。还要确定未来的人力资源需求主要是通过内部还是外部来满足。

确定人力资源需求和录用到合适的人员还不够，要使其发挥作用，还要对其进行培训，以使其适应和胜任工作。此外，还要有效地领导和激励他们，包括安排合适的岗位、提供个人成长的空间和富有竞争力的报酬等。

(3) 实物资源　实物资源包括企业生产经营所需的厂房、机器、设备、仪器、工具、原材料和所需部件等。在创立企业时，创业者要确定所需的实物资源的种类，这取决于企业业务的性质和复杂程度。例如，商业企业需要经营用房和商业设备及零部件；工业企业则需要进行生产制造的厂房、设施、原材料等。

创业者在评价所需实物资源时，要确定所需实物资源的数量、时间、成本及获取方式。所需实物资源的数量要结合资金和人力资源的需求来评价，因为它们之间有相互匹配的关系。要确定获得实物资源的最佳时期，以免浪费。任何实物资源都有成本，要考虑获得的方式，诸如租赁、分期付款、共享资源等，都是为缓解创业初期资金紧张而采取的方式。

实物是最不具流动性的资源，即很难转化为现金，即使可以卖掉，其价值也要大打折扣。因此，在购买实物资源时要慎重考虑，尽量节约。例如，创业者现有的计算机完全可以满足现有的工作需要，就不必购买新的计算机。这样，可以节省创业成本。

二、硬件建设与软件建设

(一) 硬件建设

1. 筹资与选址

筹资与选址是开办企业的必要条件，首先是要有足够的开办资金（或注册资金）。其次是选定企业（公司）地址，选址通常应考虑以下三方面的问题：一是服务范围，应选择距服务对象较近，服务方便的地方设立企业；二是应选择原材料或商品供应充分的地方设立企业；三是应选择自然环境好、交通运输便利的地方设立企业。

2. 人员与机构

人力资源是开办企业的必备条件之一，因此，招募人员、选拔人才是开办企业的重要环节。为了使已聘人员能够胜任拟聘岗位要求，企业通常需对全体已聘人员进行一段时间的岗前培训，让每一名员工都能顺利完成本职工作（这部分内容将在模块七人力资源管理作详细介绍，机构设计在本模块第二节组织设计中已作介绍）。

3. 房屋建筑物和设施设备建设

在选好地址，资金筹集到位之后，就应考虑厂房、库房、办公场所以及相关建筑物的建设，这一过程需经过精心设计和科学论证。配备设施与设备是企业进行生产经营活动前的关键环节，此项工作既要考虑到当前的要求，也要有一定的前瞻性。

（二）软件建设

1. 开办企业必备的合法手续

包括企业法人营业执照、药品生产（经营）许可证、企业税务登记证等。

2. 企业运行规章制度建设

建立现代企业制度，是市场经济主体建设的目标，我国《公司法》等一系列关于“企业主体”的法律从宏观上规范了企业的组织与行为，如何在微观上建立企业的组织行为架构，则有必要制定企业规章，使现代企业制度中已经法律化的权利义务在实践中更具有可操作性，并能解决实际问题，这是一项尤为重要的工作，而且比较复杂。决策层与管理层的分工，职、权、责的划分，章程的细化等，都有赖于企业的规章制度来体现、实施和保障。

3. 企业运行网络信息系统建设

药品生产、经营企业的信息化管理主要集中在财务管理、销售管理、库存管理和生产过程以及人力资源管理等有关信息管理方面。目前，在我国药品企业中，计算机信息化的热潮方兴未艾。药品监督管理部门正在建设全国性的药品监督计算机信息系统，以便实现药品监督管理工作标准化和规范化，实现药品监督的动态管理。药品生产、经营企业和医疗单位也在积极采用计算机进行管理。到2005年，我国大约50%的药品生产企业和30%的药品经营（批发）企业建立了计算机管理系统，统一对销售工作进行管理。

4. 商标、品牌与专利

企业可以有效地利用品牌来开发新的服务领域。例如，一家在财务管理方面具有较高知名度的管理咨询公司，可以利用其品牌优势拓展服务领域，如开展在人力资源管理、市场营销管理等方面的管理咨询业务。提供新的服务，也是创业者可以利用的创业机会。一些新出现的社区服务公司和信息咨询公司多属于这一类。

事实上，产品和服务是不能截然分开的。企业为消费者提供产品离不开相关的服务，例如，产品的售前、售中和售后服务；而服务也离不开物质即产品的支持。认识到这一点是十分重要的，因为创业机会可能就是通过在现有的产品上添加服务内容或利用新的技术提供更好的服务实现的。例如：电脑维护公司就是通过在电脑产品上增加维护服务发展了创业机会；而自动取款机（ATM 机）、自动售货机等，就是利用技术上的发展创造了新的服务方式，这些创新可以为顾客提供方便、快捷的服务。

新的生产方式即产品生产方式上的创新。新的生产方式可以产生创业机会，因为这种创新，可能会提高生产效率从而降低成本及价格（如自动生产线），或者提高产品质量（如质量控制技术）、缩短交货时间（如即时生产系统），从而为顾客提供新的价值，使企业具有竞争优势。采用这些新的生产方式进行生产创新的企业，就会利用这种竞争优势与其他同类企业展开有力的竞争。

新的经营方式可以使更多的消费者更方便、更快捷地得到企业提供的产品或服务，因而存在创业机会。例如，美国戴尔电脑公司的直销经营方式，打破了传统的通过经销商向顾客提供产品的模式，获得了极大的成功。

创业机会的评价因素主要包括以下几个方面：

（1）创业机会的大小 评价创业机会的大小，主要考虑以下因素：市场规模的大小；企业能获得多大比例的市场份额；企业可获得多少销售额；创业机会可利用多长时间。

（2）需要多少投资 评价需要多少投资，实际上是评价创业者开发这个创业机会的能力。投资时主要考虑以下因素：当前和今后需要什么类型的投资和投资规模；有无能力获得所需投资；有无能力有效利用这些投资。

（3）回报创业者 创业的目的是为了回报，为此，在评价创业机会时要分析以下内容：将获得多少利润以及持续多长时间；与其他创业机会比较其吸引力如何；其机会成本是什么。

（4）机会与风险并存 高收益往往意味着高风险，因此，在机会选择时要考虑风险。关于风险的评价主要包括以下因素：创业机会是否真的存在，机会有多大；如果市场环境发生变化，竞争者反应比预期的强烈，以及收益达不到预期目标怎么办；退出的可能性和方式如何等。

上述因素只有在相互联系中加以评价才有意义。例如，风险只有在与回报的联系中才能为决策提供依据。因此，创业者在选择创业机会时不能应用单一评价要素和绝对标准，要在对各种机会进行相互比较之后再做出选择，即将创业机会排队，从中选优。

●本模块小结

在本模块中我们重点讨论了药品企业组织设计的基本要求、基本功能、几种常见模式及其优劣特点；现代药品企业运行的必备条件；同时介绍了几个药品企业经营管理的基本概念，以作为学习本课程的入门基础。众所周知，现代企业组织是合理配置生产力、有效使用资源、顺利进行生产经营活动的必要手段。本模块的第二节集中介绍了现代企业组织结构主要类型及其特点，它使学习者初步了解了现代药品生产经营企业的内部结构及其运行方式，加上对开办企业所需的必要条件的学习，为初学者学好本课程打下了坚实的基础。

实 训

一、复习思考题与简答题

1. 熟悉企业管理中的主要概念。

2. 熟悉企业组织设计的基本模式，并说出各自特点。

3. 熟悉企业运行的必备条件。

二、案例研究

【案例】 三九集团公司的发展道路

三九企业集团是以生命健康产业为主业，以医药业为中心，以中药现代化为重点的大型企业集团，连续被列为全国500家最大工业企业前100名。三九集团由于良好的经济效益和超常的发展速度，而引起社会的广泛关注。

1992年初，邓小平视察南方并发表重要讲话，全国经济发展的态势出现了一片欣欣向荣的景象，三九集团赶上了一个发展的良好时机。1992年夏天，三九集团成为完整的、以科技成果产业化为基础的科技型企业集团。科技成果产业化引发了三九集团的产生，也造就了三九集团的辉煌。

作为三九集团核心企业的南方制药厂成立于1985年，是我国首家以先进的西药生产方式制造中药的企业。1987年，由于该厂的“三九胃泰”销售额蒸蒸日上，市场前景相当看好，一些医药企业乘机仿制“三九胃泰”，并且加入了反对药品商标注册的行列，他们状告南方制药厂严重违反商标法，逼主管部门出面否认南方制药厂的注册商标。南方制药厂的“三九胃泰”是向国家工商局注册的商标，有合法的独家生产经营权。但是，在1987年我国医药方面的法律尚未健全，没有保障单一药品知识产权的相关法律法规。这一场纠纷的确很复杂，复杂就复杂在新旧体制的摩擦上。当时，我国的医药管理采用的还是过去的苏联模式，即单纯强调医药要保证人民身体健康，而不重视企业是否赢利，所以在医药行业里，我国没有规定保护知识产权，任何厂家都可以不经过研究者同意，自由移植、生产和销售同类同名的药品。现在，我国的体制要与国际惯例接轨，而国外都是保护知识产权的。三九集团为新体制大声疾呼，国家领导机关、高级政法机关、军队领导机关、舆论界、学术界都有很多有识之士支持三九集团。1989年12月，国家工商总局商标局做出“‘三九胃泰’商标注册不当”异议书的终局裁定，认定“三九胃泰”商标符合《商标法》规定，其商标专用权受法律保护。

90年代初期，三九集团在医药市场上初步建立起自己的地位后，生产系统等硬件条件比较落后的现象就暴露出来，三九集团需要大量的资金按照GMP标准对南方制药厂进行现代化改造。当时正是政府积极鼓励外资进入中国的第一个高峰，三九集团也希望在引入外资的同时，能够加强企业管理，扩大企业自主权。1992 年 8 月，南方制药厂与泰国正大集团合资成立三九集团正大药业有限公司。

三九集团成立之始，就讨论在美国上市的可行性，但由于种种原因没有得到实施。1996 年三九集团又开始筹备在香港上市，并为此做出了巨大努力。但是，就在上市的最后时刻，东南亚爆发金融危机，三九集团的上市计划再次受挫。在海外上市过程中所经历的挫折以及亚洲金融危机，使三九集团重新审视自己在上市问题上的看法，他们认识到，作为以中药为支柱的医药企业，三九集团的价值在中国能够得到更准确的评价，其管理比较能够胜任中国股市的环境。于是，三九集团在深圳证券交易所上市。

在三九集团建立庞大的销售网络之前，其医药产品大部分还是通过国有的医药贸易公司销售。1993 年医药市场上出现严重的“三角债”现象，三九集团大量的货款不能收回。集团对 30 多家医药贸易公司进行考察，决定以债权转股权的形式对部分医药贸易公司进行债务重组，借此机会进入这个垄断领域。

1997 年东南亚金融危机爆发后，三九集团明确提出要树立防范风险意识，建立防范风险机制，三九集团的发展要进一步向主营业务靠拢，把重组主要放在科技成果产业化所需要的生产规模扩张上。

“科技进步是第一生产力”的科学论断，使得产权创新，从而使“知识型企业”发展起来。总结三九走过的路，三九认为，自己是按照知识型企业的内涵要求发展的。对国有企业来说，有多种发展模式，其中有许多像三九集团一样的企业是大专院校的教授拿自己的科研成果下海，发展成为一个企业集团的模式，这种模式对今天来讲有重要的启示意义，即知识型企业的一个重要特征是在科技成果持有者的领导或主持下，把科技成果转化为商品进而诞生极富生命力的高科技企业。

三九集团的发展，如技术、信息、管理能力等生产要素的投入，毫不亚于资金要素的投入。在资金投入量不足的情况下，知识型企业可以通过增加技术的投入获得利润。这就意味着一项技术的投入可以等于一定量资金的投入。党的十五大提出了一个鲜明的观点：“按劳分配和按生产要素分配结合起来”。什么是按生产要素分配？就是依据参与生产的各要素所做的贡献，给予相应的回报，即分配有多种形式，工资不是唯一的形式。后来宪法也通过了分配可以存在多种形式，股权就是其中一种分配形式。给企业领导一个股权，给专家一个股权，让管理者持股，让科技持股，就给这种新型的知识型企业的发展注入了极大的活力。

三九集团还深刻认识到，管理好企业，尤其是管理好那些被兼并的企业，关键在领导班子，而领导班子的关键又在一把手。此外三九集团还组建了高效的三九集团连锁组织形态和内部组织机构。

我国加入WTO后，2003年起我国医药市场全面开放，药品进口关税由20%降至6.5%，国外进口药品大量涌入，国内西药生产厂家面临强大的冲击。药品降价已是大势所趋。三九医药已经在这方面迈出了一步——2001年7月将999头孢噻肟钠（凯帝龙）的零售价降至17.1元/克，降价幅度达65%，引起了社会的强烈反响。

三九集团在多年的发展中，由于重视分析营销环境，并随时调整自己的营销战略，所以才有今天的辉煌。

【案例提问】

1. 谈谈三九集团公司的发展之路对我们的启示。

2. 分析三九集团公司的经营理念。

> **管理名言** 管理者的效率往往是决定组织工作效率的最关键因素。
>
> ——明茨伯格

模块二 管理理念

中国的药品市场进入21世纪后，单凭企业家对市场的敏感以及个人的智慧与胆识已无法适应全球一体化和国际化大趋势下的竞争需要。因此，如何运用管理学的理论、原理、方法和现代企业管理知识对药品企业的生产经营活动进行系统全面的管理显得尤为迫切。

管理思想来源于人类社会活动的管理实践，随着社会生产的发展和现实社会的需要，管理思想在其演变与发展过程中逐渐形成系统的管理理论。而管理理论一旦形成，必然再回到管理实践中去，用于指导社会活动的管理行为，从而促进生产力的发展。以历史的眼光来看，管理的系统理论在19世纪末才开始逐步形成，但管理的观念和实践已经存在了数千年。纵观管理理论的形成与发展，了解管理活动的演变和历史，对于每个学习管理的人来说是十分必要的。

第一节 企业管理理念

根据本书的任务，我们没有追溯久远的古代管理思想，而从西方的管理理论谈起。西方的经济管理理论，由于历史的发展和现实的经济需要，形成了不同的学派。对于各个学派的划分，各国的一些管理学者的观点不尽相同。关于管理的思想虽然由来已久，但在西方成为系统的管理理论，则公认是在19世纪末至20世纪初。此后，从其发展的历史及内容来看，西方管理理论各学派的形成基本分为三个阶段，即古典管理阶段、科学管理阶段、现代管理阶段。

一、古典管理理论

19世纪末至20世纪初，这一时期由于生产力的发展和科学技术的进步，资本主义自由竞争逐步向垄断过渡，企业规模急剧扩大，市场也在迅速扩展，竞争日趋激烈，单凭经验进行生产和管理已经不能适应经济形势发展的需要，迫切需要改进管理，不断提高劳动效率和增强企业的竞争能力。企业的管理职能逐渐与资本所有权相分离，管理职能由资本家委托给以经理为首的职业管理者及其所组成的专门管理机构来承担。为此出现了专门的管理阶层，同时，管理工作也开始成为有人专门研究的一门学问，相继产生了一系列的管理理论。这一时期的管理思想和理论通常被称为"古典管理理论"，其中具有代表性的主要有泰罗的科学管理理论、法约尔的一般管理理论、韦伯的行政组织管理理论。

（一）泰罗的科学管理理论

1. 泰罗其人

弗雷德里克·温斯洛·泰罗（Frederi Ck Winslow Taylor），美国古典管理学家，科学管理理论的创始人。1856年出生于美国费城一个富有的律师家庭，18岁中学毕业考上哈佛大学法学院，但因眼疾而被迫辍学。1875年，他进入一家小机械厂当徒工，1878年学徒期满转入费城密特维尔钢铁厂做一名普通工人。他在该厂一直干到1897年，由于工作努力，表现突出，很快先后被提升为车间管理员、小组长、工长、技师、制图主任和总工程师。在此期间，他通过业余学习获得了机械工程学士学位。在密特维尔钢铁厂的工作实践中，他感到当时的企业管理层不懂得用科学方法进行管理，不懂得工作程序、劳动节奏和疲劳因素对劳动生产率的影响；而工人则缺少训练，没有正确的操作方法和适用的工具，凡此种种都严重地制约了劳动生产率的提高。为改善管理，他先后进行了各种试验研究，后期从事管理咨询和宣传活动，直至1915年去世。《科学管理原理》是他的代表作。为了纪念他对管理理论和方法的贡献，人们在他的墓碑上刻下了"科学管理之父"。

2. 泰罗管理思想的贡献

（1）标准化。通过分析研究工人的操作，选用最合适的劳动工具，集中先进合理的操作方法，省去多余的不合理的操作动作，制定各种工作的标准操作法。

（2）改进分配方法，实行有差别的计件工资制。

（3）科学地挑选工人，并对工人进行培训和教育，根据不同工人的不同特长来分配工作。

（4）工作定额。通过对工人工时消耗的研究，规定合理操作的标准时间和劳动的时间定额。

（5）计划职能与作业职能相分离。计划职能负责研究、计划、调查、控制和对操作者进行指导，并逐步发展到管理人员专业化。

3. 泰罗管理思想的缺点

泰罗对工人的看法是错误的。他把工人看作“经济人”，认为工人最关心的是提高自己的金钱收入。

泰罗的科学管理仅重视技术的因素，不重视人群社会的因素。他所主张的专业分工、管理与执行相分离等，加剧了体力劳动和脑力劳动的分离，加剧了劳资之间及管理人员和工人之间的矛盾。

泰罗仅解决了个别具体工作的作业效率问题，而没有解决企业作为一个整体如何经营和管理的问题。

（二）法约尔的一般管理理论

1. 法约尔其人

亨利·法约尔（Henri Fayol），是与泰罗同时代的法国古典管理学家。1841年出生于法国一个小资产者家庭，19岁毕业于一所国立矿业学院，并取得矿业工程师资格，后被一家煤矿公司任命为矿井工程师。他一生都在这个采煤和铸铁联营公司度过，25岁被任命矿井经理，31岁被任命为该公司的总经理，直到1918年，他已77岁，退休前仍然担任公司总经理。法约尔和泰罗的经历不同，研究管理的着眼点也就不同。泰罗是以普通工人的身份进入工厂的，因此，他所研究的重点内容是企业内部生产现场的管理和具体工作的作业效率；法约尔长期从事领导工作，所以他是把企业作为一个整体加以研究的。他一生有许多著作，1916年所发表的代表作《工业管理和一般管理》提出了一般管理理论，对西方管理理论的发展产生了重大影响，成为管理程序学派的理论基础。

2. 法约尔管理思想的贡献

（1）对企业的全部活动做了科学的分类。将企业的经营分为六个方面职能活动，即技术职能、营业职能、财务职能、安全职能、会计职能和管理职能。管理不同于经营，只是经营的六种职能活动之一。

（2）提出了管理工作的五大要素，即计划、组织、指挥、协调、控制。

（3）提出了管理人员解决问题时应遵循的14条原则。主张在管理组织中实行分工和权责一致的原则；强调统一指挥和统一领导，以及个人服从整体的利益；适度集权、等级链和良好的次序是管理所必需的；提倡平等和人员相对稳定，致力于发挥员工的首创精神和团结精神。

3. 法约尔管理思想的缺点

法约尔一般管理理论的主要不足之处是他的管理原则过于僵硬，以至于有时实际管理工作者无法遵守。

古典管理学派从泰罗等人开始从事管理的试验和理论研究算起，距今已有一个世纪。他们的理论不但在当时起了重要的作用，对之后管理理论的发展也有着深远的影响，其中许多原理和做法至今仍被许多国家参照采用。当代西方有些管理学者还提出“回到泰罗去”的口号，表示要对古典管理理论重新深入研究。古典管理学派的贡献在于，不仅指明了管理是有组织的社会的一个特殊要素，而且确认了管理的领域、职能和原则这样一些重要的问题，为现代管理理论的发展奠定了基础。

二、行为科学管理理论

科学管理虽然实现了管理从经验向科学的转变，但是存在许多缺陷，科学管理只重视物质条件，忽视人、忽视社会环境、忽视社会心理等方面对工人的影响。源于霍桑实验的人际关系学说的创立标志着行为科学的诞生，对科学管理理论是一个重大的修正，对管理理论的发展产生了深远的影响。

所谓行为科学，就是对工人在生产中的行为以及这些行为产生的原因进行分析研究，以便调节企业中的人际关系，提高生产率。行为科学是随着资本主义社会矛盾的加剧应运而生的。泰罗以前的企业管理基本上把工人看作机器的配件、会说话的工具，这大大挫伤了工人的劳动积极性，严重影响劳动生产率的提高。为了改变这种状况，泰罗用定额奖惩的办法，即大棒加胡萝卜的办法来刺激工人提高劳动生产率，在当时虽然收到了一定的效果，但随着工人觉悟的进一步提高，还是常有罢工、怠工现象。于是泰罗的所谓科学管理开始失灵了。这时，许多管理者把社会学和心理学纳入企业管理的研究领域，提出用调节人际关系、改善劳动条件等办法来提高劳动生产率。

行为科学的代表人物有梅奥、马斯洛、赫茨伯格、麦格雷戈等人，他们的研究内容包括四个方面。

（一）人际关系学说

哈佛大学教授埃尔顿·梅奥（Elton Mayo），美国行为科学家和管理学家。1924年~1932年，美国国家研究委员会和西方电气公司合作，由梅奥负责进行了著名的霍桑试验。该实验选定在西方电气公司所属的霍桑工厂进行。该厂具有完善的娱乐设施、医疗制度和养老金制度，但工人们仍然有强烈的不满情绪，生产效率很低。测定各种有关因素对生产效率的影响程度，分成了四个阶段：照明试验、继电器装配试验、大规模的访问与调查、接线板工作试验。梅奥根据霍桑试验，于1933年出版了《工业文明中人的问题》一书，创立了人群关系学。归纳其与古典管理理论不同的新观点，主要有以下三个方面。

（1）工人是具有社会和心理需求的“社会人”，而不是单纯追求金钱利益的

“经济人”。古典管理理论把工人看作是“经济人”，认为金钱是刺激工人积极性的唯一动力。而霍桑试验则表明，工人工作的积极性还受到社会和心理因素的影响。

（2）企业中存在着“非正式组织”。古典管理理论只注意正式组织的问题，诸如组织结构、职权划分、规章制度等。而霍桑试验表明，企业中除正式组织之外还存在着非正式的小团体，它们通过不成文的规则左右成员的感情倾向和行为。

（3）新型的领导能力在于提高职工的满足度，以激发工人的“士气”，从而达到提高生产率的目的。为此要通过对各级主管人员的培训，使其改变传统的管理方式，学会通过同工人交谈了解其心理的技巧，营造一种同事之间以及上下级之间坦诚和谐、交流畅通的人际关系，提高职工需求的满足程度。

梅奥人际关系论的缺陷：①过分强调非正式组织的作用。人际关系论认为，组织内人群的行为强烈地受到非正式组织的影响。可是，实践证明，非正式组织并非经常对每个人的行为有决定性的影响，经常起作用的仍然是正式组织。②过分强调感情的作用。似乎职工的行动主要受感情和人际关系的支配。事实上，人际关系好不一定士气高，更不一定生产效率高。③过分否定经济报酬、工作条件、外部监督、作业标准的影响。事实上，这些因素在人们行为中起着重要的作用。

（二）需要层次理论

这个理论是由美国的著名学者、心理学家亚伯拉罕·马斯洛提出的。他把人的需要分为五个层次。具体如图2-1所示。

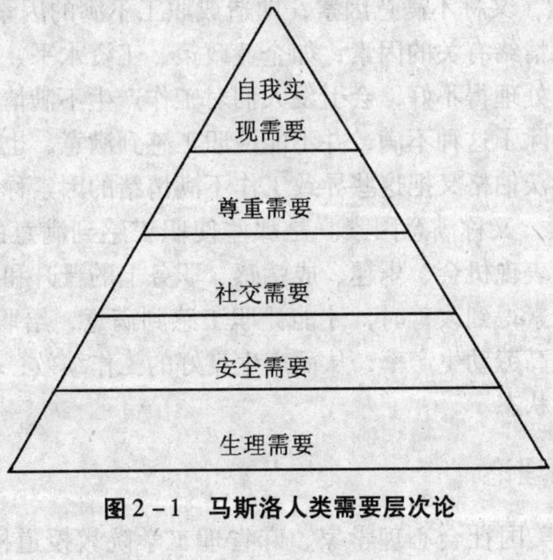

图2-1 马斯洛人类需要层次论

(1) 生理需要是个人生存的基本需要。如食物、水、住所等方面的需求和欲望。

(2) 安全需要是保护自己免受身体和情感伤害的需要。包括心理上与物质上的安全保障，如不受盗窃和威胁、预防危险事故、职业有保障、有社会保险和退休基金等。

(3) 社交需要指的是人是社会的一员，需要友谊、爱情和群体的归属感，人际交往需要彼此接纳、互助和赞许。

(4) 尊重需要包括要求受到别人的尊重和自我尊重方面的需要。外部尊重因素包括地位、认可和关注；内部尊重因素包括自尊、自主和成就感等。

(5) 自我实现需要是人在自我成长与发展、发挥自身潜能、取得成就和实现理想抱负等方面的需要。这是一种追求个人能力极限的内驱力。通过自己的努力，实现自己对生活的期望，从而真正感受到生活和工作的意义所在。

一般来讲，人的需要总要经历一个从低层次向高层次发展的过程。作为管理者，只有注重不同员工在不同时期、不同层次的需要，才能有效地通过各种途径调动员工的积极性，发挥其最大的工作潜能。

(三) 双因素理论

这一理论是美国心理学家弗雷德里克·赫茨伯格（Frederick Herzberg）于1959年提出来的。在赫茨伯格的理论里，他把人的需要确认为两个层次，提出“双因素理论”，即保健因素和激励因素，这两种因素彼此独立，并且以不同的方式影响人们的工作行为。

(1) 保健因素　又称不满意因素，即造成职工不满的因素。赫茨伯格认为，那些与人们的不满情绪有关的因素，如企业政策、工资水平、工作环境、劳动保护、工作地位等，处理得不好，会引发人们对工作产生不满情绪，但它们的改善只不过是预防或消除了这种不满，并不能使职工感到满意，也不能真正起到激励的作用。因此，赫茨伯格又把这些导致工作不满情绪的因素称为保健因素。

(2) 激励因素　又称满意因素。是那些使职工感到满意的因素。赫茨伯格认为，那些与工作表现机会、乐趣、成就感、职务上的晋升和责任感、对未来发展的期望等内在因素得到改善时，才能让职工感到满意，给职工以较高的激励，调动其积极性，提高劳动生产率，从而产生良好的工作绩效；但这些情况如不存在也并不产生不满状态。

(四) X－Y 理论

X－Y 理论是美国社会心理学家、麻省理工学院教授道格拉斯·麦格雷戈

(Douglas Mcgregor) 提出的，这种理论认为，管理的指导思想是以对人性的假设为依据的，而对人性的假设有X理论和Y理论两种。

X理论对人性的假设是：人生来就是懒惰的，只要可能就会躲避工作；人生来就以自我为中心，漠视组织的要求；缺乏进取心，不愿负责，喜欢被人领导。所以，应该对他们加以强迫和控制。

Y理论对人性的假设是：人并非生来就是懒惰的，要求工作是人的本能；在适当条件下，一般人是能主动承担责任的；外来的控制和惩罚并不是使人为实现组织目标而努力的唯一办法，人们对自己所参与的目标能实现自我指挥和自我控制，大多数人都具有一定程度的想像力和创造力。所以，管理者应当为职工发挥智慧和能力创造机会、提供条件；给予职工一定的权力，让他们参与管理，把个人目标和组织目标结合起来。

行为科学学派把社会学、心理学和管理学结合起来研究，建立起在管理中关于人的行为的一般理论。研究范围可概括为四类行为和三个方面。四类行为是个体行为、群体行为、组织行为和领导行为。三个方面是：①有关"人性问题"。现代管理既然实质上是人管理人，所以管理与人性具有密切的关系。只有科学地研究"人性"，才能更好地解决人的问题。②有关人的需要、动机和激励问题。这是行为科学的核心部分。激励动机的实质就是调动人的积极性，这也是现代管理的首要问题。因为动机由需要引起，又支配着人的行为。③有关群体、组织与领导的行为和方式问题。这也是管理中的一个关键因素。只有群体、组织与领导的行为和方式正确，才能实现管理优化。

三、现代企业管理理论

（一）现代企业管理理论学派

第二次世界大战之后，世界政治形势趋于稳定，众多国家的政府工作重心都转移到发展本国经济上。随着现代科学技术的迅速发展和企业规模的急剧增大，随着生产社会化程度的日益提高和竞争的加剧，人们开始普遍重视管理理论。世界上许多国家，不仅从事实际管理工作的人和管理学家在研究管理理论，而且一些心理学家、社会学家、经济学家、生物学家、数学家、哲学家等也都从各自不同的角度，用不同的方法对现代管理问题进行研究，从而带来了管理理论的空前繁荣，出现了各种各样的学派。在20世纪60年代，美国著名管理学家哈罗德·孔茨（Harold Roontz）对现代管理理论中的各种学派加以分类，并发表了一篇名为《管理理论的丛林》的论文，将100多个大大小小的学派进行概括、归纳。已经形成并具有重要影响的流派主要有社会系统学派、管理科学学派、决策理论学派、系统管理学派、权变理论学派等，在此简单介绍这些管理思想形成的一些要点。

1. 社会系统学派

该学派的创始人是美国的高级经理和管理学家巴纳德（C. L. Barnard），这个学派认为人的相互关系是一个社会系统，体现了人们在意见、力量、愿望以及思想等方面的一种合作关系。经理人员是这个系统的中心人物，管理者的作用是在组织中起相互协调、相互联系的作用，使组织能够顺利运转，从而实现组织的共同目标。

2. 管理科学学派

也称为数理学派。该学派认为，管理就是制定和运用数学模型与程序的系统，是依靠数学模型和计算机作为处理问题的方法和手段，用数学符号和公式来表示决策、计划、组织、控制等合乎逻辑的程序，求得最优解答，以实现企业管理的过程。对于企业管理中的资源分配、订货、运输、储存、生产计划等都可以应用线性规划、数理统计、网络分析等定量分析方法。

3. 决策理论学派

该学派研究决策行为的理论。其代表人物美国学者赫伯特·西蒙（H. A. Simon）教授认为，管理的关键是决策，它贯穿着管理的全过程。决策的核心是选择，在企业管理中必须采用一整套制定决策的新技术，寻求最佳的方案。正确的选择必须要对各种可行方案进行评价，找出合理的方案；由于决策者在认识能力上和时间、经费及情报来源上的限制，所以，事实上决策者也就不可能做出“完全合理”或“最优”的决策。人们在决策时，不能坚持要求最理想的解答，常常只能满足于“足够好的”或“令人满意的”决策。

4. 系统管理学派

这一学派侧重于用系统的观念来考察组织结构及管理的基本职能，它来源于一般系统理论和控制论。其代表人物是卡斯特（F. E. Kast）等人。系统论学派认为，从系统或整体的观点来考察企业管理，可以使企业与社会以及企业内部各部门之间的关系网络更为清楚。这样便可以避免管理人员只注意专门领域的特殊职能却忽略了总体的目标，或只注意内部条件的组织却忽视了环境因素的作用和影响，因而有利于提高企业活动的效率，有利于促进总体目标的实现。

5. 权变理论学派

以英国的琼·伍德沃德（J. Woodward）等人为代表的权变理论学派认为，在企业管理中，没有一成不变、普遍适用的“最好的”管理方式和方法。要根据企业所处的内外环境条件因地制宜、随机应变地采取适用的管理方式和方法，以取得良好效果。权变理论强调要因时、因地、因事、因人制宜，具体问题具体分析。

值得指出的是，上述关于管理学派的划分，反映出了现代管理理论的产生和发展历程。不可否认，还有许多学说和理论起着重大的影响。因此，现代管理理论的演进是对管理实践中各种学说扬弃进而充实和丰富的历程。

（二）现代企业管理新概念

1. 精细化管理与精益生产

精，即少而精，不投入多余的生产要素，只是在适当的时间生产必要数量的产品；益，即所有经营活动都要有益有效，具有经济性。精益生产既是一种以最大限度减少企业生产所占用的资源和降低企业管理与运营成本为主要目标的生产方式，同时，它又是一种理念和文化。实施精益生产的过程就是追求完美的过程，其目标是精益求精，尽善尽美，永无止境地追求七个零的终极目标：零切换、零库存、零浪费、零不良、零故障、零停滞、零灾害。

2. 第四方物流（4PL）

这是一个全新的概念。它指一个供应链的集成商，对公司内部和具有互补性的服务供应商所拥有的不同资源、能力和技术进行整合和管理，提供一整套供应链解决方案。第四方物流的核心能力在于对物流系统的规划管理和优化设计，其提供者往往是独立于传统物流系统各个环节的、与物流系统无直接利益关系的“第四方”。

3. 6S 管理

6S 管理亦称 6σ 管理。它是摩托罗拉公司 1987 年推出的一种质量管理新方法。它以统计学领域的标准差（σ）作为企业管理的核心概念。6σ 管理不仅是质量管理的一种系统方法，更是一种理念、哲学、文化在管理中的体现。它是一种主动改进型管理。它可归纳为定义问题、测取数据、分析、改善、控制五大步骤。

4. ERP

即企业资源计划系统。ERP 是一个发展中的概念，它是在制造资源计划的基础上综合了其他类型的企业管理信息系统发展起来的，在功能上实现了一个企业具有的各类资源的系统与综合管理，可做到企业管理的整体优化。它与 6S 管理可集成应用，通过二者相互补充，可极大提高企业管理水平。

5. E 管理模式

E 管理模式是现代管理理论、思想、方法和企业信息化管理技术有机融合而形成的数字化、现代化的新型管理模式。它将企业内部资源、管理通路、企业电子商务等有机融合，构建符合现代管理要求的企业数字化管理体系。其核心在于将物流、生产流、资金流、人才流、信息流、销售物流并行处理，统筹规划与管理，以保证企业核心竞争力的提高及可持续发展战略的运用。E管理模式由企业战略管理、企业知识管理、企业组织管理、企业流程管理、企业资源管理、电子商务管理等构成。

链接

管理就是树立榜样；如果你和你的部门没有了上升的空间，也将失去生存的空间；重复出现的问题是作风上的问题；一个企业的竞争力是看一个企业的员工是增值的资产还是负债。

张瑞敏

第二节　企业文化

企业文化，英文为“corporate culture”，是20世纪80年代以来从企业管理科学理论中分化出来的一个新理论，为此被人们称为管理理论的第四个阶段。企业文化是企业在经营中形成的经营理念、经营目的、经营方针、价值观念、经营行为、社会责任、经营形象等的总和，是企业人性化的根本体现，它是企业生存、竞争、发展的灵魂。企业文化所涉及的不是具体的管理方法，而是对管理要素的认识，属于高层次的管理理论问题，包括企业在管理过程中的价值观、信条、原则、道德、方针等。其实质上是对人本主义管理理论的进一步深化与发展。企业文化是企业管理者推崇的管理哲学和文化思想，是管理的中枢神经系统，对管理实践有着重要的指导意义。

一、管理的发展催生企业文化

20世纪70年代后期，日本经济迅速发展，冲击和占领了美国曾居于优势的若干领域，引起美国各界的震惊和深刻反思。经过多方面的比较，美国学者发现，是美国一向认为最先进的企业管理发生了危机。成功的企业管理是日本经济发展的重要原因之一，日本的企业管理方法中有不少是为美国企业所忽视的。

1981年威廉·大内（Ouchi William G）发表了《Z理论——美国企业界怎样迎接日本的挑战》，在这本轰动美国管理界的名著中作者引用了美国某公司一位副总经理的话：“美国企业在未来将要面临的关键问题不是技术或投资，也不是规章制度或通货膨胀，关键问题是我们如何对这一事实做出反应——日本人比我们更懂得怎样管理企业。”并针对此问题提出了“Z型组织”的理论模式。他指出，企业文化是决定企业成败的关键。并将企业文化分为三种类型：日本式企业文化模式称为J型文化；美国当前盛行的人际关系淡漠的企业文化模式称为A型文化；接近J型的美国过渡性的企业文化模式称为Z型文化。大内认为，Z型文化的价值观主要是长期的雇佣、信任和亲密的人际关系、人性化的工作条件。所以，Z型文化能满足员工自身利益的需要，是美国未来企业发展的模式。理查德·帕斯卡和托尼·阿泰思在《日本的管理艺术》一书中，详尽地比较了美国企业管理同日本企业管理的差别，表现在美国企业多注重管理的硬件方面，强调理性的科学管理；日本企业则重视全体职工共有的价值观念，注重强化职工对本企业的向心力，注重企业中的人际关系。比较的结果使美国学者认识到，文化是企业管理中不可忽视的重要因素，对于企业的成功与否具有深刻的影响。汤姆·彼得斯和华特曼于1982年出版了《成功之路》一书。该书将现代管理的思考推向高潮。全书从八个方面勾画出了美国43家大公司出类拔萃的经济情况。作者用大量事实证明，企业成功之路并不需要什么神奇的魔力，也不是靠那些神乎其神的现代管理理论，而只是要求领导者紧靠顾客。作者在其《成功之路》的续集《志在成功》一书中指出“在过去的四分之一的一个世纪中，管理体制、系统、方法和结构层出不穷，结果使人们看不清主流和本质，空谈越来越多，丢掉了那些最根本的原则。我们成天忙于什么技巧、方法和方案之类而脱不开身，竟然连人——那些生产产品和提供服务的人以及消费这些东西的人——也给忘掉”。作者研究得出的结论是：成功管理最重要的两条基本原则是调动职工对组织的自豪感和对工作的满腔热情。

目前，企业文化在理论和实践方面均得到长足的发展，企业文化学作为一门新兴边缘学科，已成为现代管理理论的重要组成部分。许多学者著书立说，探索企业文化的有关理论与模式。企业文化理论的形成标志着企业管理从物质的、制度的层面向文化层面发展的趋势。

二、企业文化是当今世界最先进的管理理论

企业文化作为目前最先进的管理理论，自20世纪80年代中期被引入我国后，越来越被我国经济界、管理界的专家、企业家所重视。它不仅成为我国建立现代企业制度的一个支撑点，而且成为创名牌战略的必由之路。尤其是企业文化建设被写入党的十四大报告后，企业文化研究热与日俱增。

企业文化作为支配企业管理活动的灵魂，在现代经济大潮中显示着独特的风采和文化管理的魅力。它可以使经济效益好的企业进行全方位的企业文化建设与形象设计，发挥名品、名牌、名厂、名人、名店的名效应，施展名牌战略，以思维的创新、观念的创新带动技术的创新、产品的创新和管理的创新，从而在强手

如林、瞬息万变的市场竞争中长盛不衰。它可以使效益一般的企业通过企业文化建设，使人和产品都注入文化力和知识含量，强生换血，以优秀的企业形象参与市场竞争。

三、药品企业文化

（一）药品企业文化结构

药品企业文化是指在药品企业中形成的企业文化，它体现和反映了药品企业的社会特征，具有鲜明的行业特点，如由于药品的特殊性而强调对人类健康的关怀等。药品企业文化有四个层次：物质文化、制度文化、行为文化、精神文化。

1. 药品企业文化的物质层

是由药品企业职工创造的产品和各种物质设施等构成的器物文化。企业生产的产品和提供的服务是企业生产经营的成果，是企业物质文化的主体；企业创造的生产环境、企业建筑、企业广告、产品包装与设计等，都属于企业物质文化的范畴。

2. 药品企业文化的制度层

在企业文化中，企业制度文化是人与物、人与企业运营制度的结合部分，它既是人的观念与意识形态的反映，又由物的一定形式所构成，是塑造精神文化的主要机制和载体。企业制度文化也是企业行为得以贯彻的保证，是同企业职工生产、学习、娱乐和生活等方面发生直接联系的行为，如文化建设得如何、企业经营作风是否有活力等，都与制度文化的建设有着很大的联系。企业的制度文化，主要包括企业领导体制、企业组织结构和企业管理制度三个方面。

3. 药品企业文化的行为层

是指在企业经营、教育宣传、人际关系活动、文娱体育活动中所产生的文化现象。它是企业经营作风、精神面貌和人际关系的动态体现，是企业精神、企业价值的折射。

4. 药品企业文化的精神层

在整个企业文化系统中处于核心地位，是企业生产经营过程中，受一定的社会文化背景、意识形态影响，长期形成的一种精神成果和文化观念，是企业意识形态的总和，是企业物质文化、制度文化的升华。它主要包括企业精神、企业经营哲学、企业道德、企业价值观和企业风貌等内容。

（1）企业价值观　价值观是企业精神文化的核心。是企业推崇和信奉的基本行为准则，是企业进行价值评价、决定价值取向的内在依据。企业价值观不仅可以诉诸文字的陈述，而且也可以用具体的人物形象、物品形象予以昭示。国内外成功的企业都很注重企业价值观的塑造。如中国海尔集团提出“真诚到永远”，把真诚地为顾客提供高质量的产品和服务作为自己的价值追求。当代药品企业的价值观最突出的特征是人民群众的健康高于一切。

(2) 企业精神 企业精神是现代意识与企业个性相结合的一种群体意识。每个企业都有各具特色的企业精神，它往往以简洁而富有哲理的语言形式加以概括，通过厂歌、厂训、厂规、厂徽等形式表现出来。一般地说，企业精神是企业全体或多数员工共同一致彼此共鸣的内心态度、意志状况和思想境界。它可以激发企业员工的积极性，增强企业的活力。

(二) 药品企业文化的内涵与特点

药品企业文化是药品企业在长期的生存和发展过程中形成的、为企业多数成员所共同遵循的经营观念或价值体系。企业文化的内容包括企业精神、宗旨、核心价值观、经营理念、最高目标、行为规范、形象标志、产品品牌等。其中，共同的价值观是企业文化的核心。

药品企业文化的特点主要表现在以下几个方面。

1. 人本性

企业文化最终解决的是“人”的问题，企业文化的精髓坚持的是以人为本。即把人视为管理的主要对象及企业的最重要的资源，通过激励调动和发挥员工的积极性、创造性，引导员工去实现预定的目标。

在传统管理理念中，员工被视作企业的生产要素，企业经营以利润、产量、股票价格等为目标，人员只是实现这些目标的工具而已。个人没有选择职业、工种的自由，一切听从组织的分配。企业改革后开始对人尊重起来，但严格来说还未上升到人本管理的高度。相对应的以人为本的管理理念是将员工视为与企业相并列的独立主体，尊重其自身的价值观念、发展目标，争取实现员工个体目标与企业整体目标的一致，为个人发展创造广阔的空间，同时实现企业的繁荣昌盛。企业文化管理的先进性在于由传统管理中的以物为中心、以利润为中心、以生产为中心、以效益为中心，转变为以“人”为中心，坚持以人为本。

2. 独特性

企业文化是企业差别化战略，具有不可模仿性和不可复制性。每个企业都有自己的历史、类型、性质、规模、人员素质等等，因此，在企业经营管理的发展过程中，必然会形成具有本企业特色的价值观、经营准则、经营作风、道德规范等等。为此，在建立企业的过程中，一定要结合企业自身的特点，形成独具特色的个性特征。

作为药品企业来说，其产品的消费具有特殊性：一是消费者处于被动地位，其治疗用药必须在医生的指导下进行；二是消费行为是为了满足一种最基本的需要。所以，药品企业文化必须体现对消费者的关爱和对健康的重视，其产品的安全性、经济性、技术性等应得到充分重视。

3. 客观性

企业文化是一种文化的积淀。它是在其所处社会物质环境——包括文化传统、社会组织方式、社会交往方式、社会心理素质等的合力作用下，在具有一定生产工艺、运行机制及其传统、习俗、信念、意识等的企业生产经营实践中形成的。尽管不排除人的主观努力，但从总体上说，它主要是客观的、独立形成的。

4. 和谐性

优秀的企业文化都追求社会环境的和谐，其经营目标、经营作风、经营特色都以满足社会的需求、促进社会的进步和发展为已任。

5. 民族性

每个民族都有自己独特的进化途径与文化个性，在不同的经济环境和社会环境中形成了特定的民族心理、风俗、习惯、宗教信仰、伦理道德、价值观念、行为准则和生活方式等。它们的总和就表现为企业文化的民族特性。

6. 时代性

任何企业都要置身于一定的时空环境之中。受时代精神感染，而又服务于社会环境的时空环境是影响企业生存和发展的重要因素。企业文化是时代的产物，因此，它的形成与发展、内容与形式，都必然受到一定时代的经济体制、政治体制、社会结构、文化、风尚等的制约。

7. 可塑性

企业文化的形成显然受企业传统因素的影响，但也受现实的管理环境和管理过程的制约。由于市场的变化、社会的发展，必然要求企业的经营思想、管理行为以及生活观念等适应这种变化。面对新的环境，企业必须积极倡导新的准则、精神、道德和风尚，对旧的传统进行扬弃，从而塑造并形成新的企业文化，才能紧跟时代潮流，立于不败之地。

（三）药品企业文化在现代管理中的功能

实践证明，企业文化对企业经营的成败颇具影响。优秀的企业之所以优秀，是因为它们具有独特的文化性质，企业文化的功能得到了充分的发挥。药品企业文化有多种功能，具体而言，它主要有导向功能、约束功能、凝聚功能、激励功能和辐射功能。

1. 导向功能

指企业文化能对企业整体和企业每个成员的价值取向及行为表现起着导航作

用，使之符合本企业所确定的目标。企业文化的导向功能具体表现在两个方面：一是对企业整体的价值取向和行为起导向作用；二是对企业成员个体的思想行为起导向作用。

2. 约束功能

指企业文化对企业中每一个员工的思想和行为都有约束和规范作用。但是这种约束不是制度式的硬约束，而是一个软约束。企业的规章制度作为一种硬约束，其约束力毕竟是有限的，企业文化作为一种无形的、非强制性的约束力量，能弥补规章制度的不足。

3. 凝聚功能

文化有一种极强的凝聚力量。企业文化是企业全体员工创造的群体意识，它所包含的价值观、企业精神、道德规范、行为准则和企业目标等内容，均寄托着企业全体员工的理想、希望和要求，关系到他们的命运和前途。企业的全体员工由此而产生“认同感”，乐于参与企业的事务，发挥自己的主动性、积极性和创造性，为企业整体目标的实现做出贡献。企业文化的凝聚功能还反映在企业文化的排外性上，对外排斥可使个体产生对群体的信赖，对外竞争又可使个体凝聚在群体之中形成命运共同体。

4. 激励功能

指企业文化具有使企业员工从内心产生一种高昂情绪和奋发进取的精神效应。企业文化将“以人为本”原则作为管理的中心，它对人的激励不是一种外在的推动而是一种内在的诱导。它不是被动消极地满足人们对实现自身价值的心理需求，而是通过企业文化的塑造，使每个员工从内心深处自觉产生为企业拼搏的献身精神。

5. 辐射功能

指企业文化不仅会在本企业内部发挥作用，对本企业的员工产生影响，而且也会通过各种各样的渠道对社会产生影响。企业文化向社会辐射的途径很多，主要有各种传播媒介和个人交往两大类，通过电视、报纸等传媒和各种活动来传播企业文化，对社会文化的形成有着直接的影响。

四、药品企业文化建设的主要内容

以“三个代表”重要思想为指导，吸收国内外企业特别是药品企业文化的先进成果，是当前药品企业文化建设的前进方向。

（一）建设以人为本的文化体系

以人为本的管理理念又称人本管理，人本主义管理理念至少应包含下面三个方面的内容。

1. 尊重人格

药品企业管理具有一般企业管理的共性，又有制药行业特殊的管理要求。药品企业在产品研究、生产、物流、营销等各个环节都受到相关法律法规的制约。国家对制药行业从业人员和管理人员有比较高的专业要求，在企业管理方面要求更为严格，而且这种严格管理必须具有一定的规范。以人为本的管理理念认为，严格管理必须以尊重人格为前提。药品企业中的人员结构各不相同，有高级经理、技术骨干、生产工人，还有清洁工，他们在企业中的地位差别很大，对于企业的重要程度也各不相同。但有一点是相同的：他们都是人，都具有自己的人格尊严，在这一点上人人是平等的。在管理中尊重人格，包含三层含义：①管理是工作上的管理。上级对下级的管理仅限于工作管理，不能掺杂其他内容。员工可以拥有自己的生活空间和自主的生活方式，只要这些选择不会对企业产生危害，上级是无权过问的。②管理中应当相互尊重。在企业管理中，人们应当营造一种上下级相互尊重、融洽相处的工作氛围。③管理中应当加强沟通。这种沟通不仅限于上下级之间，还包括同级之间以及不同部门之间等。在很多时候，工作上的不和谐都源于各种方面的误解，误解消除了，人们之间就可以和平相处，工作也就可以平稳、高效地进行。

2. 管理制度与以人为本的结合点是契约规则

所谓契约就是对等、共同认可的意思，契约规则就是我们共同认可的规则。企业强调管理制度的严肃性是对的，被管理者确实应该按管理制度办事，但是同时也要强调以人为本，管理制度和以人为本是能够相容的。

3. 关心员工发展的双赢策略

企业关心员工的最高境界是关心他们的成长，包括职业技能的提高。企业发展的同时员工的技能也得到提高，才真正体现了企业与员工实现双赢的人本主义管理理念。注重员工职业技能的提高，主要体现在两个方面，一是培训，二是职业生涯规划。

（二）建设以履行社会责任为中心的行为规范文化体系

一个真正对社会负责任的企业在追求利润的同时还要遵守法律、重视伦理、承担社会责任。重视赢利是企业生存发展的需要，也是社会经济发展的需要。但是，企业毕竟是社会系统的一个组成部分，企业的经营活动是在同顾客、股东、金融机构、协作商、政府等的相互联系中才得以实现的。因此，企业不能置这些对象的利益于不顾，而单纯地追求自身利益，片面地强调利润目标，这样做就违背了企业的行为规范和道德准则，只能导致企业失去公众的信任和支持，最终会给企业自身的发展带来困难。

企业的社会责任是指企业在谋求自身利益的同时，必须履行符合社会利益的行为。如支持社会公共事业、各种社会文化事业等，为提高社会及人民的健康水平做出自己的贡献。履行社会责任的企业，容易赢得社会的认同与尊重、树立良好公众形象、形成和谐的工作氛围，从而能够得到长期性的利益回报，有利于企业的长期生存。

以恩威公司为例，恩威公司的企业文化中社会责任独具特色。恩威公司的效益观是：生态效益第一、社会效益第二、经济效益第三。恩威公司为什么这样排列效益顺序呢？因为恩威集团以生产中草药制剂为主，但其生产原料中不含任何珍稀动植物，以避免物种灭绝，维持生态平衡，并且生产过程中极力杜绝环境污染。在恩威人看来：生态效益所体现的是整个人类及子孙后代的利益，应当放在首位；社会效益所体现的是全体社会成员的利益，应当放在第二位；经济效益所体现的是企业自身的利益，应当放在末位。

（三）建立以质量为中心的品牌文化体系

对于药品企业这一特殊行业，一定要强化和灌输“质量是企业的生命”、“质量是企业的衣食父母”等观念。并将企业文化的管理渗入质量管理之中，不断提高员工的质量观和全员质量意识，严格遵守国家有关的质量认证标准，全面提升产品质量，以质量创产品品牌，以产品品牌树立企业品牌。质量和疗效是药品企业拥有市场的前提，是企业生存和发展的决定因素。

（四）建立以企业形象战略为重点的文化体系

企业形象是企业文化的一个重要范畴，是一个公司的知名度和美誉度的总汇。提升企业的社会形象和市场形象，拥有良好的产品和服务信誉，拥有较高的顾客满意度和市场占有率，这本身就是一笔巨大的无形资产，它能提高企业的核心竞争能力。

优秀的企业形象可使企业逢凶化吉，遇难呈祥。例如美国一家著名制药厂生产的安眠药因疗效显著、信誉良好，深受患者欢迎，市场占有率很高，但因一次突发事件该制药厂险些关门。起因是一位长期服用该药的患者在头一天晚上服用两片药后死亡。死者家属要求制药厂赔偿，并将此事经新闻界向社会披露，于是该厂的安眠药在市场上再也无人敢买。制药厂在危机面前，采取迅速有效的措施，请求对死者胃液和死者服用的安眠药及装安眠药的药瓶进行检验。结果发现死者生前服用的药片不是该药厂生产的安眠药，原因是死者家人将该药装在空的安眠药瓶中却忘了告诉死者，导致死者误服身亡。制药厂为防止类似事件再次发生，改进了安眠药瓶包装。新型药瓶打开后就不能再封。使安眠药既安眠又确保安全，在市场上颇受青睐，不仅赢回了原有市场，而且扩大了该安眠药的知名度，市场占有率比突发事件前有了显著上升。

在企业出现危机时，不同企业文化的企业对待问题的处理方式和方法各不相同。但实践证明，只有拥有良好企业形象的企业才能临危不乱，从容应对。

链接

企业中五个最大的谎言：①人力是我们最重要的资源；②这是一个很合理的决定；③我们根据员工的表现来对他们进行评价；④这个是企业决定，不是我个人决定；⑤客户至上。事实是：人力是我们最不可预测和最令人不安的资源；做这个决定，只是因为我想要做这个；我对你表现的评价是基于我对你喜欢的程度；其实所有的都是个人决定；我优先。

Alice Vanhousen

第三节 企业管理定律

市场经济条件下企业经营管理是社会管理中最活跃的因素，企业经营管理学飞速发展，创下诸如“木桶定律”、“决策定律”、“马太效应”之类的管理学定律。这些理论虽大都来源于西方国家且多用于企业经营管理，但对我国的经济发展和药品企业管理有着很大借鉴和启示意义。

一、达维多定律与木桶定律

（一）达维多定律

这是由英特尔公司副总裁达维多创立并被世人推崇的定律。达维多认为：一家企业要想在市场上总是占据主导地位，那么就要做到第一个开发出新产品，又第一个淘汰自己的老产品。这个创新理论的基点是着眼于市场开发和利益分割的成效。因为企业在市场竞争中无时无刻不在抢占先机，只有先入市场才能更容易获取较大的份额和较多的利润。人们把达维多的这种创新理论简称为“达维多定律”。

面对日益激烈的市场竞争，只有创新才能赢得竞争优势。不创新，就死亡。随着科技的发展，产品周期越来越短，创新速度日益加快，一个企业的产品要么实现主流化，要么被淘汰，没有中间道路可走。在这种情况下，除质量和价格之外，产品研发时间成为决定产品成功与否的关键，竞争越来越表现为一种时间的竞争。一项产品、服务或创意错过时机便分文不值；反之，一种产品的研制，或一项服务的推出恰逢其时，就如同金子般珍贵。因此，在知识经济时代，每一个企业要想步步领先，就要运用达维多定律：率先推出第一代产品来主导市场，同时已经构思第二代、第三代、第四代产品，随着后续产品的推出，陆续主动淘汰前代产品，使本公司产品始终保持领先地位。

微软公司和其他软件开发公司采取了类似的战略，他们不是向消费者提供完美的产品，而是逐步改进产品，升级换代。管理学家把这种战略称为“版本升级法则”。比如，WINDOWS95 本身并不是一个成熟产品，而微软公司极力推荐，在完成大批量生产之后，又推出了 WINDOWS98 和其他后继版本。

为了在软件行业保持领导地位，微软公司奉行所谓的“开拓并适应不断演进的大规模市场”战略，科所马罗和赛尔比在《微软的秘密》一书中把微软公司的成功经验归纳如下：尽早进入不断演进的大规模市场，获得能够成为行业标准的“好”产品，促进新市场的形成；不断改进新产品，定期淘汰旧产品；推动大批量销售，签订专有供货合同，来保证公司产品成为或继续成为行业标准；充分发挥作为新产品和关联产品的标准供应商优势；整合、拓宽并简化产品以进入新的大规模市场。

（二）木桶定律

“木桶定律”来源于一个很简单的自然现象。一只木桶盛水量的多少，并不取决于桶壁上最长的那块木板，而恰恰取决于桶壁上最短的那块木板。人们把这一规律总结成为“木桶定律”。根据这一核心内容，木桶定律还有三个推论：

一是只有构成木桶的所有木板都足够高，木桶才能盛满水；

二是所有木板比最低木板高出的部分都是没有意义的，高的越多，浪费越大；

三是要想增加木桶的容量，应该设法加高最低木板的高度，这是最有效也是最直接的途径。

木桶定律告诉我们：一只沿口不齐的木桶，盛水的多少，不在于木桶上最长的那块木板，而在于最短的那块木板，要想提高水桶的整体容量，不是去加长最长的那块木板，而是要下工夫依次补齐最短的木板。

你可以很容易发现企业和木桶的共同之处，即构成系统的各个部分往往是优劣不齐的，劣质部分往往决定了整个系统的水平。因为，最短的木板对最长的木板起着限制和制约作用，从而决定了整个系统的战斗力，影响了整个系统的综合实力。

因此，一个组织，不是单靠在某一方面的超群和突出就能立于不败之地的，而是要看整体的状况和实力；一个团体，是否具有强大的竞争力，往往取决于其是否存在突出的薄弱环节。劣势决定优势，劣势决定生死，这是市场竞争的残酷法则。

引申到企业管理中来，如果我们把企业当成一只木桶，而把企业经营所需要的各种资源与要素比喻为组成木桶的每一块木板，如资金、技术、人才、产品、营销、管理等等，那么一个企业取得业绩的大小，则取决于企业资源中最短缺的资源和要素。换个角度说，在企业的销售能力、市场开发能力、服务能力、生产管理能力中，如果某一方面的能力稍低，就很难在市场上长久获利。

其实，一个企业做得再好，管理上都有潜力可挖，换句话说，每个企业都有其薄弱环节，正是这些环节使企业许多资源闲置甚至浪费，发挥不了应有的作用。如常见的互相扯皮、决策低效、实施不力等薄弱环节，都严重地影响并制约着企业的发展。

因此，企业要想做好、做强，必须在产品设计、价格政策、渠道建设、品牌培植、技术开发、财务监控、队伍培育、文化理念、战略定位等各方面一一做到位。任何一个环节过于薄弱都有可能导致企业在竞争中处于不利位置，最终导致失败的恶果。

一只木桶能够装多少水取决于木板中最短的一块，而不是最长的那块。如果公司是一只木桶，那么这个理论还可以再延伸一下，一只木桶能够装多少水，不仅取决于木板的长度，还取决于是否找到了木板与木板之间的最佳契合点，它们是否紧密团结成一体。如果木板间存在缝隙，或者缝隙很大，同样也无法装满水，甚至一滴水都留不住。

人与人的合作不是静止的，它更像方向各异的能量，互相推动时自然事半功倍，相互抵触时则一事无成。一个优秀团队的凝聚力和竞争力是不容忽视的，没有一个企业希望自己的员工是一盘散沙，个个都去单打独斗。有很多优秀的人才固然很好，但重要的是各个部门要有良好的协作，这些优秀的人才要精诚团结，凝聚成一股强大的力量，这样才有可能获得最大的管理效益，企业的经济效益才能取得长足的发展。

二、因果定律与马太效应

（一）因果定律

每一个结果都有其原因，商业上或个人生活上的成败都不是偶然的。牛顿说："每一种作用力，都有一种与之等量的反作用力。"

1. 付出与收获

大圣先贤阐述道理时，总是以山川鱼鸟、四季耕种为例，因为当时人们的生活重心不外乎这些。他们的寓意当然远不于此，其实大自然的律法已尽数涵盖其中。

我们先从"种豆得豆"谈起。种豆的经验是："你先要付出，才有收获。"你必须挖土，浇水，等待，然后才能采撷豆子。从这里，我们知道了："努力+耐心=成果"。

有些人总是不明白这条定律。他们会问："如果我今天种豆，明天可能收回什么?"答案是："湿的豆种子。"种豆得豆定律说："你今天种豆，你的收成是在日后!"现在种豆，四个月后就有收获。

F先生说："如果我有份体面的工作，我一定会拼老命好好干。可惜我是洗碗工，还能有什么作为!"你错了，F先生！如果你能成为本地最好的洗碗工人，一定会有人赏识你，甚至提拔你。起码，你也会活得相当有自信，有朝一日，你一定会找到自己真正想要做的工作。

先付出，后收获——这是不变的道理，先后顺序也不容颠倒。张三说："只要老板提升我，我就不会上班时间睡觉了。"李四说："只要老板给我加薪，我就不会老是请病假了。"简说："如果我的婚姻幸福，我一定会好好对待老公。"这些说法都是倒置因果。

信用卡、邮购目录都鼓励我们现在去购物，到下个月都不用付利息，然而到第三个月我们就破产了。做任何事都是同样的道理：先赚钱再消费，绝对胜过先消费再付款。

种豆还教会我们另一个道理：你种上十二颗豆种，你收获的绝对不是十二株豆苗。张勤播下豆种，一些被太阳晒干了，一些被风吹走了，小虫吃掉一些，鸟儿又啄走了三四颗。张勤最后只剩两株豆苗，他大声喊道："这不公平!"其实，人生就是这样。

这就是亚里士多德的"因果关系定律"。今天，我们把它叫做原因和结果，《圣经》称之为"播种和收获的定律"，大物理学家牛顿则把它称为"作用与反作用定律"。这是人类文明的一个伟大定律，它对科学、医学、技术和商业2000多年以来的发展产生了巨大的影响。

因果定律告诉我们：每一个结果都有原因，商业上或个人生活上的成败不是偶然的。

2. 因果关系是自然法则

如果你觉得生活沉闷，就应该检查一下自己付出了多少。从来没有听人说：

“我天天早睡早起，经常做运动，不断充实自己，培养人际关系，并且尽心尽力地工作，然而生活中却没有一件好事。”生活是一个因果循环系统。如果生活中一点好事都没有，那就是你的错了。只要你了解了你的现状是自己一手造成的，你就不会觉得自己是受害者。

面对别人的遭遇，我们可能会问：“这还有天理吗？”王五先生升职了，我们也许会愤愤不平地质问：“他凭什么升职？”隔壁夫妇庆祝结婚四十周年，我们会说：“他们怎么运气那么好？”现实看似混沌不清，然而在因果定律之下，每个人都是平等的。

人生的遭遇，完全是“自作自受”。布鲁斯用钻石和香水诱惑女人，当他破产时她们离他而去，他埋怨她们是拜金女郎。用钻石当饵去钓鱼，钓起来的当然是爱钻石的鱼，这有什么奇怪呢？

如果我们能坦然面对自己，我们几乎可以把所有发生在我们身上的遭遇一一记录下来，看着我们怎样一手造成这些遭遇。不必关心因果报应是否应验在邻居身上，只要把眼光放在自身努力的因果关系，你的心情自然会平静得多。

3. 你变得越好，面对的挑战越大

当你在一个小游戏中获胜之后，必然要面对一个比一个更大的挑战。

入学时，我们从一年级读起，然后上二年级、三年级……这是一套有效的运营系统，它的原则是：“你变得越好，面对的挑战就越大”。

健忘的人常常会忘记了这个道理。D先生最近在购房款上出现了问题。工作20年了，他刚好存了7万元。他说：“假如我有100万，我一定懂得好好珍惜！”大错特错！D先生，你眼前该做的是先学会储蓄10块钱，有了100才有1000……然后逐步接近100万。

王佳在酒吧唱歌，她希望有朝一日能成为天皇巨星。她说：“如果我有1000名观众，我一定给他们来一个精彩绝伦的表演。但是，如果你要我对着酒鬼浪费我的本事，简直是痴人说梦！”然而，只有学会了对着6名观众好好表演，坎迪才会有机会面对12个人、100个人……有一天她会吸引到1000个人。

吉姆开了一家小小的保险公司，他只有一名员工，而且眼看着就要解雇她了。吉姆说：“要是我有十几个能干的手下……”不对，吉姆，如果你连一个员工都管不好，又怎么能和十几名员工相处呢？

人生的路必须一步一步往前走。问题是：“你怎么运用你手上的东西？”如果答案是“没有什么运用方法”，那么你就不会有什么进展。

天道酬勤，老是找借口推托的人就不必妄想成功了。

4. 像成功者一样生活

因果定律以最朴素的形式表明，如果生活中有自己想得到的结果，你只需追溯前人，看一看哪些人没有得到这个结果，再查一查获得这个结果的人是怎么做的，然后做与他同样的事情。如果你做了其他成功人士所做的事情，最终你将获得和他们一样的结果。这不是奇迹，而是一个规律：成功的捷径是像成功者一样做事、生活。

想像一下吧！如果你确实发现了其他人取得成功的秘诀，并且自己也付出了同样的努力的话，你就能实现所有的愿望。不论你高还是矮、年长还是年幼、黑人还是白人、男性还是女性、受过教育还是没有受过教育、新移民还是土著人的后代，只要你做到了其他成功人士所做的事，你最终取得的结果将和他们正在取得的一样。而这完全取决于你自己！

哲学家伯特兰·罗素说过："某些事情是可以做到的。最好的证明就是这样一个事实——有人已经做到了。"

亚伯拉罕·林肯写道："有人已经获得了巨大的成功，这是你也能够成功的证明。"

要想在快速变化的世界取得成功，就要面对新情况，用开明的态度和愿望来改变自己的思想，它能够给你带来极大的益处。

5. 最伟大的发现

因果定律最有效的应用是：你能想到的常常会实现！

这是多么美妙的一个思想！历史上一些伟大的天才对这个伟大思想的威力望而生畏：你能想到的常常会实现。

在由克林特·伊斯特伍德主演的电影《火狐》中，电影情节围绕一种俄式轰炸机展开。这种战机相当先进，由飞行员的大脑控制，飞行员的思维决定飞机的飞行方向和方式，因此战机的飞行速度非常快。克林特·伊斯特伍德扮演的角色精通英语和俄语。他驾机出逃的时候，必须提醒自己用俄语进行思维，因为飞机是根据俄语编程的。

你的大脑也是一样。你生活的方向以及发生在你身上的每一件事都由你的思维方式所决定，由你大脑里正在进行的思维所决定，无论它们是积极的还是消极的、善良的还是危险的。其中最有意义的就是：如果你改变了思维，你就改变了生活。其实，生活中所有的巨大变化，都随着你在某些特定方面改变自己的思维而开始，要么变得更好，要么变得更糟。

（二）马太效应

《新约·马太福音》中有这样一个故事：国王给三个仆人每人1锭银子出门，三人回来时第一个人用1锭银子赚了10锭，国王奖给他10座城堡；第二个人用1锭银子赚了5锭，国王奖给他5座城堡；第三个人的那锭银子一直包着未动，国王将他那仅有的1锭银子也夺过来赏给了第一个人，说："凡是少的，就连他所有的也要夺过来。凡是多的，还要给他，让他多多益善"。它的最后一句话在后来广为流传，并在生活中导之以行，即众所周知的"马太效应"。最早提出"马太效应"一说的是著名社会学家罗伯特·莫顿，它反映了当今社会的一个普遍现象，即赢家通吃，以大吃小，以动吃静，以快吃慢。

与木桶定律不同的是，马太效应是要我们找出哪些是最长的板子，并且要把它们做得更长。对企业发展而言，它给我们的启示是要想在某一领域保持优势，就必须在此领域加速发展，做大做强，而若没有实力迅速在某个领域保持超人优势，就要不停地寻找新的发展领域，才能保证获得较好的回报。需要记住的是，企业不能停止、等待、观望和固守，因为别人也许正在窥视你手中的那锭银子，这既是残酷的竞争法则，又是优胜劣汰的必然规律。

针对日益激烈的市场竞争，"马太效应"告诉企业在资源的分配上，要劫贫济富。举例来说，假定一家企业有好几个事业部，许多企业在资源的分配上往往采取"以强补弱"策略，挪用绩效良好事业部门的一些资源，补贴成绩不好的事业部门。但根据"马太效应"的提示，企业应该大幅度减少那些绩效不良、没有前途的事业部门的资源，如此一来，企业可以更强化其本来的优势，而整体的绩效将会更好。也就是说，企业经营应该将"劫贫济富"的资源分配方式当作一种原则来严格执行。

造成企业竞争中马太效应的主要原因有二：一是边际成本递减、报酬递增现象。经济理论认为产品成本随着规模的增加而递减，因此，报酬就呈递增现象，这就是人们所说的"规模出效益"。尤其在新经济时代，科技产品的使用者越多，就越能增加该产品的价值。二是锁定现象。经常使用某种产品的人会形成一种习惯，往往不会轻易更换品牌。而且使用某一类产品的人越多，就越难改变单一使用人的习惯。

在这个世界上，变化很重要，如果你不变化，你将被时时变化的世界抛弃。如果企业遭遇了严重的危机，管理者依然抱着原来的管理体制或方式不肯改变，那就很可能导致一个企业的衰亡。所以面对危机，一定要想想"马太效应"，不进则退，绝不能有丝毫犹豫。

三、8:2 定律与雷尼尔效应

（一）8:2 定律

19 世纪末 20 世纪初的意大利经济学家兼社会学家维弗烈度·帕累托在"重要的少数与琐碎的多数"原理基础上提出了按事情的"重要程度"编排行事优

先次序的准则。它的意思是：在任何特定群体中，重要的因子通常只占少数，而不重要的因子则占多数，因此只要能控制具有重要性的少数因子便能控制全局。这个原理现在已演变成了当今管理学界所熟知的8∶2（80/20）定律，即80%的价值来自20%的因子，20%的价值则来自其余80%的因子。

8∶2定律对管理者的重要启示就是：管理者应该将时间花在重要的少数问题上，因为掌握这些重要的少数问题，只需要20%的时间，即可取得80%的成效。避免将时间花在琐碎的多数问题上，因为就算花了80%的时间，也只能取得20%的成效。

8∶2定律所提倡的经营指导思想，就是“有所为，有所不为”的经营方略。这一原理将80/20作为确定比值，本身就说明经营企业不应该面面俱到，而应侧重抓关键人、关键环节、关键岗位、关键项目。这一经营原理之所以得到国际企业界的普遍推崇，就在于它用20%的比例，确定了经营者管理的大视野，让企业家们知道，要想使自己的经营管理能突出重点，抓出成效，就必须首先弄清楚企业中20%的骨干力量、20%的重点产品、20%的重点用户、20%的重点信息、20%的重点项目到底是哪些，从而将自己的注意力集中到这20%的重点经营业务上来，采取有效的倾斜性措施，确保重点突破，进而以重点带动全局，取得企业经营的整体进步。

8∶2定律原理在企业管理上的应用范围极为广泛，现举出几个案例加以说明。

（1）某保险公司在偶然情况下针对其客户交易额的大小进行分类，结果发现总营业额之中有将近90%来自总客户中不足10%的大客户。这个发现促使公司改变对大小客户一视同仁的营业政策而集中时间服务于少数的大客户。结果，该公司的总营业额及利润出现增长的趋势。

（2）传统式的电冰箱结构是冷冻库位于上端，冷藏库位于下端，当使用冷冻库时，可以维持站立的姿势，但使用冷藏库时，却需蹲下。由于冷冻库的使用机会只有20%，而冷藏库的使用机会则高达80%，致使许多家庭主妇在使用电冰箱时往往因蹲下的次数太多而感到很累。某家电器公司注意到了这种情况，依据8∶2原理，他们在电冰箱的设计上，便将冷藏库置于上端，将冷冻库置于下端。这种新型的电冰箱可以减少使用时蹲下的次数。结果销量大增。

（3）某钟表公司的总裁发觉该公司所生产的众多钟表模型之中，约有1/3的模型的销售额只占总销售额的4%，于是，他决定停止这些模型的制造，在其后六个月内该公司的利润逐渐得到增长。

（4）某部门主管因心脏病，遵照医生的嘱咐每天只上班三四个小时。他很惊奇地发现，这三四个小时所做的事在质与量方面与以往每天花费八九个钟头所做的事差不多。于是他得出一个结论：由于工作时间缩短，他只能关注最重要的工作，由此得以维护工作效能，并提高了工作效率。

（5）在存货管理上，80/20 原理的应用是按照“ABC 分类法”进行分类的。该分类法是将存货分为 A、B、C 三类。A 类代表“重要的少数”，这类存货量少而价值高。它们应备受重视而享有最佳的存货管理，包括最完整的纪录、最充裕的订货等候时间、最小心的保管等。C 类存货则指“琐碎的多数”。这类存货量多而价值低，例如文件夹、订书针、纸袋、信封、邮票等办公文具，对这类物品来说，简直不需要任何存货管理，因为如施以这种管理，所花的费用可能超过这些物品本身的价值。因此平时，在负责存货的人发现这类物品已经用完了的时候，才去设法加以补充。B 类存货则指介于 C 类与 A 类之间的货品。通常这类货品的存货管理可采用机械化方式进行，亦即当存货数量降至某一特定数量时，企业应自动增补存货。

（二）雷尼尔效应

美国西雅图的华盛顿大学准备修建一座体育馆。消息传出，立刻引起了教授们的反对，校方于是顺从了教授们的意愿，取消了这项计划。教授们为什么会反对呢？原因是校方选定的体育馆位置是在校园的华盛顿湖畔，一旦建成，恰好挡住了从教职工餐厅窗户可以欣赏到的美丽湖光。为什么校方会如此尊重教授们的意见呢？原来，与美国教授平均工资水平相比，华盛顿大学教授的工资一般要低 20% 左右。教授们之所以愿意接受较低的工资，而不到其他大学去寻找更高报酬的教职，完全是出于留恋西雅图的湖光山色：西雅图位于太平洋沿岸，华盛顿湖等大大小小的水域星罗棋布，天气晴朗时可以看到美洲最高的雪山之一——雷尼尔山峰，开车出去还可以看到一息尚存的火山——海伦火山。华盛顿大学教授为了美好的景色而放弃获取更高收入的机会，被华盛顿大学经济系的教授们戏称为“雷尼尔效应”。

运用一个劳动力市场分析模型，我们可以模拟出这种“雷尼尔效应”产生的过程。假设最初华盛顿大学的教授工资与其他地区没有差别，人们在同等报酬条件下，自然愿意选择生活条件更好的地区工作并安家。于是，西雅图教授市场上就会出现供过于求的局面，校长们发现，他们付同样的工资，可供聘用教授的后备队伍比其他地区要庞大。如果把教授工资降低一些，校长们仍然可以聘到称职的教授。劳动力市场继续运作，最终达到的比其他地区低 20% 的教授工资，实际上就是教授们对西雅图美丽景色的估价。换句话说，华盛顿大学教授的工资 80% 是以货币形式支付的，20% 是由良好的自然环境补偿的。如果因为修建体育馆而破坏了这种景观，就意味着工资降低了，教授们就会流向其他大学。可以预见，学校就不能以原来的货币工资水平聘到同样水平的教授了。由此可见，美丽的景色也是一种无形财富，它起到了吸引和留住人才的作用。

在企业管理上我们可否利用“雷尼尔效应”呢？美丽的西雅图风光可以留住华盛顿大学的教授们，同样的道理，我们的企业也可以用“美丽的风光”来吸引和留住人才。当然，这里“美丽的风光”不仅是指自然界的风光，更多是指良好的人际关系和具有亲和力的文化氛围。

良好的人际关系有利于沟通，使人心情愉快；亲和的文化氛围有助于凝聚人心，培养团队精神和力量。纳尔逊女士是美国卡尔松旅游公司的总裁，她以魅力和智慧领导着该公司。该公司规定：公司的员工有为期一周的带薪休假；公司对员工提出的好的建议、出色的工作给予鼓励。纳尔逊女士坚定不移地信守诺言使她获得了美誉，员工欣赏她的企业是因为她的企业不只是追求利润，而且很关心自己的员工。像纳尔逊这样出色的企业家都明白，健康向上的企业文化将成为公司成功与否的基石，是企业能否留住人才的关键；如果公司没有一种属于自己的文化氛围，营造一个“企业为我家”的软环境，就根本无法将人才凝聚在一起。良好的人际关系和具有亲和力的文化氛围是企业文化内涵的重要体现，企业通过始终爱护人、尊重人、承认人们的劳动和做出的成绩，来构建企业上下良好的沟通系统，让人才了解和参与企业的决策与管理，并切实为他们提供各种必要的保障，增强他们的认同感、归属感和忠诚心，让他们毫无怨言地努力与奉献。这样才能抓住企业文化建设的“本”，才能从根本上稳定人心，留住人才。

●本模块小结

1. 企业管理思想与理论是随着工厂制度的出现而产生的，不同发展阶段的企业管理具有各自不同的特点。从其发展的历史及内容来看可分为三个阶段，即古典管理阶段、科学管理阶段、现代管理阶段。

2. 古典管理阶段，泰罗的科学管理体现在两个方面：对工人提出科学的操作方法、实行差别计件工资制度。法约尔则提出了计划、组织、指挥、协调、控制五项职能及十四条管理原则。

3. 科学管理阶段，梅奥主持的霍桑试验，提出了人际关系学说，其论点为：员工是社会人，企业中存在着非正式组织，新的领导方式在于提高员工满意度。行为科学理论的代表观点还有马斯洛的需求层次理论、赫茨伯格的双因素激励理论、麦格雷戈的X-Y理论等。

4. 现代管理阶段，孔茨提出当代西方管理理论的丛林，包括社会系统学派、管理科学学派、决策理论学派、系统管理学派、权变理论学派等。

5. 药品企业文化是药品企业在长期的生存和发展过程中形成的、为企业多数成员所共同遵循的经营观念或价值体系。内容包括企业精神、宗旨、核心价值观、经营理念、最高目标、行为规范、形象标志、产品品牌等。其中，共同的价值观是企业文化的核心。药品企业文化作为支配企业管理活动的灵魂，在现代经济大潮中显示独特的风采和文化管理的魅力。

6. 市场经济条件下企业经营管理学飞速发展，创下诸如“木桶定律”、“决策定律”、“马太效应”之类的管理学定律，这些定律对我国的经济发展和药品企业管理有着很大借鉴和启示意义。

实训

一、复习思考题与简答题

1. 你认为古典管理阶段与科学管理阶段的观点有何区别？区别的本质是什么？

2. 企业文化是由哪些方面组成的？你认为应如何创建企业文化？

二、案例研究

【案例】　同仁堂的企业文化

同仁堂的企业精神：同修仁德，济世养生。

企业使命：弘扬中华医药文化，领导“绿色医药”潮流，提高人类生命与生活质量。

管理信念：同心同德，仁术仁风。

“同仁堂”作为中国医药界一块“金字招牌”，数百年来，虽然经历风雨沧桑，在市场竞争日益激烈的环境下仍然不断扩大自己的经营规模。

时代在变，市场也在不断地变化，同仁堂有什么奥妙使自己的“金字招牌”越擦越亮呢？

国外企业有一句名言：“财富不能创造文化，文化却能创造财富！”同仁堂创建伊始，即与文化结缘。创始人乐显扬为同仁堂立下了“济世养生”的宗旨。之后，又有了古训、堂训，在同仁堂的历史文化中始终伴随着同仁堂。

新华社曾以“诚信为本，药德为魂”为题，发表了长篇通讯，展示了同仁堂在祖国中医药文化中的历史地位。今天的同仁堂已经发展壮大，从一家作坊式的小企业发展成为涉足海内外、拥有两个上市公司的现代化大型企业集团。在全国几千家中医药企业中，同仁堂独具风采。以品种为核心的制药特色，以品牌为核心的信誉特色，以诚信为核心的文化特色，是同仁堂经久不衰的内在原因。

诚信首先表现在同仁堂的原材料购买和药品制造上，成书于康熙年间的

《乐氏世代祖传丸散膏丹下料配方》的序言中明确规定："炮制虽繁必不敢省人工，品味虽贵必不敢减物力"。从过去的手工作坊，到现在的大规模生产，质量一直是同仁堂生存的命脉。在今天的同仁堂车间里，堆成小山似的各种药材都是一根根、一颗颗精心挑拣出来的。如"远志"是一种以根入药的草本植物，用于安神。而"远志"的芯却属烦热，与安神功效正好相克，国家的有关药典里并没有去芯的要求。但同仁堂为了保证最佳药效，要求将所有的"远志"去芯。要知道，"远志"根如竹筷，而芯如牙签。同仁堂的工人就是把"远志"闷湿，一根根把芯除干净。

其次，诚信表现在同仁堂的经营中就是"以义为上，义利共生"。今天的同仁堂仍然保留了十多种深受群众欢迎的便民服务项目，如坐堂问诊、开设医馆、代客邮寄、夜间售药、加工饮片及成药等，充分体现了他们讲究仁义道德，以"义"代"利"，"义利并举"，服务于他人的宗旨。同仁堂的负责人说，古人讲过，君子爱财，取之有道，对同仁堂来说，这个"道"就是"义"，把顾客的需要和满意放在首位。经营者无疑都想取得最大利润，但没有"大义"就不可能有"大利"，只追逐眼前的蝇头小利必然会失去消费者的信任。

解放前，为扩大影响，同仁堂曾设沟灯、赠平安药，还从德国购进消防车。解放后，率先公私合营，走上社会主义道路。特别是改革开放后，同仁堂紧跟时代发展的步伐，组建集团，股改上市，同仁堂文化也随着企业的发展而发展，在传统文化的基础上，融入了新的内涵。作为中医药的代表品牌，体现着中医药文化的博大精深，体现着民族工业的发展历程。同仁堂提倡的精神是"善待社会、善待职工、善待投资者、善待经营伙伴"。

在企业文化的建设过程中，同仁堂贯穿始终的仍然是"诚信"二字。生产、经营关键在于提高员工的素质，同仁堂一直坚持用诚信教育自己的员工。在同仁堂的历史上，涌现了许多一片仁心、谦和质朴的老药师，将同仁堂在选材、验方、研磨、炒炙、制丸等方面的关键性技术一代传一代，如参茸专家贾贵琛、中药鉴别专家卢广荣等。他们在传授药理、药技的同时，更注重药德、药魂的传承，培育员工高尚的职业情操，使同仁堂的优良药德、堂规代代相传。

同仁堂这种以"诚信"为核心的企业文化不仅影响了员工们的工作，也深深地影响了他们的为人。有一年夏天，在复兴商业城附近，一名出租汽车司机被人殴打，昏迷在路旁，围观者无人伸出援手。此时同仁堂的退休女职工张君侠从这里经过，她见状拨通了"110"和"120"，把病人送到医院，由于找不到家属，她自己先掏钱为伤者办好了住院手续。经救治后出院的这名司机和家属赠送给张大姐一面锦旗，上书"君子行侠挺身而出，危难之处见真情"。张君侠的救人、助人之事远不止这一件，同仁堂助人为乐的也远不止张君侠一人。难怪那位被救助的司机说："同仁堂真是药好人更好。"

同仁堂的经营业绩有目共睹，但同仁堂人却每天都有如履薄冰的感觉。同仁堂的梅总经理说，现在入世了，我们必须时刻有危机感，做到与时俱进。不管企业做到什么样的规模，同仁堂创始者留下的诚信仁德的经营理念绝不能丢。在国际大市场里，讲诚信，讲义利共生，不仅不会过时，而且会赢得国内外更多消费者的认可与信赖。

今天的同仁堂，将古训镌刻于各厂、各店的醒目之处，人人信守，编写出版了《同仁堂史》，引导员工以史为鉴，规范言行；拍摄了电视连续剧《同仁堂传说》，让员工通过形象生动的史料受到启迪，出版了《同仁堂故事集》，在报刊、电台刊登播放，让整个社会领悟同仁堂精神和道德的可贵之处；并举办各种形式的企业发展回顾展，把同仁堂古老的传统美德展示给世人。

【案例提问】

1. 同仁堂的企业文化是如何建立起来的？

2. 同仁堂的企业文化在建立过程中采取了哪些措施来保证实施？

> **管理名言**　“热炉法则”告诉我们，任何人都知道热炉红了不能碰。在任何单位里都应该有这样一个“热炉”来强化规章制度，只要你一碰它，立即就会被烫伤。这就是惩罚管理，纪律文化。
>
> ——（英）诺斯古德·帕金森

模块三　企业运营规范

药品作为人们防病治病的物质，既具有一般商品的属性，更具有其特殊性。药品与人的生命安全和身体健康密切相关，药品质量的合格与否关系到人类的生存与发展。因此，药品的质量至关重要。为搞好药品质量监督管理工作，必须对其立法。通过药品质量管理立法，将药品质量监督管理活动法制化，做到有法可依、有法必依、执法必严、违法必究。同时，必须依靠科学的管理方法，严格执行《药品生产质量管理规范》《药品经营质量管理规范》，推广应用现代先进的科学技术等来促进药品监督管理工作。本模块的教学目标就是熟悉《药品生产质量管理规范》和《药品经营质量管理规范》，了解现代药品企业运行中一些必要的规章制度。

第一节　药品生产质量管理规范

药品质量是在生产过程中形成的。药品生产是一个十分复杂的过程，从原料到成品的生产过程中，都涉及到许多技术细节和管理规范。其中任何一个环节的疏忽都可能导致生产出的药品不符合质量要求，也就是可能生产出劣质药品。因此，药品生产管理是保证和提高药品质量的关键环节。必须在药品生产过程中，进行全面质量管理与控制，来保证药品质量。GMP 是英文 good manufacturing practice 的缩写，直译为“良好的生产规范”，在我国称为“生产质量管理规范”。药品 GMP 是药品生产和质量管理的基本准则，是在药品生产全过程中，用科学、合理、规范化的条件和方法保证生产出优良药品的一整套系统的、科学的管理规范。

一、药品 GMP 简介

（一）药品 GMP 的产生与发展

第一次世界大战期间，美国出现的食品和药品生产的不良行径被新闻界披露之后，导致了美国食品、药品和化妆品法在 1906 年诞生。从而以法律的形式，要求药品必须满足含量与纯度的标准要求，并确定了以美国药典作为判断药品质量、纯度和含量是否符合标准的法律依据。与此同时，还建立了食品与药品管理局为美国国家级的药品质量监督机构。1961 年波及世界的药物灾难性事件发生，美国虽幸免此灾难，但在美国却敲起了警钟，引起了公众对药品监督和药品法规的普遍重视，促使美国国会于 1962 年对食品、药品和化妆品法案进行了一次重大修改。根据 1962 年美国食品、药品和化妆品法修正案的要求，美国 FDA（即美国食品与药品管理局）于 1963 年颁布了世界上第一部《药品生产质量管理规范》。至今，美国 GMP 已有 40 多年历史，并在实践中作了几次修订。

自从美国制定并发布 GMP 作为指导美国制药企业药品生产和质量管理的法规之后，世界卫生组织于 1969 年向全世界推荐了 GMP，受到很多国家和政府的重视。我国卫生行政部门在 1985 年实施《中华人民共和国药品管理法》以后，于 1988 年根据《中华人民共和国药品管理法》规定，由卫生部组织有关专家在我国制药企业实施的行业 GMP 的基础上，起草并颁布了我国第一个 GMP 条例，即《药品生产质量管理规范》。之后进行过多次修订，使我国的 GMP 更加完善，更加切合国情、更加严谨，便于药品生产企业执行。

经过多年的实践证明，GMP 确实是一套行之有效的科学化、系统化的管理制度；是在药品生产全过程中，保证生产出的产品具有一致性、符合质量标准和销售要求的管理制度。所制定的条款主要是力求消灭药品生产中的任何隐患（基本上有三种：污染、混药和差错），而这种隐患仅靠对成品检验是无法完全预防的。目前，世界很多国家、国际组织或一些国家的行业组织等都先后制订了自己的药品 GMP。而且，药品 GMP 是药品进入国际医药市场的“准入证”，这已是不争的事实。

（二）实施药品 GMP 的意义

药品 GMP 是在药品的生产过程中保证生产出优质药品的管理制度，是药品在生产过程中的质量保证体系。实施药品 GMP 具有十分重要的意义。

1. 把发生差错事故、混药及各类污染的可能性降到最低程度。
2. 有利于提高企业整体水平和产品的声誉，提高企业产品的市场竞争力。

3. 是企业产品通向国际市场的通行证，进入国际市场的先决条件。

4. 有利于提高科学的管理水平，促进企业人员提高素质和增强质量意识，保证药品质量。

5. 是政府和药品生产企业对人民用药安全高度负责精神的具体体现。

（三）药品 GMP 的主要内容

当今世界，尽管不同的国家和地区制定了本国或本地区的药品 GMP，但是药品的生产过程及其质量保证方法是不分国界的，因此各国的药品 GMP 虽在具体规定和要求方面各具特色，但所涵盖的内容基本上是一致的。我国现行的 GMP 共计 14 章，具体包括：

1. 总则

阐述了制定药品 GMP 的法律依据是《药品管理法》，明确了药品 GMP 的适用范围是药品制剂生产的全过程、原料药生产中影响成品质量的关键工序。

2. 机构和人员

药品生产企业应建立生产和质量管理机构，各级机构和人员职责应明确，并配备一定数量的与药品生产相适应的具有专业知识、生产经验及组织能力的管理人员和技术人员。机构是药品生产和质量管理的组织保证，人员则是药品和质量管理的执行主体。机构与人员是实施药品 GMP 的基础，也是药品 GMP 认证的第一要素。

3. 厂房与设施

药品生产的厂房与设施是实施药品 GMP 的先决条件。药品生产企业必须有整洁的生产环境，而且应进行合理布局，其设计和建造应有利于避免交叉污染、避免差错，并便于清洁及日常维护。

4. 设备

设备是物料投入到转化成产品的工具或载体。药品质量的最终形成是通过生产完成的，所以，药品质量的优劣与设备息息相关。制药企业应具备与生产规模相适应的足够的设备以及必要的仪器仪表。

5. 物料

物料包括了原料、辅料、包装材料等。原料、辅料是药品生产的基础物质，是药品生产过程的第一关，其质量状况直接影响最终产品的质量。为确保药品生产的质量，必须对物料进厂到成品销售的全过程中各个环节进行严格的管理和控制。

6. 卫生

药品 GMP 力求消灭药品生产中的任何隐患，其中之一就是防止污染，在一定程度上是卫生管理的同义词。生产卫生包括了生产环境卫生、生产人员卫生、生产工艺卫生等方面。而建立健全生产卫生管理文件系统，则是使生产卫生管理符合药品 GMP 要求的重要基础。

7. 验证

验证的含义是“证明任何程序、生产过程、设备、物料、活动或系统确实能达到预期结果的有文件证明的一系列活动”。验证是药品 GMP 的重要组成部分，是药品质量管理治本的必要基础，也是质量保证的一种手段，质量保证靠它来实现对药品 GMP 的承诺。

8. 文件

包括生产管理、质量管理的各项制度和记录、产品生产管理文件、产品质量管理文件。

9. 生产管理

包括对产品生产管理文件的管理及对生产操作的管理。生产管理是药品生产的重要环节，也是药品 GMP 的重要组成部分。药品的质量是设计和生产出来的，而不是检验出来的。药品生产过程是一个以工序生产为基础的过程，任何一个工序出现波动必然引起成品质量的波动。因此，通过生产过程的控制来保证药品质量是药品 GMP 的基本思想。

10. 质量管理

药品 GMP 的重点之一在于质量管理。药品生产企业应成立质量管理部门，质量管理部门应负责药品生产全过程的质量管理和检验，受企业负责人直接领导。质量管理部门应配备一定数量的质量管理和检验人员，并有与药品生产规模、品种、检验要求相适应的场所、仪器、设备。

11. 产品销售与收回

每批成品必须有销售记录，销售记录应保存至药品有效期后一年；药品生产企业应建立药品退货与收回的书面程序，并有记录。保证能追查每批产品的出厂情况，保证全部产品在必要时能及时收回。

12. 投诉与不良反应报告

企业建立药品不良反应监察报告制度，指定专门机构或人员负责管理；详细记录用户投诉和不良反应情况并调查处理，对药品不良反应及时向当地药品监督管理部门报告。

13. 自检

药品生产企业应定期自检，并有记录和自检报告（内容包括自检结果、改进措施和建议）。

（四）药品 GMP 的特点

药品 GMP 是药品生产过程质量管理实践中总结、升华出来的规范化的条款，它所覆盖的是所有药品、所有药品生产企业。随着医药科学的不断进步，药品的质量标准也在不断提高，这就要求保证药品质量的 GMP 也必须不断发展和完善。所以说，药品 GMP 是不断发展并需不断完善的。药品 GMP 一般具有以下特点：

1. 药品 GMP 的条款仅指明所要求达到的目标，并不罗列出实现目标的具体办法。因此，其实施过程须结合企业的生产实际而进行。

2. 药品 GMP 条款具有时效性。新版药品 GMP 颁布后，前版药品 GMP 即废止。

二、药品 GMP 认证管理

（一）药品 GMP 认证的意义

药品 GMP 认证是国家依法对药品生产企业监督检查并取得认可的一种制度，是药品监督管理工作的重要内容，也是保证药品质量稳定性、安全性和有效性的一种科学、先进的管理方法和手段。

药品 GMP 认证是药品监督管理部门依法对药品生产企业药品 GMP 实施情况的检查、评价并决定是否发给认证证书的监督管理过程。对于企业来讲，这种认证是由第三方认证机构对企业质量体系做出的科学、公正的评价，从而可以提高产品的竞争能力和质量信誉，增加消费者对产品的信任程度，增加企业的经济效益；对于消费者来讲，认证为产品质量提供了可靠的信息，是消费者在购买产品时得到的一份指南，孰优孰劣，一看即知；而且通过实施药品 GMP 认证，可逐步淘汰一批不符合技术、经济要求的药品生产企业，进而有效地调整药品生产企业的总体结构。

（二）药品 GMP 认证的组织机构

国家食品药品监督管理局发布实施的《药品 GMP 认证管理办法》，对药品 GMP 认证的事权划分、组织管理、检查程序等工作内容进行了明确规定，使药品 GMP 认证的各项工作更加科学、规范、实效，极大地推动了药品 GMP 认证工作的健康发展，为按期完成药品 GMP 认证的工作目标打下了坚实的基础。

1. 国家食品药品监督管理局负责全国药品 GMP 认证工作；负责药品 GMP 的制定、修订以及药品 GMP 认证检查评定标准的制定、修订工作；负责设立国家药品 GMP 认证检查员库及其管理工作；负责生产注射剂、放射性药品、国家食品药品监督管理局规定的生物制品企业药品 GMP 认证工作；负责进口药品 GMP 认证和国际药品贸易中药品 GMP 互认工作。国家食品药品监督管理局药品认证管理中心承办药品 GMP 认证的具体工作。

2. 省、自治区、直辖市食品药品监督管理局负责本行政区域内生产注射剂、放射性药品、国家食品药品监督管理局规定的生物制品企业药品 GMP 认证的初审工作；负责其他药品生产企业的药品 GMP 认证工作；负责本行政区域内药品 GMP 认证日常监督管理及跟踪检查工作。

（三）药品 GMP 认证的主要程序

1. 认证申请和审查

（1）申请药品 GMP 认证的生产企业，应按规定填报《药品 GMP 认证申请书》，并报送以下资料：

《药品生产许可证》和《企业法人营业执照》复印件。

药品生产管理和质量管理自查情况（包括企业概况及历史沿革情况、生产和质量管理情况、前次认证缺陷项目的改正情况）。

药品生产企业组织机构图（注明各部门名称、相互关系、部门负责人）。

药品生产企业负责人、部门负责人简历；依法经过资格认定的药学及相关专业技术人员、工程技术人员、技术工人登记表，并标明所在部门及岗位；高、中、初级技术人员占全体员工的比例情况表。

药品生产企业生产范围全部剂型和品种表；申请认证范围剂型和品种表（注明常年生产品种），包括依据标准、药品批准文号；新药证书及生产批件等有关文件资料的复印件。

药品生产企业周围环境图、总平面布置图、仓储平面布置图、质量检验场所平面布置图。

药品生产车间概况及工艺布局平面图（包括更衣室、盥洗间、人流和物流通道、气闸等，并标明人、物流向和空气洁净度等级）；空气净化系统的送风、回风、排风平面布置图；工艺设备平面布置图。

申请认证剂型或品种的工艺流程图，并注明主要过程控制点及控制项目。

药品生产企业（车间）的关键工序、主要设备、制水系统及空气净化系统的验证情况；检验仪器、仪表、衡器校验情况。

药品生产企业（车间）生产管理、质量管理文件目录。

新开办药品生产企业（车间）申请药品 GMP 认证，除报送上述资料外，还须报送认证范围涉及品种的批生产记录复印件。

（2）药品生产企业申请注射剂、放射性药品、国家食品药品监督管理局规定的生物制品 GMP 认证，由企业所在地省、自治区、直辖市药品监督管理局对药品生产企业 GMP 认证申请资料进行初审合格后，报国家食品药品监督管理局认证，初审工作时限为 20 个工作日。

(3) 国家食品药品监督管理局组织对初审合格的药品 GMP 认证资料进行形式审查，符合要求的予以受理并转国家食品药品监督管理局药品认证管理中心。形式审查的工作时限为 5 个工作日。

(4) 国家食品药品监督管理局药品认证管理中心对药品生产企业 GMP 认证申请资料进行技术审查。技术审查的工作时限为 20 个工作日。

(5) 药品生产企业申请除注射剂、放射性药品、国家食品药品监督管理局规定的生物制品以外其他药品 GMP 认证，应向企业所在地省、自治区、直辖市药品监督管理局提出认证申请，由省、自治区、直辖市药品监督管理局组织对药品生产企业药品 GMP 认证申请进行初审、形式审查和技术审查。形式审查的工作时限为 5 个工作日，初审和技术审查的工作时限均为 20 个工作日。

(6) 经技术审查，需要补充资料的，应一次性书面通知申请企业。企业必须在 2 个月内报送，逾期未报的中止认证工作。

(7) 药品生产企业申请认证范围含有注射剂、放射性药品、国家食品药品监督管理局规定的生物制品的，该企业的其他剂型可以一并向国家食品药品监督管理局提出认证申请，由国家食品药品监督管理局组织认证。

2. 现场检查

(1) 技术审查符合要求的，实施现场检查。国家食品药品监督管理局药品认证管理中心负责制定注射剂、放射性药品、国家食品药品监督管理局规定的生物制品 GMP 现场检查方案，选派药品 GMP 认证检查组，组织实施现场检查。

省、自治区、直辖市食品药品监督管理局负责组织制定本行政区域内除注射剂、放射性药品、国家药品监督管理局规定的生物制品以外的药品 GMP 现场检查方案，选派药品 GMP 认证检查组，组织实施现场检查。组织实施现场检查的工作时限为 20 个工作日。

(2) 现场检查实行组长负责制，检查组一般由 3 名药品 GMP 认证检查员组成，对放射性药品、生物制品生产企业认证检查时，应至少选派 1 名熟悉相应专业的药品 GMP 认证检查员。

国家食品药品监督管理局药品认证管理中心应从国家药品 GMP 认证检查员库中随机选派药品 GMP 认证检查员，但须回避被检查企业所在省、自治区、直辖市的药品 GMP 认证检查员。

省、自治区、直辖市食品药品监督管理局应从国家药品 GMP 认证检查员库中随机选派本行政区域内的药品 GMP 认证检查员，但须回避被检查企业所在设区市级行政区域内的药品 GMP 认证检查员。如需要选派外省、自治区、直辖市药品 GMP 认证检查员时，应报国家食品药品监督管理局药品认证管理中心统一选派。

(3) 省、自治区、直辖市或地市级食品药品监督管理部门可选派 1 名药品监督管理人员作为观察员，参与本行政区域内药品生产企业的药品 GMP 认证检查。

(4) 现场检查首次会议应由检查组长主持，确认检查范围，落实检查日程，宣布检查纪律和注意事项，确定企业的检查陪同人员。

检查组成员应在首次会议上向被检查企业出示《国家药品 GMP 认证检查员证》。

(5) 检查组须严格按照现场检查方案对企业实施药品 GMP 的情况进行检查，必要时应予取证。

(6) 检查员须按照药品 GMP 认证检查方案和检查评定标准对检查发现的缺陷项目如实记录；由检查组长组织评定汇总，做出综合评定结论，撰写现场检查报告。评定汇总期间，被检查企业人员应回避。

(7) 现场检查报告须检查组全体人员签字，并附缺陷项目、检查员记录、有异议问题的意见及相关证据资料。

(8) 检查组在末次会议上宣读综合评定结果。被检查企业可安排有关人员参加，并可就检查发现的缺陷项目及评定结果提出不同意见及作适当解释、说明。

(9) 检查中发现的缺陷项目，须经检查组全体成员和被检查企业负责人签字，双方各执一份。如有不能达成共识的问题，检查组须做好记录，经检查组全体成员和被检查企业负责人签字，双方各执一份。

(10) 现场检查时间一般为 2 ~4 天，根据企业具体情况可适当延长。

3. 审批与发证

(1) 国家食品药品监督管理局药品认证管理中心对检查组提交的现场检查报告进行审核，符合认证标准的，报国家食品药品监督管理局。国家食品药品监督管理局对局认证中心提交的审核资料进行审核，符合认证标准的，颁发《药品 GMP 证书》，并予以公告。

省、自治区、直辖市食品药品监督管理局对检查组提交的现场检查报告进行审核和审批。符合认证标准的，颁发《药品 GMP 证书》，并予以公告，同时报国家食品药品监督管理局。审核、审批发证的工作时限均为 20 个工作日。

《药品 GMP 证书》由国家食品药品监督管理局统一印制，并按国家食品药品监督管理局的规定填写。

（2）经现场检查，对不符合药品 GMP 认证标准，责令企业限期改正的，按照《药品生产质量管理规范认证管理办法》第二、三条规定的事权，由国家食品药品监督管理局药品认证管理中心或省、自治区、直辖市食品药品监督管理局向被检查企业发限期改正通知书，限期改正的时限为6个月。企业在期限内改正完毕，提交改正报告，符合要求的，由原认证部门选派检查组再次进行现场检查。

经再次现场检查，不符合药品 GMP 认证标准的，不予通过药品 GMP 认证，由国家食品药品监督管理局药品认证管理中心或省、自治区、直辖市食品药品监督管理局向被检查企业发认证不合格通知书。

（3）《药品 GMP 证书》有效期为 5 年。新开办药品生产企业的《药品 GMP 证书》有效期为 1 年。

（4）药品生产企业应在《药品 GMP 证书》有效期届满前6个月，按《药品生产质量管理规范认证管理办法》第五条的规定，重新申请药品 GMP 认证。新开办药品生产企业《药品 GMP 证书》有效期届满前 3 个月，按《药品生产质量管理规范认证管理办法》第五条的规定申请复查，复查合格后，颁发有效期为 5 年的《药品 GMP 证书》。

（四）药品 GMP 认证的监督检查

省、自治区、直辖市食品药品监督管理局负责对本行政区域内取得《药品 GMP 证书》的药品生产企业进行日常监督管理及跟踪检查。在《药品 GMP 证书》有效期内，应每年跟踪检查一次，跟踪检查情况应及时报国家食品药品监督管理局。

国家食品药品监督管理局应组织对经其认证通过的药品生产企业实施药品 GMP 跟踪检查；并对经省、自治区、直辖市药品监督管理局认证通过的生产企业药品 GMP 实施及认证情况进行监督抽查。监督抽查事先可不告知被检查企业。

在药品 GMP 认证现场检查、日常检查、跟踪检查或监督抽查中，发现企业不符合药品 GMP 要求的，按《中华人民共和国药品管理法》《中华人民共和国药品管理法实施条例》及有关规定处罚。药品生产企业被吊销或缴销《药品生产许可证》、或者被撤销或注销生产范围的，其相应的《药品 GMP 证书》应由原发证机关注销。

药品生产企业《药品 GMP 证书》登记事项发生变更的，应在事项发生变更之日起 30 日内，向原发证机关申请办理变更手续，原发证机关应在 15 个工作日内做出相应变更。

链接

质量管理大体经历了三个阶段

第一个阶段是质量检验阶段（simple quality inspection），时间大约是20世纪初。20世纪前，产品质量基本靠操作者个人的技艺和经验来保证，称作“操作者的质量管理”；到20世纪初成为“工长的质量管理”，后来开始设立专职的检验部门，形成“检验员（部门）的质量管理”，现代意义上的质量管理从此诞生。这一阶段的质量管理工作单纯依靠检验，剔出废品，以保证产品质量，其方法是全数检验或抽样检验，其作用是事后把关，不让不合格品出厂或转到下一道工序。但不合格品造成的损失已经无法挽回。因此，这个阶段的质量管理不能预防不合格品的产生，它的作用是消极的。

第二个阶段是统计质量控制阶段（statistics quality control）。时间大约是20世纪40年代以后。20世纪40～50年代，欧美一些国家开始使用概率论与数理统计方法，控制生产过程，预防不合格品的产生。数理统计方法是在生产过程中进行系统的抽样检查，而不是事后全检。统计质量管理把以前的“事后把关”变成事先控制、预防为主、防检结合。

第三个阶段是全面质量管理阶段（total quality control/management）。时间是20世纪60年代以后。产品质量的形成不仅与生产制造过程有关，还与涉及到的其他许多过程、环节和因素有关。50年代末60年代初美国人费根堡和朱兰等人提出了全面质量管理的概念。他们认为质量管理应该冲破传统的、局限于制造过程的框框，把管理范围由制造过程扩展到所有对产品质量有影响的因素，把预防不合格品的措施渗透到所有与产品质量有关的环节（产品的设计、原材料的供应、设备的维修、职工的技术培训以及产品的销售使用），把经营管理、生产技术和统计三个方面有机结合起来，形成一个比较完整的管理体系，以确保产品的高质量。全面质量管理的概念一经提出，即为理论工作者和实际工作者所接受。经过几十年的实践，全面质量管理的理论和方法又有了新的发展。

第二节　药品经营质量管理规范

药品从药厂到患者手中，要经过从工厂到批发商，再到零售药店的过程，从此地到彼地，经过很多环节，经历很长时间。因此在药品的流通过程中，同样存在质量隐患。GSP是英文good supplying practice的缩写，直译为“良好的供应规范”，在我国称为“药品经营质量管理规范”。药品GSP是保证药品流通过程中药品质量的规范，是指在药品流通过程中，针对计划采购，购进验收、储存养护、销售运输及售后服务等环节而制定的防止质量事故发生、保证药品符合质量标准的一整套管理标准和规程，其核心是通过严格的管理制度来约束企业的行为，对药品经营全过程进行质量控制，防止质量事故发生，对售出药品实施有效追踪，保证向用户提供合格的药品。

一、药品GSP简介

（一）我国实施药品GSP的历史及现状

1982年中国医药公司在考察、分析研究日本等国家食品药品经营质量工作经验的基础上，对我国建国30多年来的医药商业质量管理工作实践进行总结，将我国医药商业质量工作的有益经验与日本先进的药品GSP观念融合后，制定了我国第一部《药品经营质量管理规范》。1984年我国第一部《药品经营质量管理规范》由原国家医药管理局发布，在全国医药商业系统内予以试行。我国第一部《药品经营质量管理规范》的发布实施，引起医药经营企业的广泛重视，许多企业将药品GSP逐步纳入企业发展的轨道，使之成为企业经营管理的重要组成部分。随着社会主义市场经济的建立、国家法制建设的完善和改革开放的不断深入，我国药品三级批发逐级调拨的供应体系解体，代之以多渠道、少环节，多点购销、相互竞争的药品流通格局，企业处于市场竞争的环境中，特别是企业全面质量管理工作的推行，国家颁布《质量管理和质量保证系列标准》，所有这些都要求必须以平等的要求规范各个企业的质量管理工作，因此，有必要对《药品经营质量管理规范》进行修改。1992年3月18日，原国家医药管理局发布了《医药商品质量管理规范》，自1992年10月1日起实行，受原国家医药管理局推行药品GSP委员会的委托，中国医药商业协会于1993年6月组织编写了《医药商品质量管理规范实施指南》，拉开了医药行业实施药品GSP的序幕。

经过多年来的药品GSP实践，国家药品监督管理局成立后，总结了以往的经验，在1992年版《药品经营质量管理规范》的基础上重新修订了《药品经营质量管理规范》，并于2000年7月1日起施行新版的《药品经营质量管理规范》，新版的《药品经营质量管理规范》编排更加合理，内容更加具体、科学、丰富、实用。

我国《药品经营质量管理规范》自1984年问世以来经历了企业自愿试行、行业主管部门推行、国家行政主管部门监督实施和依法强制实施的不同阶段，各阶段药品GSP实施方式的发展变化，充分证明了药品GSP的科学性、有效性和广泛的认同性。

（二）实施药品GSP的意义

药品经营企业实施药品GSP是规范药品流通秩序、确保药品质量的一项系统工程。药品质量关系到企业的生命，同时药品的特殊性决定企业必须实施药品GSP，保证药品质量，保证人民的生命健康。

1. 消除质量隐患，确保药品安全有效。
2. 提高企业综合素质，确保药品的社会需求。
3. 推进药品流通体制改革。
4. 积极参与国际竞争的需要。

（三）药品GSP的主要内容

我国第一部、第二部《药品经营质量管理规范》分别于1984年和1992年由原国家医药管理局发布试行，现行《药品经营质量管理规范》是2000年4月30日由国家药品监督管理局发布，自2000年7月1日起实施。2000版《药品经营质量管理规范》共分为4章，14节，88条。第一章，总则，说明药品GSP制定的依据、主要内容及适用范围。第二章，药品批发的质量管理，本章设8节，包括管理职责、人员与培训、设施与设备、进货、验收、储存与养护、出库与运输、销售等方面的质量管理规定。第三章，药品零售的质量管理，本章设6节，包括管理职责、人员与培训、设施与设备、进货与验收、陈列与储存、销售与服务等规定。第四章，附则，附则中除对部分用语予以说明外，还明确《药品经营质量管理规范》于2000年7月1日施行，并将依据本规范制定实施细则等内容，本章共4条。随后，现行的《药品经营质量管理规范》及其实施细则对药品批发企业、零售连锁企业和零售企业质量管理均做出明确规定，结构编排更加合理，内容更加具体、科学、丰富、实用。其主要内容贯穿药品经营的各个环节，包括确保药品质量所必备的组织结构、管理文件、硬件设施、人员资格等方面，详见表3-1。

（四）现行药品 GSP 的特点

1. 具有法规的性质

现行药品 GSP 是国家食品药品监督管理局发布的行政规章，是我国第一部依法制定的《药品经营质量管理规范》。1984、1992 两版《药品经营质量管理规范》，均是由原国家医药管理局以文件形式发布的，因此均属于行业管理部门发布的行业标准。2000 版《药品经营质量管理规范》是国家药品监督管理局以局长令形式发布的，具有了法规的性质。

2. 明确所管理的商品范围

现行药品 GSP 涵盖的商品范围是与《中华人民共和国药品管理法》管理范围完全一致的药品，即药品 GSP 中针对的商品仅限于药品，不包含医疗器械、化学试剂和玻璃仪器，充分与国际通行的药品 GSP 接轨。

表 3－1　　药品 GSP 主要内容简表

类别	进	存	销
硬件设施	验收场所及设施	仓储设施，养护场所及设备	营业场所及设施、运输设施设备
人员资格职责	业务计划人员、采购人员、质量检查验收人员	保管员、养护人员	业务销售员、处方审核人员、营业员、配送运输人员
	企业负责人和质量负责人、质量管理机构负责人、质量管理人员		
质量管理程序和制度	1. 按需进货，择优选购，质量第一； 2. 供方合法资质审核； 3. 合同明确质量条款； 4. 首营企业、首营品种质量审核； 5. 逐批验收	1. 仓库分区与色标管理； 2. 分类储存与保管； 3. 效期药品管理； 4. 退货管理； 5. 不合格品管理； 6. 药品养护	1. 依法销售； 2. 出库质量复核； 3. 安全规范销售； 4. 问题药品召回； 5. 质量事故处理； 6. 合理运输； 7. 做好售后服务
过程控制	供货方清单及附件、购进记录、质量验收相关记录	仓储、养护相关记录、不合格品相关记录、退货记录、信息传递凭证	复核记录、销售记录、售后服务记录
	质量方针及目标、质量管理制度、质量管理程序、职责、质量标准、档案（质量、养护、教育、健康）、质量体系评审等		

3. 与国际 ISO9000 族系列标准接轨

现行药品 GSP 更充分地吸收了现代质量管理学的理论成果，与国际通行的 ISO9000 族系列标准接轨。ISO9000 是不同行业国家公认的质量标准，该标准能够成为国际标准，是由于它的科学性、可行性和有效性。ISO9000 族标准与 GSP 均是质量标准，并且均是质量体系控制标准。2000 版《药品经营质量管理规范》中关于质量体系、质量方针、内部评审等质量管理方法就是充分借鉴 ISO9000 族标准的体现。

4. 对不同企业类型分别规范

现行药品 GSP 适应市场经济发展的需要，在文件结构上对药品批发、零售连锁和药品零售企业的药品经营质量管理要求分别设章表述，在《药品经营质量管理规范实施细则》中明确了对药品零售连锁企业质量管理的各项要求，并增加了药品分类管理等新的药品监督管理内容，进一步具有可行性、合理性和操作性。

5. 现行药品 GSP 是药品经营市场准入的必备条件

为加快推行药品 GSP 和体现实施药品 GSP 的强制性，实施药品 GSP 认证将与药品经营企业的经营资格审批结合起来，药品 GSP 已经成为衡量一个持证药品经营企业是否具有继续经营药品资格的必备标准。

二、药品 GSP 认证管理

（一）药品 GSP 认证的意义

药品 GSP 认证是国家对药品经营企业药品经营质量管理进行监督检查的一种手段，是对药品经营企业实施药品 GSP 情况的检查认可和监督管理的过程。是对药品经营企业法定的一种监督管理形式，是规范药品经营企业经营行为，创造规范有序、公平竞争的市场环境，促进医药经济快速健康发展和与国际医药市场接轨的根本措施。

（二）药品 GSP 认证的组织机构

国家食品药品监督管理局负责全国药品 GSP 认证工作的统一领导和监督管理；负责与国家认证认可监督管理部门在 GSP 认证方面的工作协调；负责国际间药品经营质量管理认证领域的互认工作。

国家食品药品监督管理局根据认证工作的要求，依照《药品经营质量管理规范》及其实施细则的规定，制定《GSP 认证现场检查评定标准》、《GSP 认证现场检查项目》和《GSP 认证现场检查工作程序》。

国家食品药品监督管理局药品认证管理中心负责实施国家食品药品监督管理局组织的有关GSP认证的监督检查；负责对省、自治区、直辖市药品GSP认证机构进行技术指导。

省、自治区、直辖市药品监督管理部门应按规定建立药品GSP认证检查员库，并制定适应本地区认证管理需要的规章制度和工作程序。

省、自治区、直辖市食品药品监督管理部门应在本地区设置药品GSP认证机构，承担药品GSP认证的实施工作。药品GSP认证机构，须经本地区省、自治区、直辖市药品监督管理部门授权后方可从事药品GSP认证工作。

药品GSP认证机构不得从事与《药品经营质量管理规范》相关的咨询活动。

药品GSP认证机构应具备以下条件：

1. 机构主要负责人有大专以上学历或中级以上专业技术职称。

2. 至少有3名具有药品质量管理工作2年以上经历，并具有药学或医学、化学、生物等相关专业技术职称的人员从事认证审查工作。

3. 建立了适应机构管理需要的制度和工作程序。

4. 具有相应的办公场所和设施。

（三）药品GSP认证的主要程序

1. 申请与受理

（1）申请药品GSP认证的药品经营企业，应符合以下条件（属于以下情形之一的药品经营单位）：具有企业法人资格的药品经营企业；非专营药品的企业法人下属的药品经营企业；不具有企业法人资格且无上级主管单位的药品经营实体。

持有按照法定程序领取的《药品经营许可证》和《企业法人营业执照》或《营业执照》。

企业经过内部评审，基本符合《药品经营质量管理规范》及其实施细则规定的条件和要求。

在申请认证前12个月内，企业没有因违规经营造成的经销假劣药品问题（以药品监督管理部门给予行政处罚的日期为准）。

（2）申请药品GSP认证的药品经营企业，应填报《药品经营质量管理规范认证申请书》，同时报送以下资料：

《药品经营许可证》和营业执照复印件；企业实施《药品经营质量管理规范》情况的自查报告；企业无违规经销假劣药品问题的说明及有效的证明文件；企业负责人员和质量管理人员情况表；企业药品验收、养护人员情况表；企业经营场所、仓储、验收养护等设施、设备情况表；企业所属药品经营单位情况表；

企业药品经营质量管理文件系统目录；企业管理组织、机构的设置与职能框图；企业经营场所和仓库的平面布局图。

企业填报的《药品经营质量管理规范认证申请书》及上述相关资料，应按规定做到详实和准确。企业不得隐瞒、谎报、漏报，否则将驳回认证申请、中止认证现场检查或判定其认证不合格。

(3) 药品经营企业将认证申请书及资料报所在地设区的市级药品监督管理机构或者省、自治区、直辖市药品监督管理部门直接设置的县级药品监督管理机构（以下简称为初审部门）进行初审。

(4) 对认证申请的初审，一般仅限于对申请书及申报资料的审查。但有下列情况的，应对申请认证企业进行现场核查，并根据核查结果对认证申请予以处理：

对申报资料有疑问而需要现场核实的。

企业在提出申请前 12 个月内发生过经销假劣药品的问题，而需要现场核查的。

对经销假劣药品问题的核查，必须查明企业在经销药品过程中有无违规行为。如无违规行为，可继续认证申请的审查，审查后将核查资料与认证申请一并报送。对存在违规行为的，应中止其申请的审查，并从发生假劣药品问题之日起 12 个月内不受理该企业的认证申请。

申请前 12 个月内发生过经销假劣药品问题，但在认证申请中没有说明或没有如实说明的，一经查实，无论是否属于违规经营，一律中止对其认证申请的审查或认证现场检查，通过认证的应予以纠正（包括收回证书和公布撤销），并在发出处理通知的 12 个月内不受理该企业的认证申请。

(5) 初审部门应在收到认证申请书及资料起 10 个工作日内完成初审，初审合格的将其认证申请书和资料移送省、自治区、直辖市药品监督管理部门审查。省、自治区、直辖市药品监督管理部门在收到认证申请书及资料之日起 10 个工作日内进行形式审查。审查结束后将是否受理的意见填入认证申请书，并于 3 个工作日内以书面形式通知申请认证企业。不同意受理的，应说明原因。

(6) 对同意受理的认证申请，省、自治区、直辖市药品监督管理部门应在通知企业的同时，将认证申请书及资料转送本地区设置的认证机构。

(7) 认证机构应在收到认证申请书及资料的 15 个工作日内进行认证申请书及资料的技术审查。对认证申请书和资料中有疑问的，应通知初审部门或企业，限期并按要求予以说明或补充资料。逾期仍不符合要求的，提请省、自治区、直辖市药品监督管理部门驳回申请。

(8) 新开办药品批发企业和药品零售企业，应当自取得《药品经营许可证》

之日起30日内，向发给其《药品经营许可证》的药品监督管理部门或者药品监督管理机构申请《药品经营质量管理规范认证》。

受理药品零售企业认证申请的药品监督管理机构应当自收到申请之日起7个工作日内，将申请移送负责组织药品经营企业认证工作的省、自治区、直辖市人民政府药品监督管理部门。省、自治区、直辖市人民政府药品监督管理部门应当自收到认证申请之日起3个月内，按照国务院药品监督管理部门的规定，组织对申请认证的药品批发企业或药品零售企业是否符合GSP进行认证；认证合格的，发给认证证书。

2. 现场检查

（1）对通过技术审查的企业，认证机构应在15个工作日内对其进行现场检查。检查前，应将现场检查通知书提前发至被检查企业，同时抄送省、自治区、直辖市药品监督管理部门。

（2）认证机构应按照预先规定的方法，从认证检查员库随机抽取3名GSP认证检查员组成现场检查组。检查组依照《GSP认证现场检查工作程序》《GSP认证现场检查评定标准》和《GSP认证现场检查项目》实施现场检查，检查结果将作为评定和审核的主要依据。

（3）认证机构组织现场检查时，可视需要派员监督检查工作。现场检查时，有关药品监督管理部门可选派1名观察员协助工作。

（4）对企业所属非法人分支机构的检查，按以下规定进行抽查：

药品批发企业分支机构按其数量以30%的比例抽查；

药品零售连锁企业门店数量小于或等于30家的，按照20%的比例抽查，但不得少于3家；大于30家的，按10%的比例抽查，但不得少于6家。

被抽查的门店如属于跨省（区、市）开办的，组织认证的省、自治区、直辖市药品监督管理部门应委托门店所在地省、自治区、直辖市药品监督管理部门进行检查。

（5）现场检查结束后，检查组应依据检查结果对照《GSP认证现场检查评定标准》做出检查结论并提交检查报告。如企业对检查结论产生异议，可向检查组做出说明或解释，直至提出复议。检查组应对异议内容和复议过程予以记录。如最终双方仍未达成一致，应将上述记录和检查报告等有关资料一并送交认证机构。

（6）通过现场检查的企业，应针对检查结论中提出的缺陷项目提交整改报告，并于现场检查结束后7个工作日内报送认证机构。

3. 审批与发证

（1）根据检查组现场检查报告并结合有关情况，认证机构在收到报告的10

个工作日内提出审核意见，送交省、自治区、直辖市药品监督管理部门审批。

（2）省、自治区、直辖市药品监督管理部门在收到审核意见之日起15个工作日内做出认证是否合格或者限期整改的结论。

（3）被要求限期整改的企业，应在接到通知的3个月内向省、自治区、直辖市药品监督管理部门和认证机构报送整改报告，提出复查申请。有关部门应在收到复查申请的15个工作日内组织复查。

对超过规定期限未提出复查申请或经过复查仍未通过现场检查的将确定为认证不合格。

（4）对通过认证现场检查的企业，省、自治区、直辖市药品监督管理部门在进行审查前应通过媒体（其中药品批发企业、零售企业还应通过国家食品药品监督管理局政府网站）向社会公示。在审查的规定期间内，如果没有出现针对这一企业的投诉、举报等问题，省、自治区、直辖市药品监督管理部门即可根据审查结果做出认证结论；如果出现问题，省、自治区、直辖市药品监督管理部门必须在组织核查后，根据核查结果再作结论。

（5）对认证合格的企业，省、自治区、直辖市药品监督管理部门向企业颁发《药品经营质量管理规范认证证书》；对认证不合格的企业，省、自治区、直辖市药品监督管理部门应书面通知企业。企业可在通知下发之日6个月后，重新申请药品GSP认证。

（6）作为药品经营质量管理体系认证合格的凭证，《药品经营质量管理规范认证证书》仅对认证企业发放，对其所属分支机构不予发放。

（7）对认证合格的企业，省、自治区、直辖市药品监督管理部门应在本辖区内公布；对认证合格的药品批发企业、零售企业，除在本辖区内公布外，还应通过国家食品药品监督管理局政府网站向全国公布。

（8）《药品经营质量管理规范认证证书》有效期5年，有效期满前3个月内，由企业提出重新认证的申请。药品监督管理部门依照药品GSP的认证程序，对重新申请药品GSP认证的企业进行检查和复审，经审查合格的企业将予以换发药品GSP认证证书。审查不合格以及认证证书期满但未重新申请认证的，其认证证书由相关药品监督管理部门公告失效。

（四）药品GSP认证的监督检查

1. 各级药品监督管理部门将定期对辖区内已认证合格的药品经营企业进行监督检查，以确认认证合格企业是否仍然符合认证标准。监督检查包括跟踪检查、日常抽查和专项检查三种形式。监督检查的结果应记录在案，并按规定定期报送上一级药品监督管理部门。

2. 省、自治区、直辖市药品监督管理部门应在企业认证合格后24个月内，组织对其认证的药品经营企业进行一次跟踪检查，检查企业质量管理的运行状况和认证检查中出现问题的整改情况。

3. 设区的市级药品监督管理机构或者省、自治区、直辖市药品监督管理部门直接设置的县级药品监督管理机构应结合日常监督管理工作，定期对辖区内认证合格企业进行一定比例的抽查，检查企业是否能按照《药品经营质量管理规范》的规定从事药品经营活动。

4. 认证合格的药品经营企业在认证证书有效期内，如果改变了经营规模和经营范围，或在经营场所、经营条件等方面以及零售连锁门店数量上发生了以下变化，省、自治区、直辖市药品监督管理部门应组织对其进行专项检查：

（1）药品批发企业和药品零售连锁企业（总部）的办公、营业场所和仓库迁址。

（2）企业经营规模的扩大，导致企业类型改变。

（3）零售连锁企业增加了门店数量。以认证检查时为基数，门店数在30家（含30家）以下的每新增加50%，或门店数在30家以上的每新增加20%，应对新增门店按30%的比例抽查。

5. 国家食品药品监督管理局对各地的药品GSP认证工作进行监督检查，必要时可对企业进行实地检查。

6. 对监督检查中发现的不符合《药品经营质量管理规范》要求的认证合格企业，药品监督管理部门应按照《中华人民共和国药品管理法》第七十九条的规定，要求限期予以纠正或者给予行政处罚。在监督检查中发现的不符合药品GSP要求且情节严重的、或者屡次发生违反药品GSP规定但不予改正的企业，其所在地省、自治区、直辖市药品监督管理部门应依法撤销其《药品经营质量管理规范认证证书》，并在辖区内公布，药品批发、零售连锁企业，除在辖区内公布外，还应通过国家食品药品监督管理局政府网站向全国发布。

7. 对撤销认证证书以及认证证书失效的企业，如再次申请认证，需在撤销证书和证书失效之日6个月后方可提出。

链接

药品GSP质量管理的三层内涵

其一：“全过程”的质量管理。药品经营企业的经营活动可分为售前、售中、售后三个过程，再细可分为市场调研、计划、采购、运输、验收、储存养护、洽谈业务、介绍药品、用药指导、包装或装箱送货、质量查询、药品退调等。这些工作是环环相扣紧密相关的，药品质量综合反映了所有这些工作环节质量管理的状况和效果。质量管理要渗透到经营活动的每一个环节中去，形成全过程的质量管理。

其二：“全员参与”的质量管理。质量管理工作要靠人来做，企业全体员工的工作都和质量管理有关，从企业经理到销售代表，从化验员到仓库保养员都要全体参与质量管理。只有通过全体职工的共同努力，协同配合，企业的质量管理工作才能有扎实的基础。要实现全员的质量管理，必须强调质量意识，同时实现规范化管理，制定各级质量责任制，明确工作程序、标准和质量要求，规定每个岗位的任务、权限，各司其职，共同配合。

其三：“全企业”的质量管理。企业内的质量职能各个部门的质量管理工作都是不可缺少的。因此，既要求企业各个部门都要参加质量管理，充分发挥各自的质量职能，又要相互协调一致。各业务层次都有自己的质量管理活动，上层管理侧重于质量决策，组织协调，保证实现企业的质量目标；中层管理要实现领导层的质量决策，执行各自的质量职能，进行具体的业务管理；基层管理则要求职工按规范、按规章制度进行工作或操作，完成具体的工作任务。由此组成一个完整的质量管理体系，实行整个企业的质量管理。

第三节　现代药品企业主要规章制度

企业的规章制度是由企业依一定的民主程序制定的，体现企业与劳动者在共同劳动、工作中所必须遵守的劳动行为规范的总和。从本质上讲，企业规章制度属于行为规范的范畴，其效力涉及企业各部门及与企业形成劳动合同关系的劳动者。企业的规章制度正式名称为企业劳动规章，通俗的叫法不一，如员工守则、员工须知、从业规则、管理制度等。《中华人民共和国劳动法》第四条规定："用人单位应当依法建立和完善规章制度，保障劳动者享有的劳动权利和履行劳动义务。"，这就以法律的形式明确了企业有制订规章制度的权利。企业依法制订规章制度即企业内部"立法"，是企业规范运作和行使用人权的重要方式之一。企业应当最大限度地利用和行使好法律赋予的这一权利。成功的企业规章制度可使企业运作平稳、流畅、高效，并可基本上防患于未然，使企业不战而屈人之兵，不得不战时也可作有准备之战，胜券在握。

一、企业规章制度的重要性

1. 制定企业规章制度是建立现代企业制度的需要，是规范、指引企业部门工作与职工行为的需要。规章制度所具有的明确性、稳定性的特点有助于规范企业内部各组织、部门、员工的行为，使人人各司其职，各尽其守。一个好的规章制度体现了职、权、责的统一，能够充分调动企业部门、人员的积极性，为企业创造更多的财富。

企业的规范治理，应当减少"人治"，管理行为应当依据规章制度做出，被管理者的行为亦应当遵守规章制度。企业应当通过入职培训，使企业的员工明确企业各部门之间的分工配合，明确岗位职责，知悉哪些可以为，哪些禁止为，哪些鼓励为。员工在熟悉了企业规章制度后，才能目标明确，行为统一，形成完整的企业文化，并在员工身上体现企业精神。

2. 企业的规章制度是完善"劳动合同制"，解决劳动争议不可缺少的有力手段。劳动合同制是适应社会主义市场经济的劳动制度，规范了企业人才、职工的合理、有序流动，成为处理劳动争议的基本制度。然而劳动争议复杂多样，仅靠劳动合同并不足以调整，需要借助企业规章制度才能处理解决。劳动法立法之初就考虑到企业规章制度在处理劳动争议时的不可替代性，在总则部分第四章直接规定了企业劳动制度中规定职工权利、义务的合法性，在第三章劳动合同部分又直接规定了用人单位的规章制度是解决与劳动者合同的依据。如果企业缺乏相应的规章制度，只用劳动合同处理争议就会显得力不从心。

3. 加强企业的规章制度建设是巩固劳动纪律的需要。劳动纪律指劳动者在劳动过程中必须遵守的劳动规则和秩序。劳动纪律制度化不完善是当前企业普遍存在的问题，规章制度的不健全反过来又影响了劳动纪律作用的发挥。我们知道，劳动纪律有助于保证生产的正常进行，促进劳动生产率的提高，然而很多企业虽然大会小会讲劳动纪律，制度化的劳动纪律却欠缺得很，或者即使有劳动纪律，但缺乏可操作性，使得劳动纪律的执行大打折扣，无法可依的情况较为突出。要改变这一现状，充分发挥劳动纪律在提高生产力方面的作用，就必须加强企业的规章制度建设。

4. 建立和完善企业规章制度是《劳动法》规定的义务。《劳动法》的宗旨是保障劳动者的合法权益。我国《劳动法》立法中直接把用人单位应当建立企业规章制度作为一项义务予以规定，并要求在规章制度中应当保护劳动者的合法权利。

总之，企业应当充分认识到规章制度的重要性，加强企业规章制度的建设，真正做到治理企业有章可循，从根本上提升企业的管理水平。

二、企业制订规章制度容易出现的误区

误区之一：企业规模小，员工不多，无需制订具体规章制度。

常常听有些企业负责人说："我们企业规模小，员工也不多，有什么事情直接吩咐员工去做就行了，没必要制订什么规章制度。"企业规模小，员工不多，就真的没必要制订规章制度吗？这种观点显然是错误的。制订规章制度是企业内部"立法"，是企业规范运作和行使用人权的重要方式之一。规模小的企业一般是刚起步的企业，企业只有通过制订规章制度，规范企业运作，才能使企业不断得以发展壮大。也就是说，规模小的企业，为了长期发展壮大的需要，为了应对各种竞争，更需要制订规章制度。

误区之二：对制订规章制度抱着无所谓的态度，忽视规章制度的重要性。

规章制度的制订权是法律赋予企业的用人权的重要组成部分。制订规章制度用以规范企业管理运作是企业行使用人权的重要方式之一。合法的规章制度对员工具有法律上的约束力。因此，企业制订的规章制度也称为"企业内部法"。这可见规章制度的重要性。

但实践中我们仍很遗憾地看到许多企业并未对此予以充分的重视，有些企业的负责人常认为反正国家有法律、法规，出了事按国家法律、法规处理就行了。其实不然，国家法律、法规是大法，相对比较概括，不可能针对某个单位的具体情况，而企业的具体情况千差万别，需要的是更准确详尽、可直接运作的规范。

误区之三：规章制度制订后即有法律效力，就能约束员工。

根据《中华人民共和国劳动法》第四条的规定，用人单位拥有规章制度制订权。但是否企业制订的规章制度都具有法律效力，都能约束员工呢？答案显然是否定的。许多企业的规章制度看似非常详尽完整，实则在关键时刻，如发生劳动争议时，常会被员工抓住在内容或程序方面与国家法律、法规相悖之处而否定

其法律效力从而导致企业败诉。为什么会这样呢？因为法律赋予企业此项权力的同时，为了防止企业滥用此项权力导致员工合法权益受损而设定了相应的限制条件，这些限制条件主要包括三项：①规章制度的内容要合法，即规章制度的内容不能与现行的法律法规、社会公德等相违背；②规章制度要经过民主程序制定；③规章制度要向员工公示。法律同时规定，以上三项条件缺一不可，如果企业制定的规章制度不符合上述任何一项条件，则其不能作为人民法院审理案件时的裁判依据。而实践中存在此类问题的规章制度比比皆是，这应引起企业的高度重视。

误区之四：规章制度制订好以后便万事大吉，无需再修改。

许多企业认为规章制度制订好以后便万事大吉，但实际情况是现行法律不断推陈出新，制订当时合法的内容现在可能已不合法。因此企业应当自行或委托有关专家或律师对已有的规章制度进行定期或不定期检查，及时修改、补充相关内容。

三、现代药品企业部分规章制度范本

（一）雇用及解雇制度范本

1. 本公司雇用员工须经考试或测验合格，并经一般人事审查核定后，方可雇用。

2. 本公司雇用员工，除特殊情形经核准免于试用者外，应一律先经试用，期间以四十天为限。试用期间经（安全查核或一般）考核不合者，应及时无条件接受解雇，不得提出异议。

3. 凡试用员工有下列情形之一者，不得雇用：

（1）通缉有案者。

（2）受管制尚未撤销者。

（3）曾在本公司及所属工厂被开除或未经批准而擅自离职者。

（4）经其他机关或单位开除者。

（5）体格不健全或患有严重传染性疾病，经本公司医务机构或指定医师、特约医院检查体格不合格者。

（6）视力不正常者。

（7）年逾五十以上（特殊人才例外）或未满十四岁者。

（8）不合适所任工作者。

4. 员工应聘公司职位时，必须与其他用人单位合法解除或终止劳动关系，必须如实正确填写《入职登记表》，不得填写任何虚假内容。

5. 员工应聘时提供的身份证、毕业证、计生证等证件必须是本人的真实证件，不得借用或伪造证件欺骗公司。

6. 员工到企业分派工作后，应即赴派定单位工作，不得借故请求更换。

7. 凡有下列情形之一时，经呈准主管机关得予解雇员工并依政府有关法令之规定发给资遣费：

（1）本公司及所属工厂为全部或一部之歇业时。

（2）因不可抗力停工在一个月以上时。

（3）员工对于其所承受之工作不能胜任时。

8. 本公司为前条情事解雇员工时，均于事前预告之，其预告之期间，依下列之规定：

（1）继续工作三个月以上，未满一年者，于十日前预告之。

（2）继续工作一年以上，未满三年者，于二十日前预告之。

（3）继续工作三年以上者，于三十日前预告之。

9. 员工接到前条预告后，为另谋工作得以工作时间请假外出，但每星期不得超过二天之工作时间，请假期内照常支薪，如未能依前条规定预告而即时终止雇用者，依前条规定之预告期间支领全薪，如已经预告者则依预告期间支领半薪。

10. 员工因违反本规则规定而被开除，或自行辞职者，不以解雇论，且无任何补偿。

（二）服务与奖惩制度范本

1. 本公司员工，应遵守国家法律、法规，遵守本公司的各项规章制度及所属各部门的管理实施细则。

2. 忠于职守，保障公司利益，维护公司形象，不断提高个人道德修养和文化修养。以积极的工作态度对待工作，不怕苦，不言累，养成良好的工作作风。

3. 爱护公司财产，爱护各种办公用具及生产设施、设备。严守公司各项秘密。不滥用公司名义对外进行虚假承诺，未经授权，不得向媒体透露公司的任何动向和资料。

4. 未经批准，公司员工不得在外兼职工作。

5. 提倡礼貌用语，早晨上班与同事第一次相见应主动招呼“您早”或“您好”，下班互道“您辛苦了”，“再见”等。

6. 接待来访人员应彬彬有礼，热情大方。对方敲门应说“请进”。如工作应暂停起立并说“请稍等”，若让对方等候的时间过长，应道“对不起，让您久等了”。到其他办公室应先敲门，征得同意后方可进入，离开时随手关门。

7. 出席会议必须准时，因故不能按时到会或不能到会者，应提前1小时内向会议主持人请假。

8. 出席会议应遵守秩序，关闭通讯工具（手机、呼机等），不喧哗、不窃窃私语。保持会场清洁，会议结束后按序依次退场。

9. 办公环境干净整洁，室内物品、办公用品摆放整齐有序，不得杂乱无章。下班前放置妥当所有文稿，以防遗失、泄密。

10. 生产员工严格按岗位操作规程操作，操作前先察看交接班记录，了解设备运转情况及物料情况。认真填写岗位报表，发现问题及时报告并做好记录。随时保持本岗位所辖范围的清洁卫生，下班前将所辖范围打扫干净。

11. 不得将亲友或无关人员带入工作场所或生产车间，不得在值班时间留宿外来人员。

12. 贯彻“安全第一，预防为主”的原则，防止生产工作中发生事故。

13. 做好保卫、消防工作。下班前认真检查水、电、气等闸门，各种设施、设备、安全装置，消除隐患，确保企业及员工生命财产安全。遵守并严格执行消防制度，杜绝火灾发生。

14. 注重环境卫生治理，防止噪音、粉尘、有害液体及气体等危害，做好生产现场和岗位管辖区安全环保工作。

15. 为增强员工的责任感，鼓励员工的积极性和创造性，提高劳动生产率和工作效率，公司对表现优秀、成绩突出的员工实行奖励制度。奖励分为表扬、记功、晋升、加薪、发奖金五种。

16. 员工品行端正，工作努力，忠于职守，遵规守纪，关心公司，服从安排，足为其他员工楷模者，给予通令表扬。

17. 对有下列事迹之一的员工，除给予通令表扬外，另给予记功、晋升、加薪、发奖金四种奖励中一种或一种以上的奖励：

对于生产技术或管理制度，提出具体方案，经执行确有成效，能提高公司经济效益，对公司贡献较大的；节约物料，或对废料利用具有成效，能提高公司经济效益，对公司贡献较大的；遇有灾变，勇于负责，奋不顾身，处置得当，极力抢救，使公司利益免受重大损失的；敢于同坏人、坏事作斗争，举报损害公司利益的行为，使公司避免重大损失的；对公司利益和发展做出其他显著贡献的；其他应当给予奖励的。

18. 为维护正常的生产秩序和工作秩序，严肃厂规厂纪，公司对违规违纪、表现较差的员工实行惩罚制度。惩罚分为警告、记过、罚款、辞退四种。

19. 员工有下列情形之一，经查证属实，批评教育无效的，第一次口头警告，第二次以后每次书面警告1次，并罚款20至50元；每警告2次记过1次；

一个月内被记过3次以上或一年内被记过6次以上的，予以辞退：

无正当理由经常迟到或早退（每次3分钟以上）的；擅离职守或串岗的；消极怠工，上班干私活的；随地吐痰或乱丢垃圾，污染环境卫生的；浪费公司财物或公物私用的；非机械设备的操作者，随意操作机械设备的；下班后不按规定关灯、关电、关水、关气、关窗、锁门的；未经许可擅自带领外人入厂参观的；携带危险物品入厂的；随意移动消防设备或乱放物品，阻塞消防通道的；违反公司规定携带物品进出厂区的；工作时间，与别人闲聊、打闹嬉戏、大声喧哗的；工作时间打瞌睡的；对客户态度恶劣的；有其他与上述情形情节相当的情形的。

20. 员工有下列情形之一，经查证属实，批评教育无效的，每次记过1次，并罚款50至100元；一个月内被记过3次以上或一年内被记过6次以上的，予以辞退：

无正当理由不服从公司正常调动或上司的工作安排的；无理取闹，打架斗殴，影响公司生产秩序和员工生活秩序的；利用工作或职务便利，收受贿赂而使公司利益受损的；将公司内部的文件、账本给公司外的人阅读的；在宿舍私接电源或使用电炉、煤油炉的；有其他与上述情形情节相当的情形的。

21. 员工有下列情形之一，经查证属实，批评教育无效的，予以辞退：

一个月内累计旷工超过5日或者一年内累计旷工超过10日的；提供与录用有关的虚假证书或劳动关系状况证明，骗取公司录用的；违反操作规程，损坏机器设备、工具，浪费原材料，造成公司经济损失1000元以上的；盗窃、贪污、侵占或故意损坏公司财物，造成公司经济损失1000元以上的；违反公司保密制度，泄露公司商业秘密，造成公司经济损失1000元以上的；有其他与上述情形情节相当的情形的。

22. 员工违规违纪对公司造成经济损失的，除按规定处罚外，还应赔偿相应经济损失。对员工的罚款，每次不超过员工当月工资的20%。

（三）工资福利与劳动保险制度范本

1. 公司实行结构工资制，员工的工资总额包括基础工资、岗位（职务）工资、工龄工资、加班加点工资、奖金、津贴和补贴；员工的基本工资（标准工资）包括基础工资、岗位工资和工龄工资。工资的决定、计算、增减等事项另行规定。

2. 员工的加班加点工资以员工的基本工资作为计算基数，加班加点工资是正常日工资或小时工资的法定倍数。

3. 按劳动法的规定，平日加点，支付基本工资的150%的加点工资；休息日加班，支付基本工资的200%的加班工资；法定休假日加班，支付基本工资的

300%的加班工资。

4. 休息日安排员工加班，公司可以安排员工补休而不支付加班工资。

5. 公司以现金形式发放工资或委托银行代发工资，公司在支付工资时向员工提供其本人的工资清单（一式二份），员工领取工资时应在工资清单上签名。

6. 公司以货币形式按月支付员工工资；每月15日前发放前一个月的工资；依法解除或终止劳动合同时，在解除或终止劳动合同后3日内一次性付清员工工资和依法享有的经济补偿金。

7. 员工医疗期在一年内累计不超过六个月的，其病伤假工资为：工龄不满五年者，为本人工资的60%；工龄满五年不满十年者，为本人工资的70%；工龄十年以上者，为本人工资的80%。

8. 员工医疗期在一年内累计超过六个月的，停发病假工资，按下列标准付给病伤救济费：工龄不满五年者，为本人工资的50%；工龄满五年及五年以上者，为本人工资的60%。

9. 病伤假工资或救济费不低于最低工资标准的80%。

10. 因员工原因给公司造成经济损失的，公司可以要求员工赔偿，并可从员工本人工资中扣除，但每月扣除部分不超过员工当月工资的20%，扣除后不低于最低工资标准。

11. 依公司规章制度对员工进行处罚的罚款可以在工资中扣除，但每月扣除部分不超过员工当月工资的20%，扣除后不低于最低工资标准。

12. 罚款和赔偿可以同时执行，但每月扣除的工资总额不超过本人工资的20%，扣除后不低于最低工资标准。

13. 员工依法享受节日休假、年休假、探亲假、婚假、丧假、产假期间，工资照发。员工因私事请假，公司不予发放工资。

14. 有下列情况之一，公司可以代扣或减发员工工资而不属于克扣工资：

代扣代缴员工个人所得税；代扣代缴员工个人负担的社会保险费、住房公积金；法院判决、裁定中要求代扣的抚养费、赡养费；扣除依法赔偿给公司的费用；扣除员工违规违纪受到公司处罚的罚款；劳动合同约定的可以减发的工资；依法制定的公司规章制度规定可以减发的工资；经济效益下浮而减发的浮动工资；员工请事假而减发的工资；法律、法规、规章规定可以扣除的工资或费用。

15. 公司逐步改善和提高员工的各项福利待遇，改善员工的食宿条件和工作条件，增加各项津贴和补贴。

16. 公司依法为员工办理养老、医疗、失业、工伤、生育等社会保险，并依法支付应由公司负担的社会保险待遇。公司依法为员工缴存住房公积金。

●本模块小结

药品是一种特殊的商品，在生产、经营全过程中，由于内外因素的作用，随时都有可能出现质量问题，因此，必须在所有环节采取严格的管理控制措施，才能从根本上保证药品质量。我国制定了一系列法规来保证药品质量，即在药品生产过程中实施的《药品生产质量管理规范》和在药品经营过程中实施的《药品经营质量管理规范》。《药品生产质量管理规范》是药品生产和质量管理的基本准则，是在药品生产全过程中，用科学、合理、规范化的条件和方法来保证生产出优良药品的一整套系统的、科学的管理规范。《药品经营质量管理规范》是保证药品流通过程中药品质量的规范，是指在药品流通过程中，针对计划采购，购进验收、储存养护、销售运输及售后服务等环节而制定的防止质量事故发生、保证药品符合质量标准的一整套管理标准和规程。

企业的规章制度是由企业依一定的民主程序制定的，体现企业与劳动者在共同劳动、工作中所必须遵守的劳动行为规范的总和。从本质上讲，企业规章制度属于行为规范的范畴，其效力及于企业各部门和与企业形成劳动合同关系的劳动者。企业应当充分认识到规章制度的重要性，加强企业规章的制度化建设，真正做到治理企业有章可循，从根本上提升企业的管理水平。

实　训

一、复习思考题与简答题

1. 药品 GMP 的主要内容有哪些?
2. 简述药品 GMP 认证的工作程序。
3. 药品 GSP 的主要内容有哪些?
4. 简述药品 GSP 认证的工作程序。
5. 简述企业规章制度的重要性。

二、案例研究

【案例】

齐某是某大酒店前台部的服务员，2001 年 6 月该酒店制订了一项关于“末位淘汰”的规章制度，该制度规定以各部门为单位实行“末位淘汰”，每季度进行一次考核，考核排在末位的予以解除合同，但该酒店管理部门未将此制度在酒店内公布。2001 年 10 月，前台部进行考核，齐某得分排到最后一位，经上报酒店人事部门批准，向齐某出具了解除劳动合同通知书。齐某接到解除劳动合同通知后，认为大酒店的做法违反了双方签订的劳动合同，侵犯了其合法权益，因此提出仲裁申请，要求该大酒店支付劳动合同违约金。

劳动争议仲裁委员会受理此案后，经开庭审理及当事人举证，发现该大酒店制订此制度后并未在酒店内公示，齐某并不了解考核的内容和标准。另外，从大酒店前台部提供的考核记录看，只是由前台部经理对本部门员工进行主观评分，并无客观的考核标准和依据，因此认定该酒店单方解除劳动合同的行为违反了双方劳动合同的约定，应向齐某支付劳动合同违约金。

【案例提问】

1. 你认为劳动争议仲裁委员会的判定合理吗？为什么？
2. 企业在制定规章制度时，应该注意哪些问题？
3. 一套完整规范的企业规章制度能给企业带来哪些好处？

管理名言 如果缺乏高效能的管理知识、技能、思维与智慧，企业家与经理人将很难在事业生涯上获得大发展，企业也无法成长为一家成功的大公司。

——（澳）詹姆斯·莱伯特

模块四 资本运营管理

企业资本运营是指以资本增值为目的的企业经营活动，是以企业各生产要素的资本化、证券化为基础，通过一系列有效的运作活动，包括生产经营、资产重组与企业并购、分立公司与运营方式选择等，从而实现公司价值最大化的过程。

第一节 企业资本运营概述

企业资本运营的内容十分广泛，要做好这一工作首先应了解资本运营的含义、特点及方式方法，尤其应熟悉企业资本运营对公司价值的影响。

一、基本概念

（一）资本运营

西方经济学教科书并没有给资本运营以确切的定义，也没有作为独立的主题给予讨论。作为资本运营主要方式的上市、并购、分立、股权运作等是在作为公司战略的公司理财范畴讨论的。在我国，由于人所共知的特定的历史背景，从20世纪90年代以来，“资本运营”一下子热了起来，关于资本运营的讨论和运作很盛行，但至今对有关问题没有形成权威观点，甚至没有形成共识。对于“一家公司收购了另一家公司的股权”这类事件，有人称之为“并购”，有人称之为“资本运营”，有人称之为“资产重组”。

从经济学的意义上讲，资本运营泛指以资本增值为目的的经营活动，其内容十分广泛，生产经营、资产重组都应包括在内。但从我国产生和使用的背景来看，资本运营是作为与产品经营相对立的概念提出并加以使用的，因此，通常所说的资本运营是一个狭义的概念。定义如下：所谓资本运营是以生产要素资本化、证券化为基础，以资本流动为前提，以产权（股权）为工具，通过科学的扩展性资本运作及紧缩性资本运作，相机调整资本及资产配置，使资本在运动中分散风险并不断增值，从而实现公司价值最大化的一系列运作活动。

资本运营并不神秘。它是资本的拥有者——股东追逐财富最大化背景下的一种经营方式的选择，它服从于公司战略，是公司战略（进入或撤退）的具体实施过程，其根本目的是公司价值的不断提高。资本运营并不是企业经营方式的全部，甚至不是常规的经营方式，产品的生产经营才是绝大多数企业经营的基础。那些集团和投资型公司（风险投资公司）在资本运营上有更广阔的舞台，所以它们更重视资本运营方式。

（二）资本运营与产品经营、资产重组

狭义的资本运营与产品经营是有区别的，主要表现在：

1. 产品经营指从事产品的开发、制造和销售，其基础是人、财、物等生产要素，通过对生产要素的组合和物的流动，提高生产经营过程的运作效率，降低运行成本，提高产品和服务质量，以获取主营业务利润最大化，它是以物流为主的管理；而资本运营的基础是生产要素的资本化和证券化，通过产权交易和资本流动，间接配置生产要素和生产资源，提高配置效率，并通过拥有股权取得对全部资源的经营权。资本增值和股东财富最大化，不仅表现在主营业务利润的提高，而且表现在投资收益的增加、资产质量的提高以及资产未来盈利能力的提高，是以价值形态为主的管理。

2. 产品经营的核心问题是根据市场需求及市场变化趋势，决定生产方向及生产规模，主要以产品为导向。资本运营的核心问题是根据资本增值的要求，决定扩张、撤退和收缩业务，主要以资本为导向。

3. 产品经营主要运作的是物化资本，基本循环相应地分别采用货币资本、生产资本和商品资本三种职能形态。资本运营运作的主要是虚拟资本，其资本循环相对比较复杂，一般表现为货币资本、虚拟资本两种形态。

4. 产品经营在没有产权交易的情况下，主要是通过整合企业内部资源，提高企业的竞争优势，延长企业的生命周期，落实的是内部积累型发展战略，是一种封闭式的经营，寻求的是平衡发展。资本运营是通过并购、联合、分立等手段改变企业的资本结构，整合市场资源，落实的是外部交易型发展战略，是一种开放式的经营，寻求的是跳跃式的发展。

尽管资本运营与产品经营存在区别，但两者同属于企业经营范畴，因此，两

者有着不可分割的联系。产品经营是资本运营的前提和基础，没有成功的产品经营就不可能有成功的资本运营；而资本运营是产品经营发展的必然，成功的资本运营能扩大产品经营的成果，两者不可偏废。

资产重组是指资产的再配置或资产配置结构的调整，其与资本运营的关系非常密切。资本运营过程往往伴随着资产重组，而资产重组往往也要涉及产权（股权）的重新配置。两者的不同体现在侧重的角度不同。资产重组是从资产入手，从资产角度，通过资产的吸收、剥离、置换、分拆、重组达到对资源的合理利用；通过资产的运行效率和效益，从而提高公司价值。资本运营是从资本（股权）入手，从资本角度，通过资本（股权）的扩张与收缩，重组企业股权结构，间接重组资产和资源，实现资本保值增值目的。不管从哪一角度入手，在实务中运作的核心内容是一致的。所以，在运作实务中，往往对二者不作区分。当然，个别资产重组不涉及股权变更及流动，也有些资本运营不涉及资产重组，此时，资产重组与资本运营无关。

二、资本运营的特点及主要手段

（一）资本运营的特点

1. 高风险性

资本运营主要是通过股权的买卖完成的，涉及的资金和资产数额巨大，涉及的环节和内容繁杂，在选择买卖对象、买卖时机的过程中蕴藏着巨大风险。一旦操作失误，损失巨大。

2. 高收益性

资本运营是一项创新性的活动，在成功地运用新思想、新概念、新模式、新工具、新方法的过程中会带来高额的收益。

3. 效率性

资本运营过程伴随着资本流动和资产重组过程，会提高进入或退出某一行业的速度，会提高资源配置的效率，也会促进制度的创新。

（二）资本运营的主要手段

资本运营的手段分为扩张型资本运营手段和收缩型资本运营手段。扩张型资本运营体现为股本的扩大、资产经营规模的扩大、业务地域的扩大或业务种类的增加，主要手段有公司上市、收购、合并、联合等。收缩型资本运营体现为股本的收缩、资产经营规模的收缩、业务地域的收缩或业务范围的减少，主要手段有分立、股份回购、股权回购、管理层收购等。事实上，资本运营需要创新，随着理论与实践的发展，会有更多、更好的手段出现。

（三）资本运营职能的主要形式

一个传统的企业做大以后，它必然要发展资本运营的职能。资本运营的职能主要有以下两类形式。

1. 实物形态的资本经营

其典型形态就是并购活动。企业不需要自己建厂，可以把竞争对手的企业收购兼并过来。承包和租赁也是一种资产经营。这种方式不需要花太多的钱，委托经营也是这样。比如：有些地方要建四星级、五星级宾馆，投资几个亿建好后，自己管不好，就可以委托香港的香格里拉饭店来管理。资产经营还有以麦当劳、肯德基为典型的特许经营，还有卖商标、卖管理等经营行为。

2. 货币形态的资本经营

其典型形态就是参股经营，如参股10%或20%等，还有经营有价证券，如股票、期货、债券等。如果一个企业一段时间内有一部分闲置资金，几个月不用，这时就可以炒上几个月的股票，要用资金的时候退出来，这个利润远远大于银行存款，所以很多大企业都有证券部从事资金经营。再发展，大企业干脆投资到金融业，如银行、信托、保险、基金等，这些都属于资本运营。

三、资本运营对公司价值的影响

资本运营的根本目标是增加股东财富，增加公司价值。具体体现在每股净资产增加、每股收益增加及股票市价提高。

（一）对每股净资产的影响

当公司上市、增发新股、配股、发行可转换公司债券时，如果有相当幅度的溢价，将增加老股东每股资产，原股东持有股份的含金量上升，增加老股东财富，这在我国现阶段表现得非常突出。我国现阶段的资本市场具有新兴性和不成熟性，加之一些行政性因素的影响，例如，新股发行36.68元/股，“清华同方”2000年增发新股的价格为46元/股。“五粮液”2000年的配股为25元/股。如此大幅度的溢价，必将大大提高公司每股净资产的价格。某公司上市前每股净资产为1元多，发行上市后每股资产陡然提高到10多元。

当公司进行并购伴随债务重组收益时，会增加资本公积金，从而使净资产值增加。此外，公司进行部门出售、股权转让时，若有收益会形成留存收益，也会增加每股净资产。

（二）对每股收益的影响

从理论上讲，扩张型的资本运营会由于经济规模扩大、成本降低、管理水平提高、应纳税款减少、激励效应等，产生协同效应，即“1+1>2”；而收缩型的资本运营会由于精简机构、集中发展、激励效应等产生反协同效应，即“3-2>1”。两者都应提升当期和未来的业绩。未来现金净流量现值之和减去扩张型资本运营的成本费用现值之和，或是股权转让收入现金大于经营该块资产将来产生的现金流量现值之和，则为成功的资本运营。反之，则为失败的资本运营。由于准确估计未来现金净流量很难，为了能具体计算以说明问题，下面只考察资本运营对当期每股收益的影响。

以并购为例，并购后的公司每股收益可能增加，也可能减少。这取决于并购公司所出每股价格与目标公司每股收益水平之比所形成的市盈率水平与并购公司本身市盈率水平的比较。若前者大于后者，则会减少每股收益。反之，会增加每股收益。

假设A公司吸收合并B公司。A公司总股本为3亿股，每股收益0.5元，股票市价为每股20元。B公司总股本为2亿股，每股收益0.1元。若A公司的出价为每股10元，则其换股比例为2:1，即2股B公司股票换1股A公司股票，假设合并后两块资产的盈利水平不变，则合并后公司的每股收益水平为1.7亿元/4亿股=0.425元，比合并前A公司的每股收益减少0.075元。此时，A公司所出价格与B公司盈利水平之比所形成的市盈率为10/0.1=100倍，大于A公司合并前的市盈率（20/0.5=40倍），使得合并后的每股收益下降。反之，若A公司的出价为每股2元，则其换股比例为10:1。假设合并后两块资产的盈利水平不变，则合并后公司的每股收益水平为1.7亿元/3.2亿股=0.531元，比合并前A公司的每股收益增加0.031元。此时，A公司所出价格与B公司收益水平之比所形成的市盈率为2/0.1=20倍，小于A公司合并前的市盈率（40倍），使得合并后的每股收益上升。

需要注意的是，在上述讨论中没有考虑协同效应。如果考虑协同效应，协同效应越明显，合并后每股收益增加的水平越明显，即使合并方出一个较高的价格，也会使每股收益增加。

（三）对每股市价的影响

下面我们用国外、国内的有关资料说明资本运营对每股市价的影响。

转摘自美国罗伯特·希金斯著的《财务管理分析》一书的表4-1，反映了美国1990年~1995年间发生的并购数量和溢价中值情况。

表 4－1　　美国六年中并购数量与溢价情况表

年份	交易次数	超过 10 亿美元的次数	溢价的 5 天中值（%）
1990	2 074	21	30.0
1991	1 877	13	29.4
1992	2 574	18	34.7
1993	2 663	27	33.0
1994	2 997	51	35.0
1995	3 510	74	29.2

由于美国的并购是按市场价交易的，并购溢价幅度意味着被并购方的每股市价的上升水平。从表 4－1 中可以看到，平均收购价格高出收购前 5 天被收购公司股票价格 30%～50%，被收购方公司的股东在并购中得到相当可观的收益。但罗伯特·希金斯在同一本书中同时指出："是否收购发起方同样从中受益的问题则悬而未解……一份学术研究发现，平均来说，收购发起方的股票的兼并公告日统计显著上升了 2.8%。一项对 1963 年～1984 年包括公开要约在内的所有成功收购案例的研究也报告了类似的研究结果。研究者发现……买主股票反而上升了大约 1%，而且绝大部分买方的收益出现在这些研究的早期时代，当时很多要约都没有受到管制。在这些研究的后期，收购发起方的股票价格在公告后跌落了 3%。"

在我国，资本运营多发生在上市公司与非上市公司之间，所以，我们只能考察其中一方的股价变化。孙艺林、何学杰两位学者采用实证分析的方法，对 1997 年～1998 年资产重组的市场绩效进行了系统分析。他们认为："重组（指股权转让、并购、资产剥离、资产置换等，与资本运营大体相同）题材大大推动了股价的上涨。重组题材引起股价变动的利好概率大于利空的概率。在 53 个样本股中，仅有 4 家公司的股价几乎未受到题材的影响，占 7.55%；49 家上市公司在重组题材公告日前后股价均发生较大涨幅，总数近 80%，而股价下跌的公司有 7 家，占样本总数的 13.21%。"这说明重组题材对股价的实质影响是客观存在的。"但从价格变动的过程分析可知，重组题材在公告日前已被市场完全或部分消化的现象甚为普遍，在样本中高达 75% 以上，但其价格在经历一段行情后，几乎无一例外地在最高点下调，其中仅有 26.42% 的公司股价能在其某些特质背景或后续题材支持下，保持在较高价位。"

应该看到，上述的分析很不够，尤其是缺乏近期的系统分析资料。好在经常公告的资本运营个案使我们相信，资本运营对股价的影响一如既往。

链接

本世纪人类的进步，可以用技术及科学的进步来测度。但是如果缺少了管理，则技术及科学也将无进步之可言。

理查德·霍奇茨

第二节　企业扩展型资本运营

我国自1990年为发展经济、与国际接轨、加快企业发展步伐，在上海和深圳分设了证券交易所，股份有限公司符合法定上市条件的，经核准可公开发行股票，成为上市公司。上市公司可以通过增发新股、配股、转增股、送股、发行可转换公司债券等方式，不断扩张股本。

一、企业（公司）上市运营

企业上市是实现资本扩张的有效途径。在我国，凡在深沪证券交易所挂牌上市的，成为境内上市公司。境内公司也可在新加坡、美国、日本和我国香港上市，成为境外上市公司。在上市过程中，将公开发行股票，增加股份总数，实现股本扩张。在大幅溢价发行的情况下，由于原股东（国有股、法人股）的每股净资本大幅增加，所以增加了原股东的账上财富。

公司上市以后，为进一步股本扩张奠定了基础。上市公司可以通过增发新股、配股、转增股、送股、发行可转换公司债券等方式，不断扩张股本。上述各种方式属于理财范畴，但事实上也属于资本运营范畴。因为这几种方式的选择要服从公司的战略要求，有对股本的运作过程，当存在溢价发行或相当溢价发行过程时，均可以使每股净资产增加。

公司上市可选择直接上市或买壳上市，所谓买壳上市是指非上市公司通过受让（收购）上市公司控股权来取得上市地位。

（一）上市利弊分析

公司上市是资产证券化、资本社会化的过程，能够为公司带来分散风险、实现快速扩张等好处，但同时也带来保密性差、决策权分散等弊端，公司对此应有全面、清醒的认识。公司上市的利与弊表现在以下几个方面。

（1）实现快速扩张　支持企业发展的资金有三个方面的来源：①企业内部

积累。即靠每年留存收益增加及沉淀下的非付现成本支持企业发展。虽然这种发展没有财务风险，但发展水平是有限的。②筹集到债务资本，包括借款和发行债券所得资金。靠这种资金支持的发展是较快速的发展，但同时财务风险逐渐加大。所以，企业对这类资金的使用是有限的，能够支持的发展也是有限的。③筹集到权益资本，包括上市发行股票、增发新股及配股所得资金。通常，这类资金的数额巨大，能够支持企业快速扩张。又由于其是权益资金性质，所以能够大幅度降低资产负债率水平，为企业的进一步发展预留了较大的空间。

（2）决策权分散　公司上市后，投资者数量增加，股权分散，相应的决策权也很分散。不同投资者之间利益的不一致性，对未来发展的洞察力水平差异及有些小股东并非谨慎认真的表决，会降低公司的决策效率和效果。有时一个很好的、有利于公司未来现金流大幅增加的项目，可能由于未在股东大会上形成共识而被放弃；也有可能使一个项目失去很好的切入期。

（3）二级市场的投机性会冲击公司决策和日常生产经营　从理论上讲，股东相对于公司其他利益主体更追逐长期利益，但是，由于资本的逐利性加之其良好的流动性，流通股股东有明显的投机特征。一个有利于公司长远发展的重大项目，投资者会因为投资建设期和回收期较长、投资期间的利润难以保证而采取"用脚投票"的办法，使公司的再融资难以保证。上市公司为了迎合二级市场的投资者，不得不搞短、平、快的项目，甚至去制造和追逐一些炒作题材，这是对公司长远发展非常不利的，也是会付出代价的。此外，二级市场的一些虚假消息也会冲击正常的生产经营。

4. 公司上市及上市后需支付相应费用。

（二）上市模式选择

公司上市应是慎重选择的结果。对包括是否上市、何时上市、主板上市还是二板上市、境内上市还是境外上市、以何种模式上市等在内的一系列问题需认真思考、精心策划。

很明显，对上述几个问题作出决策应坚持一个基本原则，即结合企业上市方方面面的具体情况择机、择势、择地、择模式。对于国际化程度高、主要产品和服务面临的是国际市场、本身具有的概念题材符合国际投资者"口味"、规模较大的公司，可选择在境外上市。否则，可选择在境内上市。下面我们主要讨论其中的一个问题——上市模式选择。

公司上市有两种模式可供选择：直接上市和买"壳"上市。

1. 直接上市

直接上市是指企业改造为股份有限公司或依法新组建起股份有限公司后，经中国证监会核准，公开发行股票，从而成为上市公司的模式。

（1）直接上市的好处 改制和上市重组过程能够使公司获得一个“产权清晰、权责明确、政企分开、管理科学”的平台；并能够优化公司治理结构、明确业务发展方向，为公司日后健康发展打下良好基础。改制、建制、上市重组通常发生在企业内部或关联企业，整合起来相对容易。在公开发行股票上市环节会筹集到大量资金，并获得大量的溢价收入和利息收入。上市过程不存在大量现金流支出，因为不存在购买其他企业股权的行为。大股东的控股比例通常较高，能达到绝对控股。

（2）直接上市的不利之处 改制、建制、上市重组、待批、辅导等过程繁杂，需要时间较长，费用较高；直接上市门槛较高，一般公司很难被核准；整个公司的保密性差。

（3）上市重组 公司直接上市的重点和难点是上市重组。上市重组工作的优劣，不仅关系到股票的发行成功与否和筹资量的大小，而且关系到上市后公司的健康发展、市场表现以及再融资能力。

上市重组是指企业按《公司法》《股票发行与交易管理暂行条例》及有关法律法规、部门规章，对企业的资产、负债、股权、业务、人员及组织机构进行重组，使企业顺利上市筹资并为日后发展打好基础。

上市重组的内容包括：①资产重组，资产重组主要是要明确哪些资产投入上市公司，哪些资产不投入上市公司，无形资产如何处理等问题；②业务重组，业务重组要明确公司主营什么，如何避免同业竞争，如何减少关联交易等问题；③债务重组，债务重组是要明确哪些负债随资产归入上市公司，哪些负债需剥离出去，是否债转股等问题；④股权重组，股权重组是要明确哪些组成子公司，哪些组成分公司、分厂和车间，哪些合并，哪些分立，哪些参股公司转成控股公司，哪些控股公司转为参股公司或是转让股份，吸收合并哪些原企业外的企业进入拟上市公司等问题；⑤人员和组织机构重组，要明确公司治理结构及人员安排，董事会的构成，总经理的聘任，哪些职工进入上市公司，哪些职工留在原公司等问题，最终做到上市部分与非上市部分机构、业务、人员、资产、财务五分开。

上市重组时，要兼顾“轻装上阵”与原公司存续发展的关系、上市公司人员与非上市公司人员的关系、近期利益和长远发展的关系。上市需要包装，但不能过分包装培育甚至造假骗取上市资格。对每股税后利润的控制要在合法、合规的范围内。

上市重组基础性的决策是上市重组模式选择。从我国的实践来看，主要有下列四种模式：原续整体重组模式、“一分为二”重组模式、主体重组模式、异地同业重组模式。现将各种模式分析如下。

第一，原续整体重组模式。是指将被改组企业的全部资产，包括经营性资产和非经营性资产投入到股份有限公司，然后以此为股本，再增资扩股，发行股票和上市建立新的股份有限公司的重组模式。按照该模式进行重组，企业组织结构的变化是在原企业组织结构的基础上，从原有的管理体制转换为适应上市需要的股份有限公司的管理体制。原企业不复存在，代之以按照我国《公司法》设立的新的上市公司。

这种上市重组模式的优点表现在：重组难度小；重组时间短；管理层次简单，管理人员及职工之间的矛盾冲突小；关联交易少。其主要缺点表现在：不适合较大规模的集团重组；没有剥离出不良资产和非经营性资产；对于国企，很有可能造成改制不彻底的情况。另外，国有股权的管理单位也难以落实。

整体重组模式国外非常普遍，但在我国只有少量新建的、本身已是股份有限公司的、企业内部隐性失业率小或没有“企业办社会”拖累的企业才适合采用此模式。“贵阳中天”、“贵华旅业”两家上市公司采用的就是此种模式。

第二，“一分为二”重组模式。是指将被改组企业专业生产的经营和管理系统与原企业的其他部门相分离，并以它为基础分别成立两个或多个独立的法人主体，直属于原企业的所有者，原企业的法人地位不复存在，再将专业生产的经营管理系统重组为股份有限公司的重组模式。

这种上市重组模式的优点是：对不良资产（非经营性资产和未产生效益的资产）的剥离有利于提高上市公司的竞争力；避免国有资产流失；有利于上市公司的规范运行；有利于提高上市公司的管理效果。其缺点是：重组难度大；重组时间长；会计审计难度大，存在关联交易的利益变化；对管理者和职工在上市公司与非上市公司之间的分配难度很大；关联交易的处理复杂；上市后信息披露难度大。

下列企业可考虑选择该模式：企业的生产经营性资产数量较多，而且盈利水平较低，甚至亏损的；企业的辅助性生产系统数量大且效率低的；企业的生产性资产中有大量效益低下的资产（实体）的。利用“一分为二”重组模式进行上市重组的最著名的上市公司是“上海石化”，原上海总厂分立成为上海石化股份有限公司和上海金山实业公司，分别成为中石化的控股和全资子公司。

第三，主体重组模式。是指将被改组企业的专业生产经营系统改组为股份有限责任公司，原企业变为控股公司，成为股份公司名义上的母公司，原企业非专业生产经营系统改组为控股公司的全资子公司（或其他形式）的重组模式。这种模式的特点在于保留了原企业的法人地位，把主要生产经营资产投入到了上市公司，把股份有限公司（上市公司）变成了原企业（控股公司）的控股子公司。控股公司（往往是国有独资集团公司）仍为全民所有制的性质，与国家保持原有的隶属关系和行政渠道，这有利于保持企业政策上的稳定性。这种模式的实际运作基本上与“一分为二”的模式相同，其主要区别在于主体重组模式的控股公司是原企业。

这种上市重组模式的优点是：原企业的某些权力和利益仍然存在；对于很多企业来说，拿出其某一主体改组为上市公司只是整个集团的发展战略和部署，因此，主体重组模式是企业战略发展的重要措施；控股公司分得红利，有利于控股公司站在整个集团利益基础上运筹资金；有利于上市主体的负债重组；有利于上市主体削减冗员，从而提高上市公司效率。该模式的缺点表现在：关联交易的处理及披露很复杂，甚至超过“一分为二”的模式；容易造成业务、机构、资产、财务及人员“五不分”的局面，使上市公司难以摆脱原有体制的束缚。

适合选择主体重组模式的企业特征与可选择“一分为二”重组模式的企业特征差不多。主体重组是我国企业集团内资产重组上市的典型模式，如“北人机械”、“马钢”、“仪征化纤”等。

第四，异地同业重组模式。是指两家及以上不在同一地域但主营业务相同、相近或有关联的企业，各自向股份公司投入一部分生产经营性资产，作为发起人资本，联合组建上市公司的重组模式。该模式也称“捆绑上市”模式。

异地同业重组模式的优点是：容易形成规模效应；可以实现产业互补，形成相对完整的产业链。该模式的缺点是：发起重组的企业各方利益协调难度大；资产评估定价折算容易产生分歧；新成立的公司存在异地生产经营问题，对管理水平提出了更高要求。异地同业重组模式特别适用于目前我国大多数资产规模不够大，又希望改组为上市公司的中小型企业。“南京中达”采用的就是该种上市重组模式。

2. 买“壳”上市。

所谓买“壳”上市，是指非上市公司通过并购上市公司的股份来取得上市地位，然后利用反向收购方式注入自己的相关资产，最后通过合法的公司变更手续，使非上市公司成为上市公司。

与直接上市相比，买“壳”上市的好处表现在：速度快；不需经过改制、待批、辅导等过程，程序相对简单；保密性好于直接上市；有巨大的广告效应；可作为战略转移或扩张（产业转型、产业扩张）的实施途径。买“壳”上市的不利之处表现在：整合难度大，特别是人事整合和文化整合；不能同时实现筹资功能；通常有大量现金流流出；由于实施绝对控股难度大、成本高，入主后通常只能达到相对控股；可能面临“反收购”等一些变数。

目标“壳”公司的选择。不同的政策环境和买“壳”动机会影响目标“壳”公司的选择标准。总的来说，需考虑的因素有：买“壳”成本；可操作性；可实现的筹资能力；与公司发展战略（主要指产业方向）的一致性；整合的难易程度；“壳”公司的负债大小及其重组难度等。企业应结合具体情况慎重选择。

对于有直接上市条件的公司，是直接上市还是买“壳”上市有一定的选择余地。当其选择买“壳”上市时，往往由于其财力雄厚，会主要考虑与公司发展战略的一致性和可实现的筹资能力。因为买“壳”上市所选择的目标“壳”公司通常主业鲜明，有盈利，甚至有配股资格（最近三年加权平均净资产收益率平均不低于6%），只要有配股资格，一年左右的时间公司就可以通过配股或增发新股实现筹资。因此，对于直接上市很困难的公司，买“壳”上市是其必然选择。这类企业多是快速发展中的民营高科技企业，主要应考虑的问题是买“壳”成本和整合的难易程度。

所选择的“壳”公司多为下列公司：①ST公司（连续两年亏损）。这类公司和当地政府为了保全上市资格，往往对资本运营采取积极态度，买“壳”成本低。②“三无”概念公司。所谓“三无”是指无国有股、无法人股、无外资股，即属于股份全流通的上市公司。这类公司往往成为愿意采用在二级市场收集筹码，达到相对控股地位的公司的“壳”，这种方法上市速度快，所取得股份流通性好，且一旦配股筹资，所配售数量较大，因为不存在非流通股股东放弃配股的问题。必须注意的是，发生在我国的买“壳”上市与国外的买“壳”上市有很大的不同。我国的买“壳”上市除了少数通过二级市场来完成外，绝大多数是通过场外协议受让不可流通的国有股和法人股来完成的，虽然买“壳”成本低，但行政色彩较浓。

买“壳”上市模式选择。我国现阶段买“壳”上市模式主要有三种：场外协议受让模式、场内直接购买模式和间接控股模式。

第一，场外协议受让模式。是指买“壳”方在二级市场以外，通过签署协议，大宗受让目标“壳”公司的国有股或法人股，达到控股地位，从而实现买“壳”上市模式，因为这与我国现阶段国有股、法人股不允许在二级市场流通，国有股“一股独大”，老国有上市公司质量差有密切关系。

场外协议受让模式的优点表现在：买“壳”成本低，通常以每股净资产值为协议基础；交易过程简单，体现为一笔大宗交易；只要得到当地政府的支持和有关部门的批准，成功的可能性很大；买“壳”方往往可以利用这一题材从二级市场获利，但有一定政策风险。这种模式的缺点主要是：买“壳”方通常有职工安排的承诺，人员负担较重；受让来的股份流通性很差，因为这部分股份暂不允许在二级市场流通，协议转让也并非易事；原国有企业的弊端或多或少地存在，整合难度大。北大青鸟、科利华均是采用此模式上市的。两家的目标“壳”

公司分别是“天桥百货”和“阿城钢铁”。

第二，场内直接购买模式。是指买“壳”方在二级市场，通过大量购买流通股，达到控股地位，从而实现买“壳”上市的模式。国外的买“壳”上市采用的是此方式，而在我国，仍有一些公司的国有股或发起人法人股占股本的51%以上，这部分股份是不可流通的，采用在二级市场购买流通股来实现控股是不可能的。只有少数社会流通股超过50%或社会流通股比例稍低于50%，且国有股、法人股较为分散的公司才有可能成为该种模式的目标“壳”公司。

场内直接购买模式的优点表现在：买到的是可流通股票，流动性很强，退出时有选择高价变现的余地；省掉协议谈判环节，速度较快；买“壳”方可在二级市场进行资本运作获利；避开了行政干预；可选择的“壳”公司治理机制基础较好，整合难度较小。采用该模式的缺点主要是：买“壳”成本高；因为二级市场价格波动幅度大且难以控制，所以交易过程较惊险；有操作失败的可能性，或者虽然买“壳”成功，但买“壳”成本远大于预期；我国法律的有关规定给买“壳”带来一定困难，如《证券法》规定，当收购公司持有目标公司5%以上的流通在外的普通股时，就要在3日内通过媒体公告，以后每增加持股5%都要公告，至持股比例达30%时，则要发出收购要约。

北大方正的买“壳”上市采用的是该种模式，其目标“壳”公司为“延中实业”，“延中实业”为“三无概念”股。

第三，间接控股模式。间接模式是指买“壳”方通过协议受让目标“壳”公司的控股公司的股份，取得对目标“壳”公司控股股东的控制权，间接控股目标“壳”公司，实现间接上市的买“壳”上市模式。

间接控股模式的优点表现在：避免了为取得目标“壳”公司控制权而与目标“壳”公司第一大股东的艰苦谈判过程，能同时兼顾目标“壳”公司及其控股股东的利益。避免了直接控股目标“壳”公司所带来的问题。因为有关法律法规对控股股东行为有严格规定，如要求“发起人持有股份三年内不得转让”，要求“上市公司必须与控股股东在人员、资产、财务上分开，保证上市公司的人员独立、资产完整和财务独立”，间接控股可避免受上述方面的限制。但采用这种买“壳”上市模式有钻政策空子之嫌，主管部门应尽快完善有关法律法规，以规范上市公司间接控股股东的行为。

（三）关注和调控股价

公司股票上市后，股价将随总体大势情况及公司发展而波动。上市公司非常希望本公司股票价格运行有一个稳定逐渐盘开的过程，因为这有利于公司良好形象的树立和再融资，有利于公司价值的提高。但事实上，公司股价是由市场决定的，要受多种因素的影响，在诸多影响因素中，有些是上市公司可控的，有些是不可控的。上市公司对此应有清楚的认识。

(1) 不可控因素　在影响股价涨跌的因素中，上市公司不可控的因素主要有市场的有效性、投资者的投机行为和非理性行为、市场偏好、政府政策及行为、国家宏观经济走势、国家政治局势等。

(2) 可控因素　在促使股价稳定和上涨的因素中，上市公司在一定程度上可控的因素主要有正确的战略决策、创造新利润增长点、适当的资本运营、适当的股本扩张速度、适当的股利分配方案、适当的筹资方式及时机。

必须注意的是，我国现阶段，上市公司只能通过上述可控因素影响股价，不能通过内幕消息操纵股价，也不能直接买卖本公司股票进行炒作。

二、并购与重组

并购来自英文 merger and acquisition，中文一般译为兼并和收购，统称并购。在我国《公司法》中，merger 即兼并，亦称吸收合并，是指一公司被另一公司所吸收，兼并方保留其名称及独立性并获得前者的财产、负债或责任、特许权和其他权力，被兼方丧失独立法人地位的企业行为。acquisition 即收购，是指一家公司通过公开收购另一家公司一定数量的股份而获取该公司控制权和经营权的行为。收购与兼并的不同在于，被收购公司依然存在，只是控制权被收购公司买走。

(一) 并购方式选择及利弊分析

并购对企业关系重大，并购前应对并购方式及利弊有清醒的认识。

并购分为积极式并购和机会式并购两种。积极式并购是指企业根据并购目标和标准，主动寻找、筛选目标公司；机会式并购是指企业在其整体策略规划中，并没有进行具体的并购策划，而只是在被动地得知有某家公司欲出售，或从专业并购中介机构中得到出售公司的消息后，企业依目标公司的状况，结合本企业的策略，决定是否进行并购。

一般而言，积极式并购在寻找、筛选、评估、谈判过程中的花费较大，又会面临目标公司不愿出售从而开价太高的问题，因而总的并购成本较高。但由于积极式并购是根据公司长期发展的需要而主动寻找目标公司，故策略上的配合较好，容易产生好的协同效果。机会式并购为防范卖方提供不真实的财务信息，花费的查证费用较多，但通常因目标公司主动出售，可能所需总的并购成本较低。需注意的是，由于机会式并购的被动性特征，可能因主动出售者的精心伪装而使并购方陷入困境。

并购就是兼并与收购。兼并将使目标公司的法人地位消失，而收购只是获得目标公司的控制权。兼并还是收购应结合企业战略、运作目标综合考虑。

兼并的好处：可以用换股的方式操作，以减轻现金压力；股份置换完成后，两个公司的股东变成一个公司的股东，减少了协调难度；可以合理避税。兼并的难点主要是股票置换比例的确定。兼并的问题主要体现在兼并会使兼并方的股本扩张，可能伴随每股收益的稀释过程，从而使股价下滑。收购的好处体现在：若采用现金收购不会使收购方的每股收益稀释；能实现“买壳上市”的目的；与兼并相比，收购所得股权有独立性和可辨别性的好处。在需要的情况下，可将股权卖掉。收购的缺点主要是：所购股权通常需用现金来支付，会给收购方造成较大的融资压力；收购方只拥有全部股权的一部分，收购方与目标公司的其他股东之间及与目标公司的管理之间的协调很困难。

控股分为绝对控股和相对控股。绝对控股是指并购方占51%以上股权的情况，而相对控股是指并购方虽是第一大股东，但所持股份不足总股本51%的情况。选择绝对控股还是相对控股主要根据目标公司所处行业与公司战略发展方向的配合程度、并购公司的资金实力、目标公司的股本结构情况而定。

绝对控股的好处：能全面控制目标公司的重大事项；容易形成统一意志，决策效率高；有利于公司稳定。缺点主要是：公司治理机制有一定缺陷，难以形成有效制衡机制；并购方要有相当大的资金实力，否则在“一言堂”的情况下容易导致决策失误。相对控股的好处：股权效能大，若目标公司股本很分散，会在节约控股成本的情况下达到对目标公司相当程度的控制；容易形成较好的制衡机制；不需并购方太大的资金投入。缺点主要是：不容易形成统一意志，决策效率低；容易有股权之争，不利于公司的稳定。

收购分为现金收购和股票收购。一般而言，凡不涉及发行股票的收购都可以被视为现金收购，而股票收购是指收购方通过增加发行本公司的股票，以新发行的股票替换目标公司的股票，从而达到收购目的的一种出资方式。选择现金收购还是股票收购，既是收购方结合企业具体情况主动选择的过程，也是与目标公司讨价还价的过程。

现金收购的好处体现在每股收益不会被稀释，而缺点主要是将面临即时的现金负担。股票收购的好处体现在无需支付大量现金，而缺点主要是每股收益将稀释，甚至由于股本结构的变化，造成控制权的丧失。

并购是独自完成还是聘请中介机构，由公司自己组织人马独自完成并购还是聘请专业的中介机构协助完成，这是并购前需明确的问题。通常，应根据目标公司是否确定、与目标公司关系如何、并购过程的繁杂程度、公司内部人员素质及经验而定。

独自完成的好处体现在公司内部人员了解公司的具体情况，从方案确定到谈判都能本着从公司具体情况出发的原则，进行合适的选择。缺点是公司内部人员一般为非专业人员，由于经验不足或不了解有关法律法规容易出现问题；聘请专业中介机构的优缺点与独立完成的优缺点刚好相反。另需注意的是，聘请专业中介机构需支付高额的费用，一些公司往往因此而选择独自完成；而独自完成又往往会面临并购方案不细致或并购失败的风险。公司应结合具体情况权衡而定。

除了上述谈及的几点外，公司并购前还应对下列问题作出选择：国内并购还是跨国并购；直接控股还是间接控股；有价格底线还是无价格底线；善意并购还是敌意并购；遭遇反并购时选择继续并购还是退出并购等等。大的问题解决了以后，还应对细节问题进行进一步的研究。

（二）并购目标选择

在并购运作中，关键问题是目标公司的选择，而选择目标公司的关键是并购标准的描述和对目标公司的审查。

并购标准的描述。并购标准是公司战略、公司文化的体现，是选择目标公司的基本标准。明确并有效地描述并购标准，将有利于节约交易成本，有利于使并购行为与公司战略相配合。同时，描述并购标准的过程，也是对并购行为的审慎反省过程，以避免盲目性。

不同的公司有不同的战略、不同的文化、不同的资源。所以，不同公司的并购应有不同的并购标准，这主要是指公司层面的基础标准。事实上，完整的并购标准应包括三个层面：一是所有公司都应遵循的标准，它是由并购的基本原则决定的；二是本公司并购的基本标准，它是由公司战略、公司文化的要求决定的；三是个案的并购标准，它是由公司在不同时期或个别案例的特别需要决定的。

布克公司（Booker）是英国食品销售和制造商，他们在并购过程中，制定了三个并购标准：一是协同效应，兼并应获得可观的收益；二是战略效应，目标企业应在增长的市场中占有主导地位；三是简单性，收购应不涉及大规模的重组或重建。

中国华润集团的并购标准有三条：第一，目标公司的业务符合本公司行业发展战略；第二，目标公司的管理层可以信赖；第三，目标公司资产质量、财务状况良好。

目标公司选择的基础是对目标公司的审查，包括商业审查和财务审查。

商业审查的主要内容包括：公司背景及历史沿革；公司所处行业；公司营运过程；公司财务状况；公司税收状况；公司法律方面的问题；公司人力资源与劳资关系；公司市场营销状况；公司生产状况；公司技术研究与开发状况；公益管

理部门的报告要求；国际因素；可自行处理的费用。

财务审查的主要事项包括：存货是否被高估；是否有诉讼事项；是否在出售之前“包装”了财务报表；是否有不能收回的应收账款；是否有或无税收；是否有不能变现的投资；是否有未记录负债；是否有主要客户流失的隐患；非正常项目。

（三）并购风险

并购是一个繁杂的过程，并且由于并购方与目标公司的信息不对称、协同效应难以识别与判断、整合难度难以预料，因此使并购险象环生。主要的风险包括：切入的行业并非像预想的那样有前途和符合公司战略；切入的行业并非像预想的那样“先下手为强”；目标公司的资产并非像所得到的资料描述的那样优良；非常有用的信息没有得到或被隐藏；收购或融资收购所欠债务将加大并购方的并购风险；如果再出现意想不到的债务将使公司“雪上加霜”。

目标公司的管理层并非像预想的那样有能力和可信赖，目标公司的职工并非像预想的那样无足轻重，有的可能是并购的最大阻力。文化上的差异使公司整合所需时间比想像的要长，而且并非一定成功。聘请的专业机构为了自身的利益，会在有些问题还未弄清楚或仍在模糊状态时，力促并购完成。为了保密的需要，忽略了一些本不该忽略的事项的调查。被并购方看中的目标公司的资源，如研发能力、销售能力，会因并购中人才的流失而消失，甚至可能带走老客户。行政干预使并购面临难以想像的困难。可能遭遇目标公司的反收购。并购方一旦遭遇反收购，将收购成本提高，甚至由于目标公司使用“毒丸”、“白衣骑士”、“金色降落伞”等反收购战术，使收购变得毫无意义。并购合同条款不完善，缺少“保证条款”，通常出让方应向受让方保证：其主权资格合法，有出让股权的权力；保证在与本次转让股权的活动中所提及的文件均合法有效；保证其转让的股权完整；保证除已列举的债务外，无任何其他负债或有负债；保证因涉及股权交割目前的事实而产生的诉讼或仲裁费用由出让方承担等。

除了上市、并购方式外，联合也是扩张型资本运营。联合往往是战略性的，是为了达到一定商业目的，两个或多个独立公司之间的合作。有时，个别公司由于缺乏资源，仅仅通过直接投资或收购难以达到其战略目标，而两个公司间的合作协议或战略联合是其另一种选择。战略联合与兼并、合并不同的是，各参与成员仍然是相互独立的，而且合作形式多种多样，合作伙伴也各异。供应商与顾客、同一行业和竞争者或者业务互补的非竞争者、同一地域有业务关联的公司之间都可以形成战略联合。战略联合的方式往往是强强联合，联合一般采用签署合作协议组建合资公司的方式。

链接

一个企业随着市场经济的深入，随着生产经营规模的扩大，资本运营的比重必然会不断地增加。资本运营不是想搞就能搞出来的，要有事先的规划准备，还要有干部的储备。

吴培良

管理者必须要认识到，只有经过特殊努力学会高效能的管理，才能避免成为一个无效的管理者。

彼得·德鲁克

第三节　企业紧缩型资本运营

在企业资本运营中，与公司合并相对应的行为是公司分立，即一家公司依照法律规定、行政命令或公司自行决策，分解为两家或两家以上的相互独立的新公司，或出售公司某一部分的行为。

一、设立（分设）分公司

（一）公司分立的形式

1. 股权分割

是将原公司分解为两个或两个以上完全独立的公司，分立后的企业各自有自己独立的股东会、董事会和经理人员，原公司的股东同时成为分立后的所有新公司的股东，原公司解散，化大为小。

2. 股权出售

也称部门出售，是指将公司的某一部分股权（部门）出售给其他企业。表现为减持或全部出售对某公司的股权（部门），伴随着资产剥离过程。股权出售是典型的收缩型资本运作。

3. 持股分立

是将公司的一部分分立为一个独立的新公司的同时，以新公司的名义对外发行股票，而原公司仍持有新公司的新分股票。这种分立方式与股权分割的不同之处在于：在股权分割时，分立后的公司相互之间完全独立，在股权上没有任何联系；而持股分立后的新公司虽然也是独立的法人单位，但同时原公司又是新公司的主要股东之一，原公司与新公司之间存在着持股甚至控股关系，新老公司形成了一个有股权联系的集团企业。虽然将持股分立视为收缩型战略有些令人费解，但鉴于其有业务和经营权分割出去的过程，我们暂作收缩型资本运营处理。

（二）公司分立的动机

越来越成熟的管理者们认识到，公司的规模及业务范围应随内外环境的变化而进行动态调整，该扩张时扩张，该收缩时收缩，只有这样，才能延长企业寿命，使企业健康发展。公司分立是最成熟的收缩型资本运作。公司分立的动机主要包括以下内容。

1. 适应战略调整的需要

由于公司战略重点转移，会使某项业务或资产不适应新的战略重点需要，故需将其出售。

2. 减轻负担的需要

当公司出现下列四种情况时，公司会出于减轻负担的考虑，实施分立：①某项业务处于亏损或微利状态；②某项业务虽然暂时盈利良好，但在同行业中明显没有竞争优势；③某项业务的发展需要大量的资金投入，而公司本身资金短缺或虽有资金但有更好的资金投向；④公司内部各部门、各分公司之间协调难度大。

3. 筹集资金的需要

当出现下列情况时，公司会出于筹集资金的需要，实施分立：①应付遭遇的财务危机；②实施并购需要大量资金。

4. 清晰主业的需要

当管理层进行了机会与风险、优势与劣势的分析后，认为在公司的多项业务中，只有某一项或某几项才是公司的竞争优势，就会选择将其他业务分离出去或者卖掉以清晰主业。

5. 化解内部竞争性冲突的需要

如当公司某一项业务的存在和发展影响到公司另一项业务的客户时，公司从战略的角度考虑，将选择某种分立方式。

6. 提高公司价值的需要

有利于投资者和分析师评估公司价值，从而有利于母公司和独立出来的子公司的价值提高。证券市场的投资者不喜欢主业不突出的公司，他们更愿意通过选择股票多样化来分散风险，而不是选择某一经营多样化公司的股票来分散风险。

7. 反并购的需要

当公司多元经营超过最佳水平时，其市场价值会被严重低估，很容易成为被并购的对象。此时，公司需通过多种分立方式，使母公司及分离出去的子公司的股票市值提高，从而击退并购者。

8. 处置并购后的资产的需要

公司实施并购所得到的资产对公司不一定全是有形的，需采用某种分立手段将其处理。如出售等。

（三）公司分立的不同手段比较

国内学者对公司分立有不同的阐述，这与我国实业界对公司分立的具体运作较少有关。本书暂时将公司分立按广义的概念阐述，具体包括股权分割、股权出售、持股分立。

1. 股权分割

股权分割是划一个大公司为几个小公司的过程。

（1）股权分割的优点

①各个独立的公司会全力以赴发挥各自优势，发展各自的主业，有利于全局利益。股权分割会使管理者比在较大公司的一个部门工作时有更多的自主权、更大的责任和利益，从而激发其经营积极性。

②上市公司在宣布实施公司股权分割计划后，二级市场对此消息的反应一般较好，该公司的股价在消息宣布后会有一定幅度的涨升。这是因为股权分割后，更有利于投资者的评估，且分割后的小公司有更大的资本运营权而被投资者看好。

③随着股权分割的完成，原来处理庞大企业内部各部门、各分公司之间的协作以及直辖部门相互冲突的商业策略所需的大量时间、人力、资金消耗将被省掉。这一点通常是主动选择股权分割企业的主要出发点。

④股权分割后的各公司会有更大的资本运作空间。公司可以通过并购、联合，寻求更快发展。

（2）股权分割的问题

①随着股权分割的完成，原来的企业规模和产品多样化所创造的企业优势将消失。股权分割过程将伴随资源的重新分配过程，也包括债务的分配过程，由此，企业将面临动荡和冲突。

②股权分割不会产生现金流。

③股权分割后，各公司之间合作的基础将变得薄弱，在共同面对同一市场时，彼此间的竞争将不可避免。

2. 股权出售

股权出售主要是指公司的长期股权投资的变现。这部分股权在公司财务报表里再现为“长期投资”，是公司资产的构成部分，所以，股权出售过程是一种资产剥离过程。需指出的是，资产剥离的范围很广，它不仅仅指长期投资剥离，还包括固定资产、无形资产等其他资产项目的剥离，而股权出售禁止涉及股权买卖的资产剥离。深万科在2001年将其持有的万佳百货72%的股权以4.5亿元的价格出售给华润集团，即为股权出售。

（1）股权出售的优点

①股权出售不涉及公司股本变动，也不涉及大量现金流动，不会面临股东与债权人的压力。在我国，上市公司股东大会通常会给董事会一定额度（如20%）的资产处置权。所以，股权出售是最简捷的收缩型资本运营手段。

②股权出售可以直接获得现金或等量的证券收入，这对于企业来说很有吸引力。股权出售的会计处理最为简单，无论在国外还是国内的会计制度中，对资产出售的会计处理均有简捷明确的规定，而其他收缩型资本运营手段并非如此。股权出售仅仅是某一资产的售卖过程，而不像股权分割、持股分立及其他收缩型资本运作手段那样通常伴有资产重组过程，所以，过程简单且不会造成企业内部的动荡和冲突。

③股权出售可以直接产生利润，这是其他分立手段所不能实现的。通过股权出售，企业可以把投资彻底处理掉，也可以把一项优良投资在合适的时机变现，这是其他分立手段所不能实现的。

（2）股权出售的问题

①股权出售产生利润，企业需交纳所得税，甚至有的企业以远远高于账面价值的价格将股权卖给关联企业，此时，利润是虚增的，但税赋的增加是实在的。

②股权出售的易于操作性，使得企业容易选择这种手段，但随后反省时可能会发现，企业在不合适的时机，以不合适的价格，卖出了本不该卖出的资产。

3. 持股分立

持股分立实质上是母公司将全资子公司变为控股子公司的过程。在这一过程中，将吸收其他投资者加盟。当这一过程是通过公开上市发行股票完成时，即为分拆上市。分拆上市从子公司的角度看是扩张型的资本运作，而从母公司的角度看是收缩型的资本运作。分拆上市虽然没有使母公司的资产规模缩小，甚至使所控制的资产规模扩大了，但母公司直接进行日常控制的业务减少了，使得原来需要母公司日常经营的全资子公司变成多股东的股份制公司。分拆后子公司有了自己独立的董事会和经理层，使得母公司直接经营的业务和资产收缩了。

（1）持股分立的优点

①母公司会分享到分立后的子公司的发展成果。

②被拆分出去的公司会有一个更好的发展，这是因为子公司可获得自主的融资通道；可有效激励子公司管理层的积极性；为子公司的资本运作提供更大空间。

③减轻母公司的资金压力。当母公司因资金不足而不足以支持子公司发展时，持股分立是很好的选择。

④有利于压缩母公司的层级结构，使企业更灵活地面对挑战。

(2) 持股分立的问题

①由于母公司对分拆上市的子公司有控股地位，使得母公司的经营活动对子公司会有不少干预和影响。

②一些分拆后的子公司的高层管理人员要做一些努力才能摆脱母公司的更多干预。从这个角度来看，股权分割比持股分立对子公司的独立程度贡献更大。另外，子公司分拆上市后，资金比较充沛，母公司有可能想办法让子公司分担母公司的债务或为母公司贷款提供担保。

上述情况不利于子公司的发展。

持股分立、分拆上市将成为我国已上市公司和非上市公司主要的资本运作手段，其既有扩张型资本运作的成分，也有收缩型资本运作的成分。主板市场的健康发展及创业板市场的推出，将为企业进行持股分立运作提供广阔舞台，如“清华系”、“首创系”、“中石化系”将构造优良的组织体系。

二、股票回购

股票回购亦称股份回购，是指公司向股东购回已经发行出去的股票。是否允许公司回购本公司股票，世界各国的法律规定不同。美国限制较少，在原则上允许回购股票，因此回购股票在美国很常见。德国、日本、英国原则上禁止买卖本公司的股票，除非在一些特定的情况下，如避免重大损失时、企业合并时、经法院同意时等。我国《公司法》第六章第149条规定：“公司不得收购本公司股票，但为减少公司资本而注销股份或与持有本公司股票的其他公司合产的除外。”我国法律不允许公司持有“库藏股”(treasury stock)，公司在回购自己股票后必须将其注销。因此，股份回购的直接结果是公司的资本总额的减少，是收缩型的资本运营。

(一) 股份回购的动机

1. 调整资本结构，提高资产负债率。如果上市公司用自有现金或其他账上资产回购股份，然后将所购回股份注销或以部分负债的方式回购股份，然后将所购回股份注销，则会大比例地提高资产负债率。资产负债率的提高，有可能为公司带来财务杠杆收益，从理论上讲能降低加权平均资金成本率。

2. 减轻盈利压力。在宏观经济形势恶化或产业发展处于低谷甚至进入衰退的情况下，公司的盈利压力很大，回购部分股份并注销，可以提高每股收益，维持公司良好形象。

3. 通过股价上涨来使股东获得资本收益以代替现金分红。在国外，上市公司可以通过股票回购进行股利分配，股东有进行选择的权力，而派发现金股利时，股东没有选择的权力。并且，通过股份回购可降低投资者税赋，通常股利收入所得税高于股票交易所需支付的税费。

4. 提高公司股票二级市场价格。股份回购会促使二级市场价格提高的原因是：上市公司宣布股份回购会被市场理解为公司管理层认为自己的股票已被市场低估，市场会做出积极反应；股份回购会减少股本总量，使每股收益增加，从而导致股价上涨。

5. 有利于公司股权再融资。回购股份可以提高净资产收益率和每股收益，有利于公司达到股权融资的资格条件并能以较高价格配股或增发新股。

除此之外，如美国，允许公司将回购的股份作为“库藏股”。这些股份留存于特定的账户，推动一般流通股的权力，包括投票权、收益分配权、优先认购权、清偿权及相关义务，但在适当的时候可以再转化为普通股，如此一来，股份回购在国外资本市场经常被作为反收购的重要工具，这是因为股份回购可以实现二级市场上本公司股票价格的上升和数量的减少，有可能吓退收购者。股份回购会使公司消耗掉大量现金，从而吓退本来想通过并购分享这部分现金的收购者。公司可以直接以比市价高出很多的价格回购本公司股份，从而使股价飙升，吓退其他收购者。

在我国，实施股份回购除了有上述五点动机外，还有四个更具特色的动机：一是股份回购可以调整公司的股本结构。我国上市公司“一股独大”的现象非常普遍，甚至有的上市公司大股东持股比例达到80%以上。为了改善股本结构，有些上市公司实施定向（只针对大股东）回购股份，如“云天化”、“申能股份”等。二是为国有股提供资金流动和变现的方式。我国再三强调不允许国有股在二级市场流通，而国有股定向回购使得国有股有了流动、变现的渠道。三是解决大股东欠款难还的问题。在我国现阶段，上市公司大股东占用上市公司资金的现象非常普遍。大股东欠款难还，上市公司可以用股份回购的办法，定向回购大股东手中的部分股份并将其注销，所需资金无需上市公司支付，只要减少上市公司账上大股东所欠的“应收账款”和“其他应收款”就行了。“长春高新”、“ST康赛”都曾提出过这种方案。四是上市公司希望股票期权成为新的股票来源。

（二）我国上市公司在实施股份回购时应重点解决的问题

1. 股份回购方式的选择

在成熟的美国证券市场上，股份回购方式有公开市场回购、要约回购、协议回购三种。

（1）公开市场回购　公开市场回购是指公司在股票的公开交易市场上通过经纪人回购发行在外的公司股票。这种方法的缺点是在公开市场购买时会推高股价，从而增加回购成本，交易税和交易佣金也是不可忽视的成本。另外，在公开市场上购买股票，往往要受到法律法规的种种限制。

（2）要约回购（投标出价购买）　要约回购是指公司以事先确定的某一特种价格向市场要约回购股票。为吸引股东出售其持有的股票，要约价格一般会定得略高于市价。如果愿意售回的股票多于要约数量，公司按一定的配比向股东配售。

（3）协议回购（协议购买）　协议回购是指公司协商定价的方式，直接从一个或几个主要股东手中回购股票。但这种交易需要制定合理的回购价格，防止大股东借此高价收回股票，损坏未收回股票持有人的利益。

在我国，若定向回购国有法人股，通常采取协议回购的方式。若是为了实施股票期权计划而实施股份回购，目前我国还没有法规政策可循。

2. 确定股份回购价格

迄今为止，我国深沪市场所发生的回购都是国有股的定向回购。由于现阶段国有股不能在二级市场上流通，因此股份回购的价格不能参考二级市场的价格，否则，国有股原一二元的投资以数倍或数十倍的价格收回，对其他股东是不公平的。

根据国家有关规定，国有股的收购价不得低于每股净资产，若以超过每股净资产的价格收购又会增加操作难度。为了降低收购难度和收购成本，同时保证国有股、法人股、社会公众的利益不受侵害，把收购价定为每股净资产价值或加上一定限度溢价是比较合适的。

若是从二级市场回购股票，则回购价格通常要高于发布消息前的二级市场价格。

3. 明确回购所需的资金来源

我国的《公司法》并未对资金来源作出具体规定。我国《境外上市公司章程必备条款》第 28 条谈到了我国香港上市公司（H 股）的做法：用面值购回的，从“可分配利润”中出，超过面值部分的，从“资本公积金账户”中出。

从实践来看，“申能股份”、“云天化”国有股回购的资金来源为自有货币资金和短期投资变现，而“长春高新”国有股回购所用资金为国有股股东的欠款。这样，虽然在名义上也是用现金回购，但因这部分欠款实质上难以收回，有为公司甩掉部分不良资产的作用。

三、管理层收购

管理层收购（management buyout，MBO），是杠杆收购（lever - aged boy out，LBO）的一种。杠杆收购是指收购方通过负债购买公司的全部或其中一个分公司的股票或资产的行为。当收购者为公司的管理层时，杠杆收购变成管理层收购。在大多数情况下，管理层收购通常针对的是公司的一个部分。在通常情况下是公司认为该部分业务不再适应其战略目标，而向管理层出售。基于上述情况，管理层收购可以被视为收缩型资本运营。

在我国特定的运作环境下，实施管理层收购会面临以下几个关键问题。

（一）管理层收购的适用对象

并非所有上市公司都适于采用管理层大比例持股或管理层收购计划，即使满足部分相关条件，如果上市公司管理层操作欠规范，效果往往也会适得其反，要么无法获取上市公司的控制权，要么出现不应有的投资亏损等等。

我国资本市场上适合实施管理层收购的上市公司应具备如下特征。

1. 公司所处的行业为竞争性行业，属于国家显然要退出的行业之一，而且行业内竞争非常激烈，企业自下而上不易，因此有必要通过管理层收购来改善对管理层的激励。

2. 股本较小，且第一大股东为国家，同时，第一大股东所持有的股权比例不高，不需要动用太多的资金就可以实现管理层控股。

3. 企业创业之初，国家没有投入资本金或投入资本金很少，企业的发展过程基本上就是管理层创业并领导企业发展壮大的过程。现有的股东财富中实际上有很大一块是管理层应得报酬的资本化的结果。

4. 企业和发展历程表明，公司管理层有较强的管理能力，公司业绩超过或者远远超过全国上市公司的整体水平，同时，管理层比较有进取精神并且愿意承担一定的风险。

5. 企业有较为充沛的现金流。国外实施管理层收购的目标公司一般要求是资产负债率不高，且有较为充裕的现金流。究其原因是管理层收购后公司的资产负债率有较大的上升空间，公司的现金流也可以偿还管理层收购时债务资金的本息。

（二）资金来源问题

由于收购标的价值通常都会远远高于管理层自身的支付能力，因而巨大的资金缺口主要是通过外部融资来弥补。在目前情况下，我们认为资金来源并不是一个不可解决的问题。

由于中国上市公司管理层的收入悬殊，差距较大，再加上近年来内部职工股上市套现等原因，事实上，在部分上市公司存在实力较为雄厚的管理层。

目前，中国资本市场存在一大批战略投资者，如果参与方案设计得好，战略投资者可以发挥类似国外投资银行和垃圾债券所发挥的作用，即管理层还可以引入战略投资者，联合出资收购。

管理层收购并不意味着一次性的绝对控股，通常的情况是分阶段逐步获取上市公司的相对控股权，因而，对于资金的需求往往也是分阶段的，例如，采取分期付款的方式支付股权款项。

管理层可以通过先受让部分股权，再利用股权到银行质押融资，进而继续收购的滚动做法来解决资金不足的问题。

当前，很多上市公司内部留存各种名义的资金，公司管理层通常可以引导这部分资金的使用。由于这些资金大都具有企业职工共有的性质，因而，管理层往往可以通过较少的自有资金实现对持股会的实际控制。

（三）法规限制问题

发达国家关于管理层收购的一般做法，是由管理层事先注册成立一个壳公司，再由壳公司对其所在的上市公司实施收购，这也是上述战略投资者协助模式的基本设计思路。目前，在我国，上市公司管理层参与国有股减持还会面临以下法规限制。

1. 从操作规程上看，壳公司对上市公司的收购行为属于一种股权投资行为。根据我国《公司法》的规定，公司向其他有限责任公司或股份有限公司投资的，除国务院规定的投资公司和控股公司外，所累计投资不得超过本公司净资产的50%。显然，通过组建壳公司实施收购的做法无疑会面临股权投资比例的限制。

2. 按照现行的国有股权管理办法，国有股权的转让必须经过中央或地方财政部门的严格审批。股改前的国有股减持暂行规定进一步要求，国有股协议转让需要得到部级联席会议的批准。

3. 大多数国有上市公司的控股比例通常都会超过30%的要约收购豁免界限，要约收购将大大增加收购成本，管理层收购将面临如何回避要约收购的问题。

（四）模式选择及比较

从我国目前的制度环境及企业的实践来看，管理层收购的具体操作模式可以采取如下思路。

首先，管理层和企业职工共同出资成立职工持股会，由职工持股会一次性或分阶段受让上市公司国有股权，管理层由于出资较多，因而可以通过对持股会的直接控股实现对上市公司的间接控股。该模式优点在于职工持股会属于社团法人而非企业法人，因而回避了现行《公司法》关于企业股权投资比例的限制。但就现阶段的情况看，民政部门对职工持股会的审批比较严格。四通集团的管理层收购采用的是此模式。四通集团经理及员工于1999年5月正式成立职工持股会，股份总额5100万（元）股，由成员自筹资金认购。持股会以此5100万元与四通集团合资创立“北京四通投资有限公司”（以下简称“新四通”）。其中集团投资4900万元，拥有49%的股权。新四通再向四通集团收购香港四通50.5%的股权，从而成为这次管理层收购的主体。由于经理层在新四通中51%的控股地位和他们事实上担任着另外49%的股权及香港四通部分股权的所有者代表，经理层在未来的经营中将可以完全控制新四通及香港四通的经营。

其次，管理层发起组建新公司或组建管理层持股会，并引入战略投资者联合出资，成立一家壳公司，由壳公司一次性或分阶段受让上市公司的国有股权，最终实现大比例持股或直接控股。如果实施管理层收购，管理层起初不一定居于控股地位，但事先要与战略投资者订立书面承诺或期权协议，确认管理层在将来分批购买战略投资者所持上市公司股权的权力，从而最终完成收购。该模式优点在于联合出资可缓解管理层自有资金不足的问题，书面承诺或期权协议确保了管理层无需一步到位，能够分阶段、分批地购买国有股权。但目前壳公司会面临《公司法》中关于股权投资比例的限制。不过，在实务操作中，由于法律条文本身有待完善，这个问题一般不会实质性地影响项目的推进。“深圳方大”采用了类似的模式。由深圳方大董事长控股的邦林公司以及公司管理层发起设立的时利和公司，收购深圳方大太原第一大股东深圳经发公司持有的7500万股和3211.2万股股权，成为公司的大股东，董事长直接和间接拥有深圳方大29.89%的股权，成为公司的最大股东。

除了公司分立、股份回购外，股权套作也是收缩型资本运营的方式。

股权套作是指一家集团公司在拥有多家上市公司的情况下，将甲上市公司的股权注入乙上市公司，使甲上市公司由集团公司的子公司变成乙上市公司的子公司和集团公司的孙公司。股权套作主要是理顺集团内部的企业构架，进行各子公司之间的股权重组。由于其伴随着股权的转让（集团公司）和股权的购买受让

（乙公司）过程，所以，被视为资本运营手段。又由于其相对于集团公司来讲有股权出售过程，可以将其视为收缩型的资本运营手段。

●本模块小结

本模块从药品企业进行资本运营的角度，介绍了企业资本运营的基本概念、基本内容和基本方法，重点介绍了企业资本运营中扩张型资本运营与紧缩型资本运营的运作内涵。运用实例形式，较为详细地阐述了企业资本运营的一般问题，资本运营的特点及主要手段；企业扩张型资本运营中企业（公司）上市运营，并购与重组；企业紧缩型资本运营中设立（分设）分公司，股票回购，管理层收购等。

实　训

一、复习思考题与简答题

1. 说出企业资本的主要构成与来源。
2. 企业资本运营的主要内容是有哪些？

二、案例研究

【案例】　长岭、黄河并购案

1996年，长岭集团股份有限公司和黄河机电有限公司合并组建长岭黄河集团有限公司，并被评为中国国有资产管理十大新闻。在并购过程中，政府同样发挥了巨大作用，但这个作用的后果却值得人们反思。长岭、黄河同是省属企业，黄河被省政府以行政手段划入长岭集团，未通过产权交易市场或中介机构。合并后形成的长岭黄河集团公司，为国家授权控股公司，下属长岭（集团）股份有限公司、黄河机电有限公司、国营782厂、国营786厂。合并的双方：长岭集团和黄河机电有限公司均把企业财产中的国有资产移交给长岭黄河集团公司，并在国有资产管理局、银行等有关部门的监督下，按照合并协议办理移交手续。被合并企业的债权、债务由长河集团承担，并据此调整账户，办理更换合同、债权等手续。合并一年后，从两个公司的1997年年度报表来看，长岭的效益急剧滑坡，1997年税前净利只有4000多万元，比合并前的1995年减少了5000多万元，短期负债高达13.3亿元，比1995年增加了6亿元之多；而黄河主营业务仍继续亏损，黄河科技年度主营业务利润亏损7000万元，虽然税前净利为正，但财务结构不佳，负债虽比合并前的1995年减少了2.6亿元，但净资产也比1995年减少了2.5亿元，总资产更是减少了4.8亿元之多。

从上述案例可以看出，政府在并购中的作用是不容忽视的。只有巧妙地利用政府的作用，才可以达到企业并购的目的。如果分析结果显示并购后的前景不妙，哪怕是白送一个企业给自己也不能轻易接受。

【案例提问】

谈谈长岭、黄河两企业在资本运营中合并重组的得失启示。

管理名言　经理的管理能力对员工工作效率的决定作用不亚于员工个人能力本身。

——（英）马克·托马斯

模块五　过程管理技术

本模块内容是按照企业经营管理过程中的决策、计划和目标管理而展开。决策的目的是使企业未来的发展更符合决策者的意愿和要求；随着社会经济和科学技术的发展，决策已成为科学，掌握决策技术是管理人员必须具备的素质。在企业中，经营计划是计划体系的主体，是企业经营思想、经营战略和经营决策的进一步具体化，是企业全体职工的行动纲领；计划的编制和实施是企业计划管理的主要内容。而在企业的整个生产、经营和管理工作中，都要有预定目标，并用目标指导各单位各部门和全体职工的行动，“企业的使命和任务必须转化为目标”。

第一节　决策技术

在科学技术突飞猛进的今天，任何新技术、新产品的开发都具有一定的风险，所以，及时准确地预测未来的发展趋势，做出正确的决策，是决定企业生死攸关的大问题。可以说，现代企业的经营决策是否正确，将直接影响到一个企业的成败兴衰。对药品企业来说，企业经营的各个环节、各个层次，都存在着决策问题。

一、决策

（一）决策的概念与分类

1. 决策的概念

决策是针对特定目标，在调查研究的基础上，根据实际可能，借助于一定的科学手段和方法，从若干个可行方案中选择一个满意方案并加以实施的过程。这一定义包含着以下内容。

（1）决策要有一个明确的目标，没有目标，决策是不存在的。

（2）决策要有两个或两个以上可行方案，如果只有一个方案就没有选择的余地，就不存在决策。

（3）决策是方案的科学分析、评价和优选的过程。决策必须对所有可行方案进行分析、评价和比较，然后选择一个最合理的方案。

（4）每个方案实施后，都有一定的收益或损失，因此决策总有不同程度的风险。

决策日益渗透到企业经营的各个环节，在指导企业经营的实践中发挥着重要的作用。

2. 决策的分类

企业经营决策涉及的范围十分广泛，内容较多，且各有特点。为了使决策者从不同管理层次和侧重上掌握各类决策的特点，根据市场经济发展需要，介绍几种较为实用的决策类型（表5－1）。

表5－1　决策分类表

分类标志	类　别	特　点
按目标重要程度	战略决策	决策目标要解决的问题带有全局性，影响重大。常属于高层决策
	战术决策	带有局部性、短期性，并为战略目标服务的决策。常属于低层决策
按决策者所处管理层次	高层决策	企业最高领导者所作的重大经营决策
	中层决策	车间、各职能科室为实现企业战略决策所作的具体管理决策
	基层决策	企业基层所进行的作业性决策
按作用时间长短和制约关系	过程性决策	是一种中期决策，贯穿于全过程始终，一般是战略性的
	阶段性决策	是一种短期决策，解决全过程中不同阶段的问题，是战术性和策略性的
	随机决策	当时性决策，是对随时发生的问题作出当机立断的决定和处理，受上述两种决策制约并为其服务

分类标志	类　别	特　点
按决策的可靠程度	确定型决策	未来事件的各种自然状态非常明确和固定，方案的分析都会得到一个明确的结果，可靠性很大
	风险型决策	未来事件的各种自然状态是随机的，不能事先确定，但各种自然状态发生的概率可估计，决策有一定的风险，可靠性差
	不确定型决策	未来事件的各种自然状态不可预知，其出现的概率也未知，选择方案时主要取决于决策者的素质和经验，具更大风险性
按重复程度	程序化决策	每一步骤都有规范化固定程序，程序可重复使用，便于解决同类问题
	非程序化决策	没有固定程序和常规办法，要靠决策者的知识、经验、才干去处理的一次性决策
按决策目标及所用方法	计量决策	决策目标有准确数量，易采用数学方法来解决
	非计量决策	难以用标准的数量来表示目标，主要靠决策者的分析和判断

（二）决策的主要内容

决策贯穿于企业生产经营活动的全过程。药品企业的生产经营活动全过程，如图 5－1 所示。

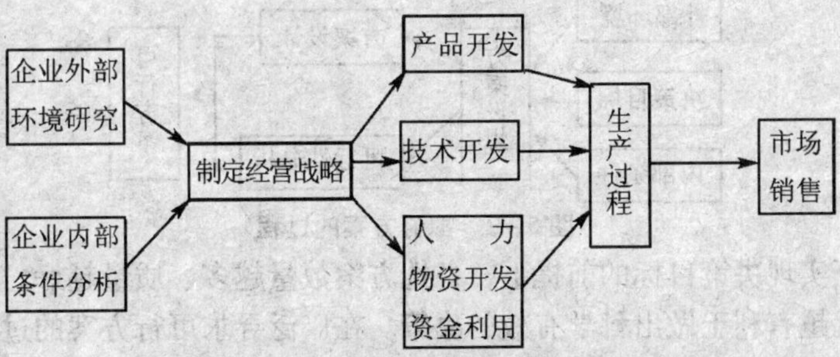

图 5－1　药品企业生产经营过程示意图

这一过程的每个环节都需要作出科学的决策，这些决策包括：①经营战略与方针、目标决策；②产品、成本、价格决策；③市场销售决策；④资源开发与利用决策；⑤技术开发与投资决策；⑥财务决策；⑦经营组织与人事决策。

二、决策的程序

决策是一个过程，是为了谋求企业外部环境、企业内部条件和企业经营目标三者的动态平衡。科学决策的一般程序可分为：确定决策目标、拟订决策方案、选择决策方案、决策方案的实施与反馈。

（一）确定目标

目标的确定是制定决策的起点。决策目标的确定是在掌握大量资料的基础上做好“企业诊断”工作，明确问题，确定目标。在确定决策目标时，要贯彻差距、紧迫和可及三原则。

在确定决策目标的过程中，需要注意两个问题：①尽可能使决策目标定量化，并据此作为实施决策中的检验标准；②决策目标既要注意有形价值（含近期），也要注意无形价值（含远期），不要单以有形价值来评估决策目标的总价值。

（二）拟订方案

方案的拟定是决策的基础环节。决策过程中应拟定多种备选方案，以便决策时选择。各备选方案应该具备三个基本条件：

（1）有利于组织目标的实现。

（2）在组织外部环境和内部条件下都具有可行性。

（3）方案必须具有明显的排他性。

拟定备选方案的过程，分为四个具体步骤。这一过程如图5-2所示。

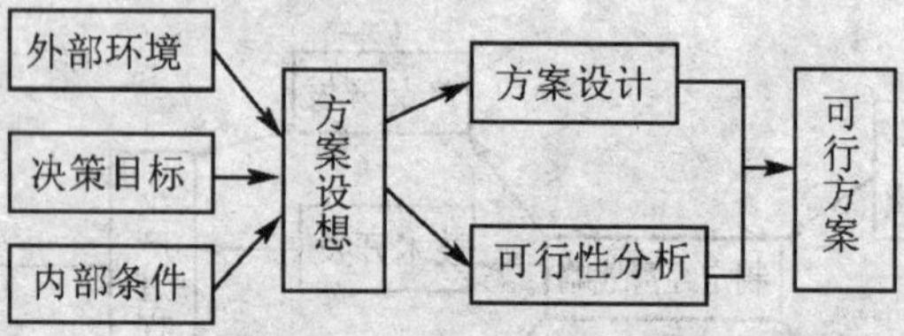

图5-2　拟订方案的过程

在保证实现决策目标的前提下，备选方案数量越多、质量越好，选择的余地就越大，就越有利于做出科学有效的决策。在广泛寻求可行方案的过程中，有些方案逐渐被淘汰，剩下的一些各具特色的方案则需要进行更细致的设计与进一步探讨。

方案的设计与论证要解决以下四个问题：

（1）所设计方案的具体结构和内容是什么？

（2）所设计方案受到哪些条件的制约？

（3）所设计方案执行后可能出现的最好结果和最坏结果各是什么？其发生的可能性各有多大？

（4）方案实施过程中有哪些具体应变措施和对策？

设计过程和论证过程是同步进行的，通过论证可以改进设计，提出课题和指明方向，改进设计后还要进行论证分析，反复数次，最后才能形成可行方案。

（三）选择方案

方案的选择是决策过程中最关键的环节。

对备选方案进行可行性与效果两方面的分析，通过比较，淘汰那些不可行和效果差的方案，同时，各备选方案也可以在这个阶段进行综合，取长补短，把众多方案综合成少数几个比较好的方案。

经过分析后，就要进行方案的优选。方案选择的方法通常有：①经验判断法，即根据决策者的经验对方案进行评选；②数学分析法，即通过各种数学模型和采用数学分析手段，求出最优解，从而对方案进行评选；③试验法，即在缺乏资料和经验，无法定量分析时，通过典型试验取得经验和数据，然后对方案进行评选。

在方案优选时，只应有一种态度，即科学、严谨的态度；也只应有一种标准，即科学有效的决策标准。在优选过程中应考虑代价、效益和风险三个因素，选择代价较小、效益较高、风险较小的方案作为决策方案。但是，这三个因素有时也会发生矛盾，所以只能进行综合分析和考虑，在多项比较中选出满意的方案，或以一个方案为主，同时吸取其他方案优点后综合制定出满意方案。

为了确保决策方案的可操作性和实施中的稳定性，在确定满意方案后还应对其作一次最后的审定。其主要内容包括：检查情报信息的真实性，找出其中失真的或有较大变动的情报；检查方案分析时被抽象掉的某些因素对决策方案有无影响及影响程度；对决策方案进行可靠性分析，测试影响决策的主要条件变化所带来的误差和变化幅度，制定应变措施。经过最后审定，认为方案可行，方能付诸实施。

（四）方案的实施与反馈

方案的实施和追踪是决策全过程中不可缺少的程序，要运用跟踪和反馈原则。为了在实施中取得令人满意的效果，需经过以下几个步骤：①使决策执行者都了解决策的内容、目的和意义；②健全机构、组织力量，不适应时要作相应调整；③指挥行动、跟踪变化，及时反馈，协调关系；④注意总体效应，及时总结经验教训，做好追踪决策，保存原决策优点，而舍弃其缺点。根据上述决策程序、步骤，不断重复活动过程，形成决策动态管理过程。

三、专项决策与决策技术

（一）经营决策

经营决策是企业全局性、长期性的大政方针方面的决策。经营决策尽管只是企业决策中的一部分，但却是现代化经营管理的核心，对企业有着极其重要的影响。

随着决策实践和决策理论的发展，决策需要运用的方法是很多的。概括为两大类：一类属于主观决策法，另一类属于计量决策法。

1. 主观决策法

也称决策的“软”方法，是指用心理学、社会学、组织行为学、政治学和经济学等有关知识和经验，在经营决策的各个阶段，根据已知情况和资料，提出决策意见，并作出相应的评价和选择。主观决策常用的方法如下。

（1）专家意见法（德尔菲法） 这种方法采用通讯方式，请专家（10～40人）背靠背地对需要预测的问题提出意见，企业将各人意见经过多次信息交换，逐步取得一致意见，从而得出结果。其具体做法是：①拟定课题，列出调查表，并附有背景材料。②选择与课题有关的专家。③将调查表寄给选定的专家，由他们在规定的时间内填妥寄回，而后企业对第一轮的调查表进行综合整理汇总成新的调查表，再寄给专家征求意见。如此反复几轮，可使意见趋于一致。

（2）方案前提分析法 它的特点是不分析方案内容，只分析方案的前提能否成立，即可说明目标和途径是否正确。

（3）头脑风暴法与反头脑风暴法 头脑风暴法亦称畅谈会法。其特点是邀请专家，针对一定范围的问题畅所欲言，同时有四条规矩：第一，鼓励每个人独立思考、开阔思路，不要重复别人的意见；第二，意见和建议越多越好，不受限制，也不怕冲突；第三，对别人的意见不要反驳、不要批评，也不要作结论；第四，可以补充和发展相同的意见。这种方法旨在鼓励创新并集思广益。反头脑风暴法正好与上述相反，同意的肯定意见一概不提，而专门找矛盾，挑毛病，群起而攻之。这两种方法运用得当，可起到互补作用。

主观决策法的具体形式很多。其优点是：方法灵便，通用性大，容易被一般管理者接受，而且特别适合于非常规决策，同时还有利于调动专家的积极性，提高他们的工作能力。其局限性表现为：由于它是建立在专家个人直观的基础上，缺乏严格论证，易产生主观性，而且还容易受决策组织者个人倾向性的影响。

2. 计量决策方法

亦指决策的“硬技术”，是建立在数学工具基础上的决策方法，其核心是把决策的变量与变量、变量与目标之间的关系用数学式表示出来（即建立数学模型），然后根据决策条件，通过计算求得答案。这种决策可以分为确定型、风险型和不确定型三种，分别介绍如下。

（1）确定型决策方法　指影响决定的因素、条件和发展前景比较清晰明确，并且容易作出判断，根据决策目标可以选择最佳方案的一种决策方法。确定型决策方法有以下三类。

①单纯优选法　这是根据已掌握的每一个方案的每一个确切结果，进行比较，直接选择最优方案的方法。

②系统分析决策法　它是一种有效的决策工具。其主要目的是对某一项具体任务进行全局性、综合性的研究，分析系统内各个组成部分在全局中所处的地位及其对全局的影响，从系统的角度，即从全局的观点来进行决策。

假设某药品企业生产甲药品，年生产能力为110 000件。预计下一年度的经营情况如表5－2所示。

表5－2　　甲药品2000年经营情况计划表

项目	单价（元/件）	总计（元）
已定货量8万件	100	8 000 000
变动费用	50	4 000 000
固定费用	31.25	2 500 000
生产成本	81.25	6 500 000
毛利	18.75	1 500 000
运费	5	400 000
固定推销费	5	400 000
净盈利	8.75	700 000

由上表可见，该企业产品的单件生产成本为81.25元，如考虑运费和推销费，实际成本为91.25元，年净盈利70万元。由于订货量只有80 000件，少于该企业生产能力110 000件。现假定有一商人愿试销此产品，但只愿出80元/件，运费商人自理，今年先订货20 000件试销，如果销路好可逐年追加订货量，价格另定。试问该企业是否要接受此项订货？

首先，进行成本分析。由成本曲线可知，单位产品成本是随产品产量增加下降的。本产品的成本曲线如图5－3所示。

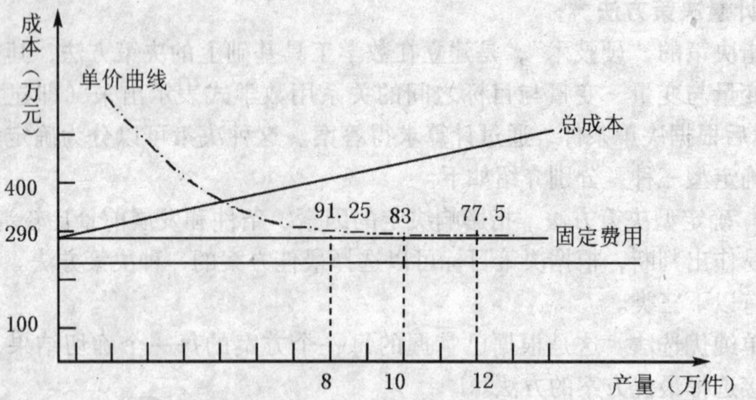

图5-3 成本曲线图

由图5-3可见，如接受订货，企业产量可由80 000件增加到100 000件，相应的成本由91.25元/件下降到83元/件。所以对企业是有利的。

其次，我们再进行下列经济效益计算：

由于增加订货20 000件产品，所以总成本的情况为：

固定成本=2 500 000+400 000（固定摊销费）=2 900 000（元）

变动成本=4 000 000+400 000（运费）+20 000×50=5 400 000（元）

由于新增订货由商人自己运输，故运费未因订货增加而增大。由此可得生产100000件时，

总成本=2 900 000+5 400 000=8 300 000（元）

总收入=80 000×100+20 000×80=9 600 000（元）

企业净盈利=9 600 000-8 300 000=1 300 000（元）

根据上述计算结果可见，从企业总盈利全局看，不接受该商人订货时，年盈利只有70万元；接受商人订货时，年盈利增至130万元，从而使企业多得60万元，企业的生产能力也得到了充分利用。如果该商人试销顺利还可开辟新的市场，有利于企业长期经营目标的实现。由此可见，企业的正确决策应该是接受订货。

③量本利分析决策法　或称盈亏平衡法，是根据对业务量（产量、销售量、销售额）、成本、利润三者进行综合分析，求出盈亏平衡点。这是企业经营决策的常用方法。

盈亏平衡点是企业在一定产销量下开始扭亏的转折点。这一点的销售收入补偿变动成本后刚好等于固定成本，不亏不盈，以这一点为界，销售量超过此点就有利润，低于此点则要亏损。如图5-4所示。

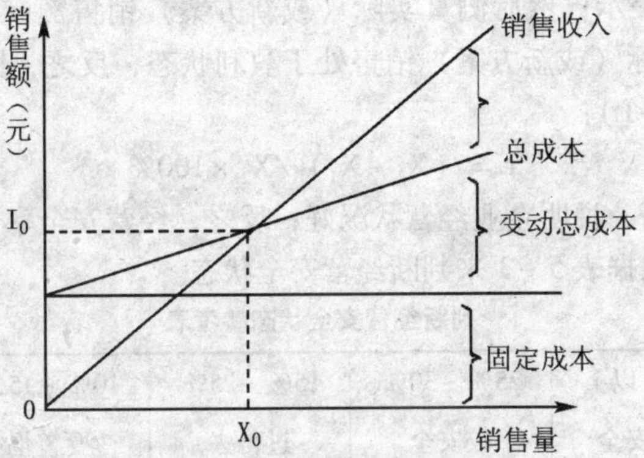

图 5-4 盈亏平衡图

销售额减去变动成本后的余额称边际贡献。这个余额先要抵偿固定成本，剩余部分为利润。可见，边际贡献是对固定成本和利润的贡献。当总的边际贡献与固定成本相等时，恰好盈亏平衡，这时，每增加一个单位的产品，就会增加一个边际贡献的利润。边际贡献是量本利分析的一个重要概念。

量本利分析的基本公式如下：

$$\begin{aligned} P &= I - Z \\ &= X \cdot S - X \cdot V - C \\ &= X \cdot (S - V) - C \end{aligned}$$

上式中：P 为利润；I 为销售额；Z 为总成本；C 为固定成本；X 为销售量；S 为销售单价；V 为单位变动成本。

当 P=0，企业不盈不亏时，则有：

$$X \cdot (S - V) = C$$

将此时的 X 记为 X_0，有：

$$X_0 = C / (S - V)$$

上式中：X_0 为盈亏平衡点的销售量；S－V 为单位边际贡献。

企业在满足社会需求的前提下，要自负盈亏，尽可能多获利，这样，求得保证一定目标利润下的销售量成为量本利分析的一个重要问题，销售量可用以下公式求得：

$$X_Z = (C + P_Z) / (S - V)$$

$$I = (C + P_Z) / (1 - V/S)$$

上式中：P_Z 为目标利润。

④量本利分析在决策中的应用　企业经营安全边际分析。经营安全边际分析是通过计算经营安全率来判断企业经营状况的重要方法，首先测算出保本点销售

额（量），用 X_1 表示；然后测算实际（或新方案）销售额（量），用 X_2 表示，若 $X_2 > X_1$，则实际（或新方案）销售处于盈利状态，反之，则要亏损；最后计算出经营安全率（L）：

$$L = (X_2 - X_1) / X_2 \times 100\%$$

经营安全率高，说明企业经营状况好；反之，经营安全率低，说明企业经营状况差。一般可根据表 5-3 来判断经营安全状态。

表 5-3　判断经营安全状态参考表

经营安全率	30%以上	25%~30%	15%~25%	10%~15%	10%以下
经营安全状况	很安全	较安全	过得去	要警惕	危险

提高经营安全率有两条途径：增加产销量（额）和将盈亏平衡点下移。盈亏平衡点下移有三种办法：降低固定成本；降低变动成本；降低固定成本，降低变动成本，使总成本下降。

预测一定销售量下的利润水平。例如：某药品企业生产销售一种药品，单位变动成本 50 元，年固定成本 30 000 元，销售单价 200 元，据市场预测，年度销售量为 300 件，问该企业可获利多少？

$$P = X \cdot (S - V) - C = 300 \times (200 - 50) - 30\,000 = 15\,000\text{（元）}$$

企业每年可获利 15 000 元。

测定企业目标成本。例如：某企业电动手术台每台售价 10 万元，单位变动成本 6 万元，年固定成本 400 万元，预定目标利润 600 万元，问该企业目标成本应为多少？

$$I = (C + PZ) / (1 - V/S) = (400 + 600) \div (1 - 6/10) = 2\,500\text{（万元）}$$

$$\text{目标成本} = \text{销售额} - \text{目标利润} = 2\,500 - 600 = 1\,900\text{（万元）}$$

在保证 600 万元年目标利润的情况下，目标成本应为 1 900 万元。

亏损产品的决策。在企业经营中，若某一产品的销售收入低于总成本而产生亏损时，往往急于停产或淘汰。其实不然，应对此作具体分析后才能决策。出现这种情况，首先应当考虑该产品是否有边际贡献，如果还有就应当继续生产，因为边际贡献可以弥补固定成本，而停产的话，固定成本依然发生，企业反而会由于减少对固定成本的补偿而增加亏损。如果边际贡献为零或负数，当然应该停产。

总之，量本利分析在企业经营决策中应用非常广泛，如选择生产经营方式、开发新产品、产品定价、是否接受订货、调整产品结构、购置新设备等都需借助这一分析方法。

（2）不确定型决策方法　不确定型决策所面临的问题是决策目标、备选方案尚可知，但很难估计各种自然状态发生的概率。因此，此类决策主要靠决策者的经验、智力，以及对承担风险的态度。不确定型决策的主要方法如下。

①等概率决策法　既然各种各样自然状态出现的概率无法预测，不妨按出现的概率机会相等计算求期望值，作出方案选择。例如，某企业准备生产一种新产品，对于市场的需要量估计为三种情况，即较多、中等和较少。企业拟定了三种方案，即第一方案是改建生产线；第二方案是新建生产线；第三方案是与外厂协作生产。对这种产品，工厂拟生产五年。根据计算，其收益值如表 5－4 所示。

表 5－4　　某企业某种产品收益方案比较表　　（单位：万元）

方案＼自然状态	不同需求量的收益值			期望值
	较多（概率0.33）	中等（概率0.33）	较少（概率0.33）	
改建生产线	18	6	－2	$=0.33\times18+0.33\times6+0.33\times(-2)=7.5$
新建生产线	20	5	－5	$=0.33\times20+0.33\times5+0.33\times(-5)=6.6$
协作生产	16	7	1	$=0.33\times16+0.33\times7+0.33\times1=7.9$

从表 5－4 中看出，协作生产期望值最理想，故决策方案为协作生产。

②悲观原则决策法（小中取大法）首先找出各个方案的最小收益值，然后选择收益值中最大的那个方案为最优方案。

以表 5－4 为例，第一方案最小收益值为 －2，第二方案最小收益值为 －5，第三方案最小收益值为 1，因此，第三方案应为最优方案。

我们也可采取最大收益值法（大中取大法）：在上例中找出各方案的最大收益值分别为 18、20、16，从中选择最大值，这样第二方案将为最优方案。但采用这一方案风险较大，要慎用。

③乐观系数决策法　小中取大法是从悲观估计出发，大中取大法是从最乐观的估计出发，两种方法都受个人个性影响。有的专家提出一种折中的方法，要求决策者对未来发展作出判断时，选择一个系数 α 作为主观概率，叫做乐观系数。

以表 5－4 为例，若 $\alpha=0.7$，则：

改建生产线期望值 $=0.7\times18+0.3\times(-2)=12$

新建生产线期望值 $=0.7\times20+0.3\times(-5)=12.5$

协作生产期望值 $=0.7\times16+0.3\times1=11.5$

三种方案中新建生产线期望值最高，故决策方案为新建生产线方案。

④后悔值原则决策法（最小后悔值法） 某一种自然状态发生时，即可明确哪个方案是最优的，其收益值是最大的。如果决策人当初未采用这一方案而采取其他方案，这时就会感到后悔，最大收益值与所采用的方案收益值之差，叫后悔值。

首先，从表5－4中找出各自然状态的最大值为20、7、1。

其次，对各个自然状态，用最大收益值减去同种状态的其他收益值，即为后悔值。

从表5－5中可见，各方案的最大后悔值分别为3、6、4。决策者应选择最大后悔值中最小的那个方案为较优方案。因此，改建生产线方案是最佳方案。

表5－5　　某企业某产品收益状态比较表

自然状态 / 方案	不同需求量的后悔值			最大后悔值
	需求较多	需求中等	需求较少	
改建生产线	20－18＝2	7－6＝1	1－（－2）＝3	3
新建生产线	20－20＝0	7－5＝2	1－（－5）＝6	6
协作生产	20－16＝4	7－7＝0	1－1＝0	4

（3）风险型决策法 也称随机性决策或概率型决策，它需要有明确的目标，如获得最大利润；有可以选择的两个以上的可行方案；有两种以上的自然状态；不同方案在不同自然状态下的损益值可以计算出来；决策者能估算出不同自然状态出现的概率。因此决策者在决策时，无论采用哪一个方案，都要承担一定的风险。风险型决策常用的方法是决策收益表和决策树等。下面主要介绍决策树。

决策树是以图解的方式分别计算各个方案在不同自然状态下的损益值，通过综合损益值比较，作出决策。决策树是将可行方案、影响因素用一张树型图表示。以决策点为出发点，引出若干方案枝，每个方案枝都代表一个可行方案。在各个方案枝末端有一个自然状态结点，从状态结点引出若干概率枝，每个概率枝表示一种自然状态。在各概率枝末梢，注有损益值。决策树结构图，如图5－5。

例如，某药品企业准备生产一种新产品，对未来三年市场预测资料如下：现有三个方案可供选择，新建一车间，需要投资140万元；扩建原有车间，需要投资60万元；协作生产，需要投资40万元。三个方案在不同自然状态下的年收益值如表5－6所示。

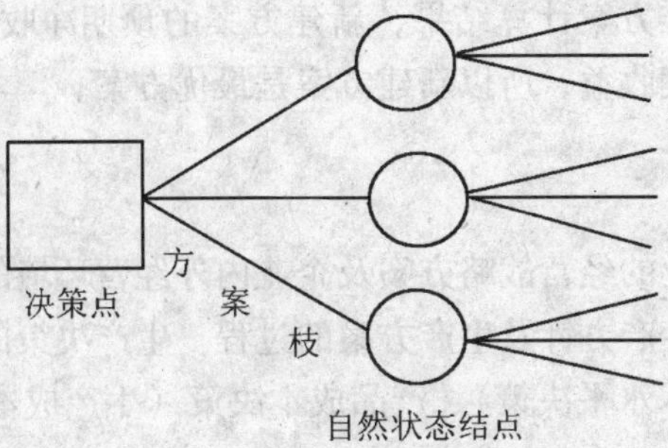

图 5－5　决策树结构图

表 5－6　　不同自然状态下的年收益值比较表　　（单位：万元）

自然状态 / 收益值 / 方案	市场需求		
	高需求	中需求	低需求
	0.3	0.5	0.2
新建车间	170	90	－6
扩建原有车间	100	50	20
协作生产	60	30	10

要求：①绘制决策树；②计算收益值；③方案优选（剪枝）。

根据条件绘制决策树，如：

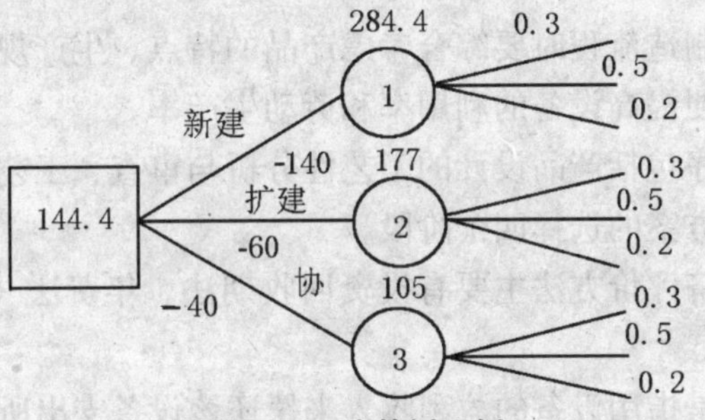

图 5－6　决策树示例

按三年计算不同方案的综合收益值：

新建车间［0.3×170＋0.5×90＋0.2×（－6）］×3＝284.4（万元）

扩建车间（0.3×100＋0.5×50＋0.2×20）×3＝177（万元）

协作生产（0.3×60＋0.5×30＋0.2×10）×3＝105（万元）

新建方案收益＝284.4－140＝144.4（万元）

扩建方案收益＝177－60＝117（万元）

协作方案收益＝105－40＝65（万元）

方案优选：比较三个方案计算结果，新建方案的预期净收益为144.4万元，大于扩建方案和协作方案收益，所以新建方案是最优方案。

（二）生产决策

生产决策是根据企业的经营战略方案及企业内外经营环境的状况确定企业的生产方向、生产目标、生产方针及生产方案的过程。生产决策的主要内容包括工艺和设备决策（自然技术水平决策）、产品成本决策（生产成本决策）和生产类型与厂址决策。

1. 工艺和设备决策

工艺决策是对产品的主要制造技术和产品的基本制造流程进行制定（设计）、评价和选择。设备决策是根据企业生产方案、工艺方案和企业内外部环境的状况，制定、评价、选择企业设备方案。设备决策决定了设备的使用寿命、施工工期、产品质量和制造成本等。

工艺决策的主要内容包括两个方面：一是产品的主要制造技术决策；二是产品的基本制造流程决策。

在选择制造技术时要考虑能否将企业所需的产品加工出来、产品的关键功能能否较好地实现、质量能否保证、成本是否适宜、能否大幅度提高产品的附加价值。另外在选择技术时，还要从经济角度考虑，要选择适当的技术，避免选择功能过剩的技术。

选择产品基本制造流程时要综合考虑产品的特点、生产规模、品种数量及不同的工艺方法，以便提高设备的利用率和劳动生产率。

工艺决策的程序包括产品设计的工艺性分析与审查、工艺方案的制定、工艺方案的评价、工艺方案的选择四个阶段。

设备决策的经济评价方法主要有投资回收期法、年费法（年价法）、现值法和损益平衡分析法。

投资回收期法是指用设备的盈利收入来偿还该设备支出所需要的时间。年费法是首先把购置设备一次支出的设备费（指投资费）依据设备的寿命周期，按复利计算，换算成相当于每年的费用支出，然后加上每年的使用费，得出不同设备的总费用，进行比较、分析，选择最优方案。现值法是将设备寿命周期每年的使用费，按复利计算，换算成相当于最初一次性投资的总额，再加上设备的最初购置投资额，得到设备的寿命周期费，选较少寿命周期费作为决策标准。

用年费法或现值法评价设备投资方案时，首先应当比较各设备的寿命周期，如果各设备的寿命周期相同，则两种评价方法均可采用；如果设备的寿命周期不同，考虑投资风险的问题，则用年费法比较合适。

2. 生产类型决策

企业的生产类型一般有大量生产、成批生产和单件生产三种类型。生产类型决策就是要决定采用何种类型能够满足企业生产的要求及何种类型是最经济合理的。因为不同的生产条件、不同的市场需求条件下采用不同生产类型的成本和收益是不同的。

在面对市场需求多样化、技术和产品升级换代不断加快的情况下，企业必须采用相应的技术措施和组织措施来提高企业的柔性，正确处理多品种与大批量的矛盾。提高生产系统柔性的措施有：第一，采用多品种的可变流水生产取代单一品种的流水生产。第二，采用柔性制造系统，包括用计算机控制下的若干数控机床，用自动化物料传送系统连接起来，可以适应多品种小批量的生产需求，提高设备利用率，缩短交货期。第三，推行产品系列化、零部件标准化、通用化。第四，推行成组技术，应用相似性原理，把同类的零件归为零件族。第五，采用减少变化方案的方法。

3. 厂址决策

厂址决策就是确定企业坐落的区域位置。厂址决策应考虑的因素包括地理条件、气候条件、交通运输条件、资源条件、能源供应条件、水源与排水条件、适当的扩展余地、环境保护、安全要求、生活条件、协作条件、劳动力、产品销售、存储条件和建厂投资费用等。为了综合评价各种因素的作用，可采用分等加权法。这种方法首先要列出影响厂址的所有因素，并按重要程度确定其权数；其次要列出可供选择的各个厂址，每个因素对各个地址的影响可能有好有差，可按其影响程度的不同划分几个等级，并相应地规定各等级的系数；确定了权重和等级系数后，将两者相乘就可以计算出该因素下各个厂址的得分，将每个厂址在各因素下所有得分加起来，其中得分最多的就是所要选择的较佳厂址。

（三）销售决策

销售决策是企业在进行经营战略决策的基础上，根据企业经营环境，特别是市场环境的现状及其变动趋势而作出的产品销售方面的决策，最终的结果是形成企业营销方案。销售决策主要包括目标市场决策、营销价格决策、促销决策和销售渠道决策。

1. 目标市场决策

目标市场决策包括四个步骤：

（1）市场测定与预测　企业应当对现实的和未来的市场进行细致的调查研

究，弄清所有在市场上销售的同类产品及销量，通过收集的各类数据测定市场的规模。此外，还应根据市场环境的诸因素及其变化趋势，对未来市场的增长作出预测，以指导营销决策。

（2）市场细分化　任何企业都无法全面满足整体市场的不同需求，而只能根据其条件和能力，为自己规定一定的经营范围，满足一部分消费者某些方面的需求。这就要求企业在市场细分的基础上，选择各自的目标市场。所谓市场细分化，就是企业根据消费者或用户的购买行为和购买习惯的差异，划分出两个以上不同消费者群的过程。每个相类似的消费者群就是一个细分市场。利用市场细分策略有利于企业不断寻找到新的市场机会，以便集中资源，发挥特色，增强应变能力。消费品市场可根据地理因素、人口统计因素、心理因素、购买行为因素等标准进行细分。生产资料市场可根据最终用户、用户经营规模、用户地理位置、行业特点等标准进行细分。

（3）确定目标市场　确定目标市场是指企业有选择地进入一个或更多的细分市场的决策。企业在对细分市场的市场需求、市场潜力、市场占有率、成本利润、企业内部条件、竞争者等方面分析评价后，决定细分市场的取舍。企业可选择五种途径进入细分市场：①集中于一个单一的细分市场；②集中于一种顾客需要；③集中于一个消费者群；④为几个不相关联的细分市场服务；⑤为整体市场服务。企业往往通过一个细分市场进入新开辟的市场，在成功建立信誉后，再进入更多的细分市场，然后纵横扩展，不断提高市场占有率。

（4）市场定位　市场定位就是为使某种产品在市场上和目标消费者心目中占有明确的、突出的、必要的地位而采取措施，作出决策。市场定位方式一种是直接同另一品牌竞争，另一种是避开竞争。成功的市场定位有助于细分市场地位的确定，也是市场营销组合策略的基础。市场定位示意图见图 5－7。

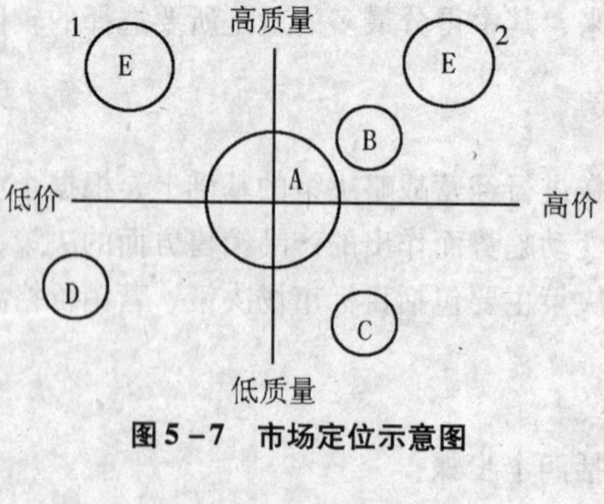

图 5－7　市场定位示意图

2. 营销价格决策

企业制订产品价格，应遵照有利、有法、有度三个原则。第一，有利，产品价格水平必须对企业有利，能实现企业的经营目标；要有利于增加销售，有利于提高市场竞争力和占有率，保证企业有利可图。第二，有法，依法定价。第三，有度，是指合理价格界限；上限要为消费者所接受，使销售超过盈亏平衡点，下限是售价要高于单位变动成本，能带来边际贡献。

一个企业采用的定价方法是多种多样的。最主要的定价方法有成本加成定价法、盈亏临界点定价法、边际成本定价法、需求定价法、竞争导向定价法等。

(1) 成本加成定价法　它是以单位产品成本为基础，加上一个适当比例的利润后形成价格的定价方法。其计算公式如下：

单位产品价格 = 单位产品成本 ×（1 + 加成率）

例如，某企业生产一台小型录音机的单位成本为100元，利润为30%，则该种产品单位定价为：

单位产品价格 = 100 ×（1 + 30%）= 130（元）

这种方法常用于零售业，加成率因商品的不同而不同。

(2) 盈亏临界点定价法　它是指企业在已知固定成本和单位变动成本的情况下，求产销一定数量的产品在什么样的价格水平下，企业不致亏损的定价方法。其计算公式如下：

单位产品价格 = 单位变动成本 +（固定成本总额 ÷ 产品产销量）

例如，某企业甲产品的年产量为100台，年固定成本为100 000元，单位变动成本为1 000元。求甲产品的盈亏临界点价格。

单位产品价格 = 1 000 +（100 000 ÷ 100）= 2 000（元）

甲产品的价格至少为2 000元时，才能保本。

(3) 边际成本定价法　它是指所定价格所得收入超过产品的变动成本的定价方法。其收入超过变动成本的部分可用来补偿固定成本。其计算公式如下：

产品价格 = 单位变动成本 + 单位边际利润

单位边际利润 =（销售收入 − 总变动成本）÷ 销售数量

式中：单位边际利润即是产品价格高于单位变动成本的部分。

例如，某企业生产丙产品年销售量为1 000台，销售收入为1 200 000元，固定总成本为500 000元，单位变动成本为800元。求单位产品价格是多少？

产品价格 = 800 +（1 200 000 − 1 000 × 800）÷ 1 000

　　　　 = 800 + 400 = 1 200（元）

根据边际成本定价法确定的产品售价，其价格水平低于正常定价。在供过于求、竞争激烈的市场环境下可采用这种定价方法。

（4）需求定价法　它是根据购买者对产品需求强弱的不同，定出不同价格的一种定价方法。需求较强，价格定得高些；需求较弱，价格定得低些。需求定价可以分为以顾客、产品、空间和时间为基础四种方法。

①以顾客为基础定价　一个企业对同一种产品，可根据顾客的需求强度不同定出不同的价格。如电力企业所发的电，民用电收费高而对工业用户收费低，这是因为民用用电量刚性强，需求弹性小；而工业用户需求弹性大，若对工厂的用电收费高于工厂内部发电费用，工厂就会自行发电。

②以产品为基础定价　它是对同种产品的不同式样规定不同的价格，而价格差别同成本差别没有对应关系，主要是根据购买者对不同式样的不同需求强度来决定价格的。一般而言，式样新颖、炫耀性强的消费类产品，适合于高收入高消费阶层，其价格上升超过成本上升的现象比较明显。

③以空间为基础定价　同一种产品在不同的空间位置或地理位置出售，如果存在不同需求强度，就可以定出不同的价格，而成本无大的差别。如出口的茶叶、生丝、桐油等产品，国际市场需求强烈，那么在国际市场上的定价就比国内市场高。

④以时间为基础定价　它是指用户的需求强度随着时间的不同而有显著差别时，就可以按季节、日期或一天中的不同时刻，定出不同价格。如夏季对电扇、冷饮、凉鞋等的需求量增大，其价格可高些；冬季则可相应降价。

（5）竞争导向定价法　它主要依据竞争者的价格来定价，或与主要竞争者价格相同，或高于或低于竞争者的价格，这主要看产品需求情况而定。其特点是，只要竞争者价格不变，即使成本或需求发生变动，价格也不变；反之，亦然。其定价方法有以下几种。

①随行就市定价　即按照行业的平均现行价格水平来确定本企业的产品价格。

②投标定价　即由卖方申报价格，并将报价单封闭递交买方，由买方审查选定卖方。一般来说，报价较低的卖方会被选中，价格也由此来确定。

③拍卖定价　它由卖方预先发表公告，展示出拍卖物品，买方预先看货，在规定时间公开拍卖，由买方公开竞争叫价，直到出现不再有人竞争的最高价格即为成交价格，卖方按此价格拍板成交。

3. 促销决策

促销即促进销售，是指促进产品销售活动的总称。它通过人员和非人员的方法来宣传和介绍产品，激发消费者的购买欲望，以达到销售目的。其基本含义就是企业要加强与消费者之间的信息沟通，促进顾客购买欲望的产生和消费方式的变化，使顾客对卖方产生好感，从而产生购买行为。在促销工作中，有人员推销和非人员推销两种方式，前者是指人员推销、营业推广和公共关系，后者是指广告促销等。为了达到企业促销目标，即出售商品和树立企业声誉两大要求，必须对各种促销方法进行选择、组合和应用。

促销包括几个要素，也就是如前所述的广告宣传、人员推销、营业推广和公共关系的方法。每一要素（或方法）都有它的长处和短处以及各自的适应面。如人员推销成交效果好，但影响面小，且费用高；广告宣传辐射面广，费用一般，但成交效果差；营业推广成交效果好，费用有多有少。不同的推广方法都有特定的影响面，往往不够普及。公共关系的成交效果虽然不明显，但其作用持久，是一种长效应的广告，有利于建立工商、购销的良好关系。如同市场营销组合一样，要达到占领目标市场的目的，促销的各要素也必须组合起来，才能产生最佳效果。因此，必须根据商品的性质、产品所处寿命周期阶段等各方面的要求，选择促销策略，制订最佳的促销组合。换言之，企业要有计划地把人员和非人员的各种促销手段配合起来，形成一个促销的策略组，并使之成为企业市场营销组合中的一个“次组合”，在市场经营战略中发挥其应有的作用。

4. 销售渠道决策

企业为了实现经营目标、扩大商品销路和企业本身的影响、获得最佳的经济效益，必须将商品以最快的速度、最好的价格，送到最终消费者手里。这就需要进行销售渠道决策，即如何确定销售路线的长短、宽窄，选择合适的中间商，保证商品的畅销。进行销售渠道决策可以从几个方面着手：①销售渠道长短的选择；②销售渠道宽窄的选择；③广泛的销售渠道；④有选择的销售渠道；⑤独家销售渠道；⑥中间商的选择。

当企业选定了要进入的目标市场以后，进一步要解决的问题，就是用什么样的销售渠道策略进入国际市场。这不仅关系到商品的销售，而且关系到进入国际市场的商品定价、广告宣传和其他各项促销活动的安排，也关系到对市场的控制程度。企业进入国际市场策略的主要形式如图 5－8 所示。

企业要进入国际市场，必须根据自身的条件、商品的特点和国际市场的特点，选择合适有利的销售渠道。

（四）人事决策

广义的人事决策指有关人事管理各方面的决策，主要包括：岗位定员决策、岗位定额决策、工资报酬决策、职务分类决策、员工培训决策、劳动保护决策、人事任免决策等等。狭义的人事决策指人事的选择录用，也就是指决定让什么人从事哪一项工作。这里的人事决策是指狭义的人事决策。

人事决策是指通过科学的精确测算，对岗位和所招聘的人选相互之间进行权

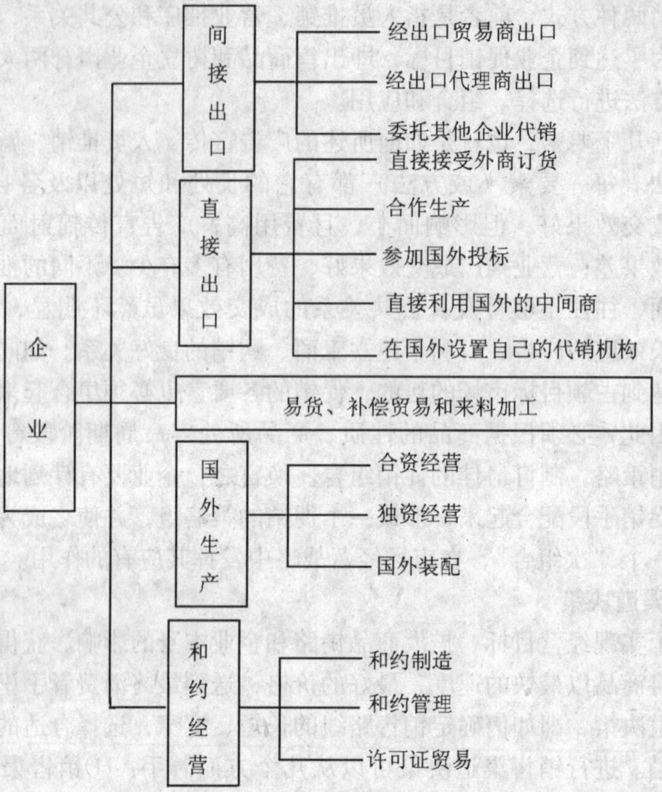

图5-8　企业进入国际市场的主要形式

衡，实现人适其岗、岗得其人的合理匹配过程。人员录用决策成功与否，对招聘有着极其重要的影响，如果决策失误，则可能使整个招聘过程功亏一篑，不仅使企业蒙受损失，还会因此延缓企业的发展。

人事决策涉及人员录用标准、人员录用决策方法和程序。

人员录用标准，一是以岗位为标准，按岗位要求选择合适人选；一是以人员为标准，将人员安置到合适的岗位上，实现人尽其才、才尽其用。每种标准都可以实现局部最优化，但通常将两者结合起来使用，可互为补充，以提高组织的整体资源配置效果。

人事决策方法有淘汰式和权重式。淘汰式指对招聘人员的录用测试采取淘汰制，每一关都通过了，才算合格；权重式指对招聘人选的各种测试结果，根据不同需要赋予不同权重，综合所有测试结果决定录用人选。

一个比较有效的人员录用决策程序模式如下。

① 对岗位要求的各种才能进行测试；

② 对各种才能，针对不同岗位赋予不同的权重值；

③ 计算招聘人选在各个岗位上的得分；

④ 根据岗位最低要求，排除应聘该岗的不合格者；

⑤ 以人为标准，排列各岗位最合适人选（标记为甲）；

⑥ 以岗位为标准，排列各岗位最合适人选（标记为乙）；

⑦ 根据上两条结果，按最优原则和一致原则，进行人岗匹配：每岗选该岗得分最高者，每人选该人得分最高岗；甲乙一致，该人选即该岗最佳人选；最佳人选占用的其他岗位记做空缺；甲或乙一方空缺，由另方人选填补该岗；填补人选占用的其他岗位记做空缺；甲乙都为空缺，表明该岗无合适人选。

链接

11 个最经典的管理决策

很多人认为制定出好的决策是管理的本质，《管理评论》的一个商业作家邀请专家们选出 75 个最经典的决策，所有这些决策都很成功且具重要影响。以下列出的是 11 个和企业直接相关的经典决策。

1. 沃尔特·迪斯尼听取他妻子的意见，把他的卡通老鼠命名为 Mickey 而不是 Mortimer。1982 年，Mickey 和 Minnie，在影片 “Steamboat Willie” 中首次亮相，之后娱乐界再没有过这么成功的例子。

2. 弗兰克·麦克纳玛拉在 1950 年的某一天，走进了一家饭店之后发觉自己没带钱。这使他想出制造用餐者俱乐部卡的主意。第一张信用卡使整个世界买卖的本质改变了。

3. 小托马斯·华生服务于 IBM 公司，并于 1962 年花费了 50 亿美元开发了 360 系统计算机。虽然 IBM 公司的市场研究认为这种计算机在整个世界可能只能卖出 2 台，但结果它却成为首台主机。

4. 罗伯特·伍德卢弗在二战期间是可口可乐公司的总裁。1941 年左右他开始把瓶装可乐以一瓶一个镍币的价格卖给士兵。这一决策获得很多忠实顾客，而且还有这样一种情况：返家的士兵们影响了他们的家人和朋友，促使他们购买。

5. 吉恩·尼德1961年在纽约肥胖治疗中心减肥。她每周邀请6个减肥朋友到她的皇后公寓聚会，这一策划创造了健美中心，开创了减肥行业。

6. 比尔·盖茨在1981年IBM公司并没有对他们所有的PC机要求控制权时，他决定购买IBM的MS/DOS系统，这一决策奠定了微软公司成功的基础，并降低了IBM公司的声望和显赫地位。

7. 惠普公司的一个工程师在1997年发现用一种特殊方法加热金后可以使它泼溅。管理层决定开拓这一发现，从而开创了喷墨式打印机行业，并由此奠定了惠普公司60多亿美元收益的基础。

8. 西尔斯&罗布克公司在1905年决定开设它的芝加哥邮购工厂。西尔斯公司的货物清单使它的货物形成了全新的顾客基础，而且树立了大批量产品的形象。

9. 雷·克洛克看到麦当劳兄弟的汉堡、炸薯条和奶昔的销售面这么广，所以1955年他决定开设自己的特许经销店，组建麦当劳公司。克洛克很快就创造了全球性大众公司，占据了快餐市场的大部分份额。

10. 宝洁公司在1931年时引入了它的品牌管理系统，该系统显示了品牌的优势，并且提出了其管理层一直遵循的蓝图。

11. 麦克尔·戴尔1986年决定直接销售PC机，并且根据订单制造电脑。该行业的其他公司现在正试图模仿戴尔电脑公司的战略。

摘自《管理学精要》（美）杜柏林

第二节　计划管理技术

企业要在多变的市场环境中求得生存和发展，必须根据社会的需要，结合本企业的经营能力，制定科学合理的计划，并能用计划来组织、指挥、监督、调节生产经营活动，以保证企业各项任务顺利完成并取得最佳的经济效益和社会效益。

一、制定计划

（一）计划的概念

所谓计划就是对行动的预先设计，它是在决策目标指导下，以预测工作为基础，对实现目标的途径做出具体安排的一项活动。企业经营计划是按照经营决策所确定的方案对企业生产经营活动及其所需各种资源从时间和空间上做出具体统筹安排的工作。企业经营计划的重要性可归纳为决策的基础、应变的提防、统一经营的保障、有效控制的手段。因此，企业对一切工作的管理都必须始于计划、终于计划。

计划的制定本身也是一个全面分析的过程，它的内容常用"5W1H"来表示。即做什么（What to do）：明确所要进行的具体活动内容和要求；为什么做（Why to do it）：明确计划的目标、宗旨和战略，并论证其可行性；何时做（When to do it）：规定计划中各项工作的开始和完成的进度，对工作能力和资源要平衡；何地做（Where to do it）：规定计划实施地点和场所，合理安排计划实施的空间；谁去做（Who to do it）：确定由哪些部门和人员负责实施计划；怎么做（How to do it）：制定实现计划的措施和相应的政策、规划等，进行最后的综合平衡。

（二）计划的编制

1. 编制程序

企业根据具体情况来制定计划，其编制程序由于企业的性质特点不同而不完全相同。

企业计划编制程序，可以依据需要来设定：①总公司或总厂计划，包括营销、生产、采购、研究、人力、公关、财务计划等部分；②分公司或分厂计划，其内容同总公司或总厂计划一致；③利润成本中心分别以事业部制订计划；④职能部门分别制订计划；⑤地区、产品分别制订计划。

以上各组织阶层计划，是以企业内部管理为着眼点的，如果是股份制企业，除总公司或总厂计划应提呈董事会和职工代表大会讨论，其他计划皆供总公司或总厂（总经理或厂长）以下负实际盈亏责任者之用，不必经董事会或股东会（在国有企业则为有关上级机关）核准。因为其投入（成本）及产出（成果）数字都已反映于总公司或总厂计划及预算，所以董事会或股东会不必过问，以免给总经理（厂长）或经理部门带来不必要的工作障碍。

2. 编制计划的步骤

（1）调查研究，收集资料　编制计划的关键是摸清情况，掌握资料。这就必须进行调查研究，以便通过对企业外部环境和内部条件的分析，更为深入地摸清市场，把握企业自身的优势和劣势，特别要掌握计划的限制条件，例如原料、能源、销售渠道、资金、设备、厂区面积等许可和保证条件。一个高质量的计划，就是要把企业的优势发挥得淋漓尽致，抓住内外部环境带来的机会，弥补自己的劣势，尽可能改善计划的限制条件。同时，调查研究过程也是发现薄弱环节，采取措施，变劣势为优势的过程。

编制计划需要收集的资料主要有：①市场调查预测和用户订货资料；②国家的有关方针、政策；③企业人力、物力、财力的保证程度；④企业长期经营计划对年度经营计划提出的任务和要求；⑤各类技术标准和技术文件；⑥各类技术经济定额；⑦上年度计划的完成情况；⑧职工对计划安排的合理化建议等。

（2）确定目标　计划目标是计划的核心。计划目标的确定，是在对各种影响因素和各种条件进行分析研究的基础上为组织及其所属的下级单位确定计划工作的目标。计划工作的目标是指组织在一定时期内所要达到的效果。它指明所要做的工作有哪些，重点应放在哪里。确定目标阶段要注意解决以下三个问题。

①确定目标的内容和顺序　某一个组织在一定的时间内到底要取得哪些成果是首先需要确定的。此外，这些成果不可能是等量齐观的，在一定的时间和一定的条件之下，某一目标可能比其他目标更为重要。不同的目标内容和顺序将导致不同的政策和行动，也会有不同的资源分配顺序。因此，大至一个国家，小至一个人，正确地选择目标内容和顺序都是至关重要的。选择什么样的目标内容和顺序与社会制度、组织的性质、面临的主要问题以及管理者个人，特别是高层管理者的价值观念有关。

②选择适当的目标时间　这是指要在多长的时间内达到目标。一般说来，人们往往习惯于按日历的相等间隔确定计划时间，从而也就确定了目标时间，但这种做法有时与实际工作中所需时间不一致。最好的办法是按承诺原则确定目标时间。我们做了某项选择就是对未来将采取的某一串行动作了“承诺”，合理的目标时间应当与合理承诺所包括的时间相同。例如，目标时间应与采用某一方案所使用的投资能充分收回的时间相等。

③目标要有明确的科学指标和价值　目标不能含糊其辞，应尽可能数量化，以便度量和控制。指标应反映出事物的本质并确切地反映目标。不仅要有数量指标，而且要有质量指标；不仅要有绝对指标，而且要有相对指标。如利润与利润率、单位流动资金所创造利润、单位总投资所创造利润、企业评估的分数和名次等。

（3）确定计划的前提　计划工作的第二步是确定计划的前提，即确定计划工作的环境。也就是执行计划时的预期环境，为此，必须对环境作出正确的预测。但是，环境是复杂的，影响因素很多，有完全可以控制的，有不能控制的，也有在相当范围内可以控制的。计划前提的预测要比通常的基本预测内容多得多。由于计划的未来情况非常复杂，要想对每个细节都作出预测是不现实的，也不经济。因此，计划前提的确定应该选择那些对计划工作具有关键性的、有战略意义的、对计划执行情况最有影响的因素。

（4）制定可供选择的方案　计划工作的第三步是探讨和制定可供选择的行为过程即可行方案。任何事物只有一种可行方案的情况是极少见的，要完成某一项任务总有许多方法，即每一项行动均有异途存在，这叫做异途原理。有些异途是潜藏着的，只有发掘了各种可行的方案才有可能从中抉择出最佳方案。如果只有一种方案，就无所谓抉择。管理界有个说法“若某一事物只有一个方法，则此方法很可能是错误的方法”。在管理的实践中，管理者发掘方案的才能与正确抉择的才能同样重要。然而要发掘多种可行方案，必须具有民主气氛，既要群策群力集思广益，又要思路开阔，大胆创新。

（5）评价各种方案　计划工作的第四步是按照前提和目标来权衡各种因素，对各个方案进行评价。在评价时要考虑以下几点：①要特别注意发现每一个方案的制约因素或隐患；②在评估时，即将一个方案的预测结果和原有目标进行比较时，既要考虑到许多有形的可以用数量表示的因素，也要考虑到许多无形的不能用数量表示的因素；③要用总体的效益观点来衡量方案，这是因为对某一部门有利的不一定对全局有利，对某项目标有利的不一定对总体目标有利。

（6）选择方案　选择方案就是选择行为的过程，即正式通过方案。选择方案是决策的关键。应当指出的是，有时会发现同时有两个可取的方案，在这种情况下，必须确定出首先采取哪个方案，而将另一个方案也进行细化和完善，作为后备方案。

（7）制定派生计划　派生计划就是总计划下的分计划，作出决策之后，就要制定派生计划。基本计划要靠派生计划来扶持，派生计划是主计划的基础，只有派生计划完成了，主计划才有保证。

（8）编制预算　在完成以上几步之后，最后一项便是把决策和计划转化为预算，使之数字化，通过数字来大体反映整个计划。预算实质上是资源的分配计划。预算工作做好了，可以成为汇总和综合平衡各类计划的一种工具，也可以成为衡量计划完成进度的重要标准。

3. 编制计划的方法

（1）滚动计划法　详见本节计划的调整。

（2）投入产出法　是一种应用极为广泛的现代计划方法。它是利用高等数学的方法对物质生产部门之间或投入产出之间的数量依存关系进行科学分析，并对再生产进行综合平衡的一种科学方法。

（3）网络计划技术　网络计划技术是20世纪50年代后期在美国产生和发展起来的。它包括关键路径法、计划评审技术和组合网络法等。

网络计划技术的基本思路是把一项工作或项目分解成各种作业（称为事项），然后根据作业顺序进行排列，通过网络图对整个工作或项目进行统筹规划和控制，以便用最少的人力、物力和财力资源，以最高的速度（即最少的时间资源），最大限度地利用信息资源来完成这项工作或项目。其基本步骤如图5-9所示。

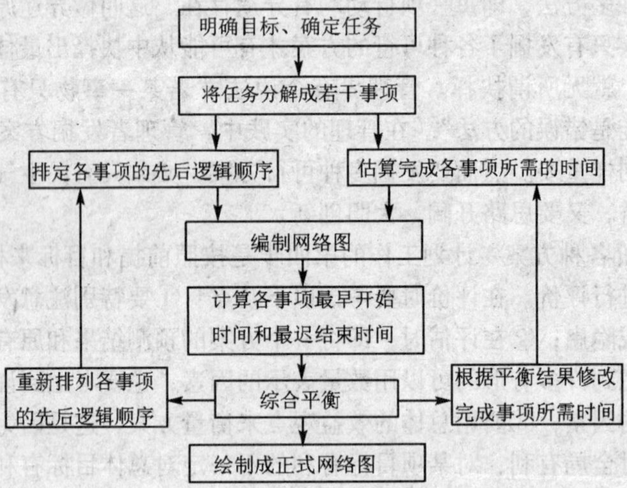

图5-9　网络计划技术的基本步骤

在网络计划技术中，关键就是网络图。所谓网络图就是用带箭头的线段（称为箭线）将任务分解成的若干事项按照发生先后顺序连接起来的图。在网络图中，工作事项用节点表示，两节点的先后关系用箭线表示，并在该箭线上标明所需的时间，也就是从箭线尾部节点到达箭线头部节点所需的时间。图5-10就是一个网络图，图中包括：

①节点　节点表示事项，也就是某个工作步骤，用圆圈表示，圆圈内标明事项的序号。节点既不消耗资源，也不占用时间，只表示前道工序结束、后道工序开始的瞬间。一个网络图中只有一个起始点事项，也只有一个终点事项。

②箭线　箭线表示工序，指一个事项到达下一个事项的工作过程。工序的完成需要消耗人、财和物等资源，需要时间，需要使用信息。一般情况下，我们把工序名称标在箭线的上方，完成该工序所需的时间标在箭线的下方。

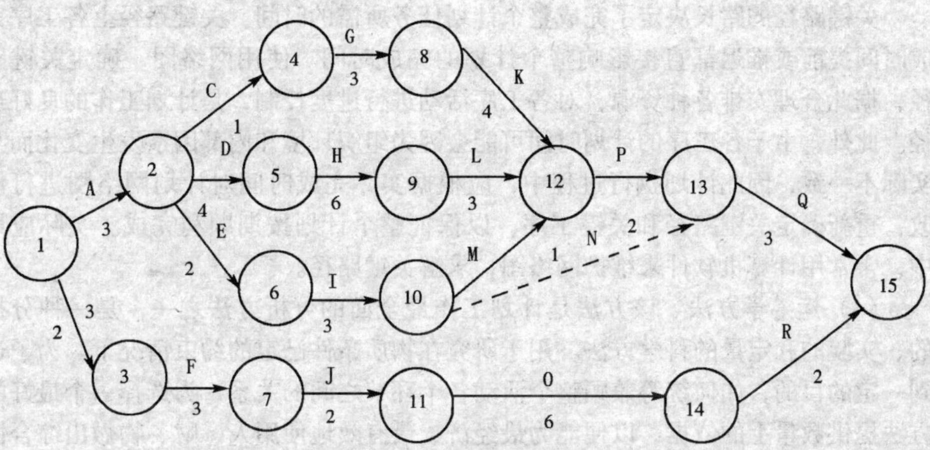

图5－10　网络图示例

③虚箭线　虚箭线表示虚工序。虚工序是指那些既不消耗资源，也不花费时间的工序，为了区分起见，用虚线表示。网络图中应用虚工序的目的是为了避免工序间关系不明确，加深对工序间逻辑顺序的理解。

④路径　路径是从起始节点出发，沿着箭线的方向前进，连续不断地到达终点事项的一条途径。沿着一条路径，从起始节点到达终节点所需的时间之和称为路长。据此定义可知，一个网络图中往往有多条路径。例如，在图5－11中，存在路径：

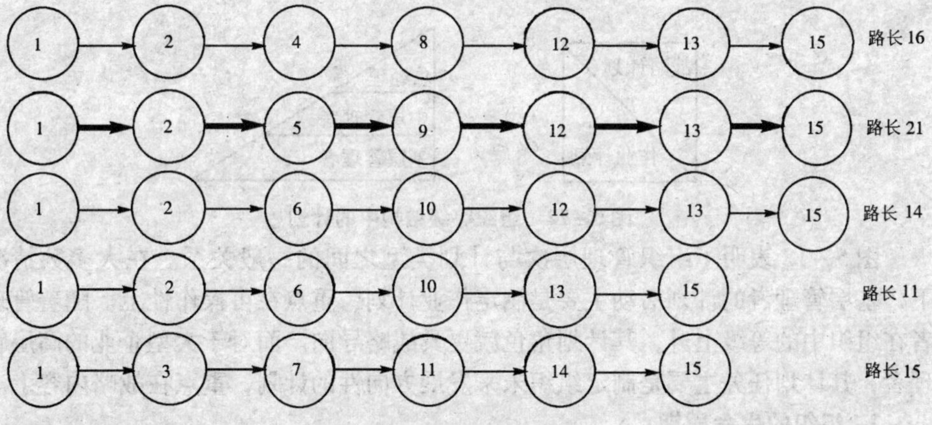

图5－11　网络路径长度图

比较各路线的路长，可以找出一条（有时是几条）最长的路径。该路径称为关键路径。关键路径上的工序被称为关键工序。在图5－11的例子中，粗线是关键路径，路长为21，组成该路径的工序A、D、H、L、P、Q是关键工序。

关键路径的路长决定了完成整个计划任务所需的时间。关键路径上各工序完成时间提前或推迟都直接影响整个计划的完成时间。使用网络图，确定关键路径，据此合理安排各种资源，对各工序活动进行进度控制，是计划工作的良好途径。此外，由于各工序的计划时间可能会因为组织环境和内部因素发生变化而与实际不一致，因此计划执行过程中，应根据实际完成时间对计划网络图进行修改，重新确定关键路径和关键工序，以保证整个计划按期顺利完成。实际应用中，常常用计算机软件来维护网络图，求解关键路径。

（4）运筹学方法　该方法是计划工作最全面的分析方法之一，是一种分析的、实验的和定量的科学方法。用于研究在物质条件已定的约束情况下，为了达到一定的目的，如何统筹兼顾整个活动各个环节之间的关系，为选择一个最好的方法提供数量上的依据，以便能为最经济、最有效地使用人、财、物做出综合性的安排，取得最好的效果。最典型的运筹学方法是线性规划法。另外，像非线性规划、整数规划、动态规划、排队论、库存论等方法也广泛应用于计划工作。

（三）计划有效性的影响因素

在有些情况下，长期计划可能更重要，而在其他情况下可能正相反。类似的，在有些情况下指导性计划比具体计划更有效；而换一种情况又未必如此。那么是什么因素影响计划有效性呢？主要有以下四个方面的权变因素。

1. 组织的层次

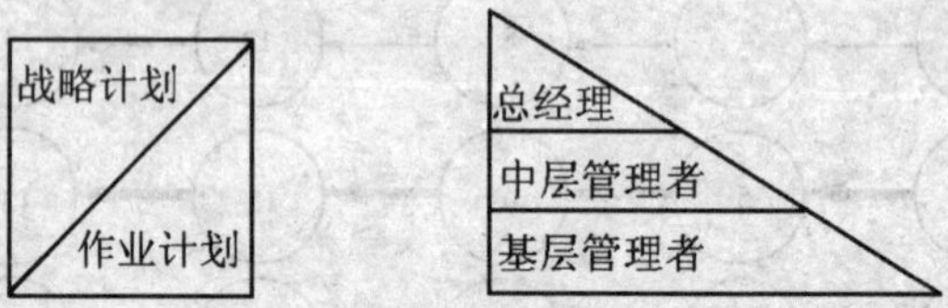

图 5－12　组织等级结构中的计划

图 5－12 表明了组织管理层次与计划类型之间的一般关系。在大多数情况下，基层管理者的计划活动主要是制定作业计划，重点在可操作性上。随着管理者在组织中的等级上升，其计划角色就更具战略导向。而对于大型企业的高层管理者，其计划任务主要是制定组织未来发展方向性的计划，重点在战略内容上。

2. 组织的生命周期

组织都要经历成长发展的生命周期。在生命周期的各个阶段上，计划类型并非都具有相同的有效性。如图 5－13 所描绘的，计划的时间长度和明确性应当在不同阶段上作相应调整。

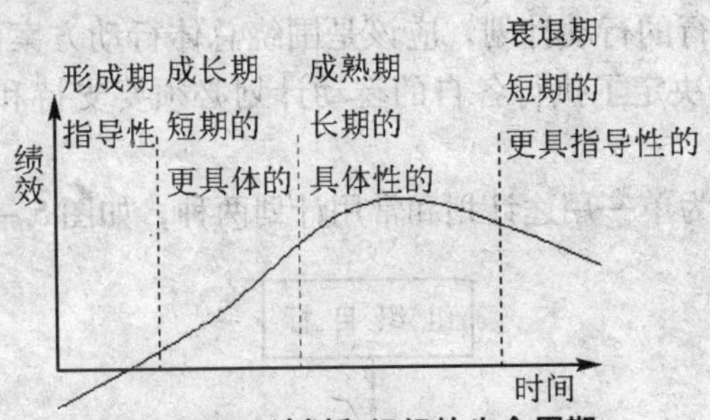

图5-13 计划和组织的生命周期

在组织形成期，管理者应更多地制定指导性计划，因为在这个阶段，目标是尝试性的，资源的获得和顾客的发展都具有很大的不确定性，而管理者可随时按需要调整指导性计划，从而使计划对环境变化的不确定性的反映更具有灵活性，提高计划的有效性。

在组织的成长期，随着组织目标更为明确，资源获取也更加稳定，以及顾客的忠诚度的提高，因此也需要更为明确的、短期的、具体的计划。

3. 环境的不确定性程度

环境的不确定性可以从变化频度和变化幅度两个角度分析。如果环境变化的频度高，可预测性较差，则计划的重点应放在短期目标上，更倾向于制定短期计划；如果环境变化的幅度大，难以准确预测其变化程度，计划的重点则应该放在指导性内容上，更多地制定指导性计划。总之，环境不确定性越大，计划就越不需要精确，管理者就越应当具有灵活性，管理者所制定的计划更应当是指导性的，计划期限也应更短。

4. 未来许诺的期限

最后一个权变因素也与计划的时间期限有关，当前的计划越是影响到对未来的许诺，计划的时间期限就应当越长。许诺的概念是指计划期限应当延伸到足够远，以便在此期限中能够实现当前的许诺。计划对太长或太短的期限都是无效的。例如，一个药品企业提出在未来的两年里使企业的利润和员工的收入翻一番的目标，那么管理者在制定计划时必须确定一个合理的计划期限，而这一期限的长短取决于实现目标所必需的时间。

二、执行计划中的管理技术

（一）下达计划

在综合平衡的基础上，组织就可为各个部门（如生产、销售、人事、财务、供应）编制各个时段（长期、年度、季、月等）的行动计划并下达。由各部门以至每个人负责执行的行动计划，应该是围绕总体行动方案而制定的派生计划。这种“派生”身份决定了执行各自的行动计划必须要支持和保证总体计划方案的顺利实施。

执行计划可分为单一用途计划和常用计划两种，如图 5－14 所示。

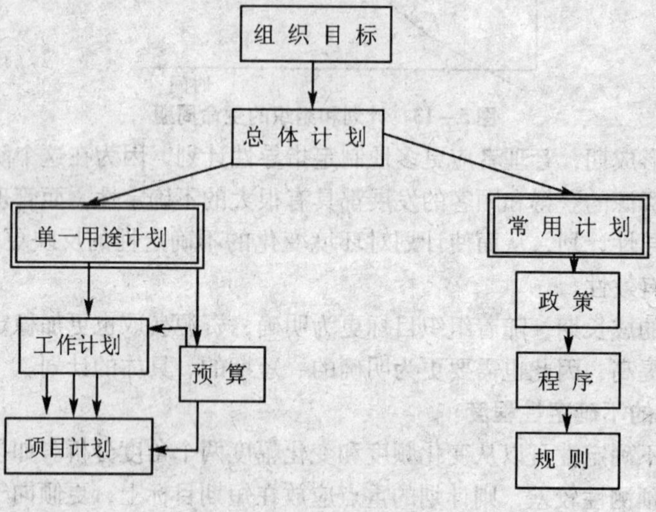

图 5－14　组织计划示意图

1. 单一用途计划

单一用途计划是指那些只能用来指导未来的某一次行动的具体计划。单一用途计划的主要表现形式是工作计划、项目计划和预算。

（1）工作计划　亦称方案或规划，是针对某一特定行动而制定的综合性计划，它指明组织如何用一定资源通过一定的工作活动来实现特定的目标。工作计划必须明确行动的具体步骤，各步骤的任务和执行的方法，完成这些任务的先后顺序、时间进度和资源安排等。工作计划可大可小，如一项新产品的开发需要有工作计划，新产品销售人员的招聘和培训也需要制定工作计划。

（2）项目计划　是针对组织的特定课题而制定的专一性更强的计划，它通常是工作计划中的一个组成部分。比如，某药品公司想把开发出的一种新型药品打入市场。显然这一行动方案涉及市场调查、生产制造、推销、产品定价、包装和广告等必要的工作步骤。公司可以根据这些工作活动给下属各有关部门部署任务和分配资源；而各部门根据自己的任务和所允许的时间幅度，又要制定完成自己任务的方案或设想，如生产部门可能围绕形成新产品的生产能力而计划建立一条新的生产线，或建造新工厂。生产线的安装、新工厂的建造，就需要通过项目计划来加以安排。

（3）预算 预算是一种数字化的计划，它是以数字来表示预期结果的一种特殊计划形式。企业所制定的预算并不仅仅是财务预算。其预算中所用的数字既可以是财务性的，也就是用货币形式来表示的，如现金、开支、收入等方面的指标；亦可以是非财务性的，即用非货币形式来表示的，如消耗的工时、完工期限、产品生产量等。借助于预算，可以对工作计划或项目计划的内容加以数量化、精确化的规定。不仅如此，预算也为汇总有关数字提供了便利的手段，同时它还可以直接作为控制工作的依据。所以，预算的编制受到了许多企业的普遍重视。但应该注意到，编制和执行预算本身并不是目的，而应该将其作为手段来看待。预算不是孤立存在的，而是落实计划的需要。不能为了执行预算而置其所服务的计划于不顾，也不能在编制预算时一味地考虑过去预算中的数字而忽视当前预算所服务的特定对象。无论预算的制定还是考核，都必须紧密结合其所要落实的具体任务的要求和上一层次的计划和目标。

2. 常用计划

常用计划，顾名思义，就是可以在多次行动中得到重复使用的计划。它由政策、程序、规则等构成。

（1）政策 政策是组织对成员做出决策或处理问题所应遵循的行动方针的一般规定。政策不要求采取行动，而是用来指导决策和行动。政策与战略虽经常混同使用，但两者是有明显区别的：战略给出了组织决策和行动的方向、目标和资源分配方案，政策则指导组织成员如何决策和行动。如某企业制定的一项人事方面的战略是“在五年内大大提高职工的素质”，相应的一项人事政策是“在今后五年中仅招收学有专长的职工”。政策要规定范围或界限，但制定政策本身的目的不是要约束有关人员的行为，而是鼓励有关人员在规定范围内自由地处置问题。作为明文规定的政策，通常被列入计划之中，成为人们思考和行动的指南。政策具有稳定性，一经制定，就要持续到新的政策出台为止。

（2）程序 程序也是一种计划，它规定了一个具体问题应该按照怎样的时间顺序来进行处理。程序就是用来指导行动的一系列工作步骤。大多数的政策都伴有说明该项政策下的行动该如何得到执行的程序方面的书面规定。比如，招聘一名职工，可能要经过刊登招聘广告、初选、面试、试用等几个环节，参与这一招聘工作的可能既有人事部门的人员，也有所聘任职位的直接的主管，有时甚至还要报请上级主管部门批准或备案。借助于程序，企业就可以对那些重复发生的常规或例行性问题规定出标准操作方法，以此规范有关人员的行为。

（3）规则 规则就是执行程序中的每一步骤工作时所应遵守的原则和规章。规则是在具体场合和具体情况下，允许或不允许采取某种特定行动的规定。“厂内禁止吸烟”就是一条规则。规则与政策的区别在于，前者不留任何的灵活处理空间，后者则有一定的自由度。所以，规则对人的行为具有强大的约束力。

政策、程序、规则制定出来后，要责令有关人员遵照执行。但另一方面，现实情况在不断变化，任何规定在执行中都有可能出现新的问题，所以适时修正又是必需的。

（二）计划的执行与控制

要保证计划的实现，必须组织好计划的执行与控制。

1. 计划的执行

组织计划的执行，就是把经营总目标层层落实下去，做到层层有对策计划。计划贯彻执行的主要方式是方针展开和实行目标管理。

方针展开又叫方针落实，就是按照方针及目标的要求，对一切与之有关的部门、部位提出进一步的要求，使之成为一个系统，以保证方针目标的实现；目标管理是将经营目标细分为若干小目标，层层落实到有关部门，直到个人，变成具体目标，并形成一个目标体系（详见本章第三节目标管理与过程控制技术）。

2. 计划的调整

经常对计划运行情况进行修订和调整，以保证其衔接性。计划的调整有主动调整和被动调整，被动调整损失较大，完全失去计划的指导作用。主动调整损失较小，甚至会带来更好效益。所以，应力争主动，使计划调整本身有计划地进行。主动调整一般采用以下两种方法。

（1）滚动计划法　也叫预测、计划实际、差异循环法。如图 5－15 所示，它把计划分为若干期，根据计划执行一定时期的实际情况和环境变化，对以后各期计划的内容进行适当的修改、调整，并向前推进一个新的执行期。这种方法的特点是：远近结合、近细远粗、逐年滚动。这样既使计划保持严肃性，又具有适应性和现实性（其程序如图 5－15 所示），有利于保持前后期工作的衔接协调，也可以使经营计划能够适应市场的变化，增强适应外部环境的能力。

图 5－15　滚动计划法

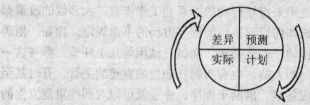

从图 5－16 的例子中可以看出，在计划期的第一年结束时，根据该阶段计划的完成情况和外部与内部有关因素的变化情况，对原计划进行修改，如此逐年滚

动，每次修订都使计划向前滚动一年，开始新一轮五年计划。

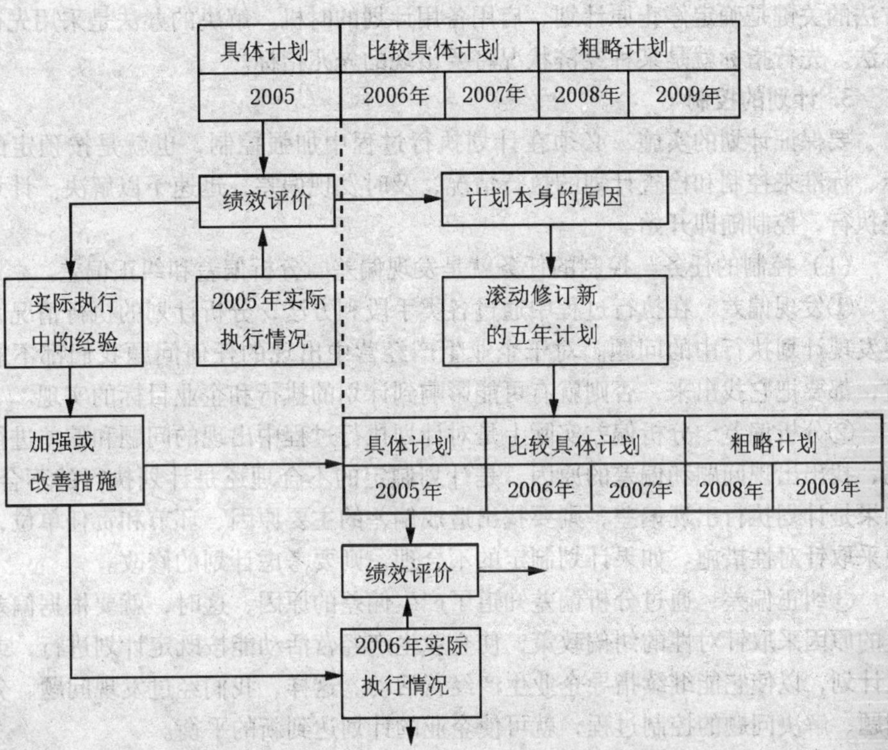

图5-16　五年期的滚动计划示例

滚动计划法的优点：滚动计划法使计划更加切合实际，尤其是对于战略性计划或长期计划。由于人们无法准确预测未来，所以计划时期越长，不准确性就越大，其实施难度也越大。滚动计划法相对缩短了计划时间，加大了计划的准确性和可操作性。因此它是战略性计划和长期计划实施的有效途径。滚动计划法使长期计划、中期计划和短期计划相互衔接，短期计划内部各阶段相互衔接。滚动计划法加强了计划的弹性，使计划能够适应环境的剧烈变化，避免人们常说的"计划赶不上变化"。

滚动计划法的缺点：滚动计划方法使得计划编制工作和实施工作的工作量有所加大。有时计划工作跟不上，会让组织活动显得杂乱无章。其次，计划经常变化，如果把握不住，可能会让组织偏离既定目标较远，失去方向。

（2）备用计划法　也叫应急计划。是指当客观情况发生重大变化，对原有计划的冲击影响涉及到项目、方针甚至目标的变动，就不宜采用滚动计划法进行调整，而只能启用备用计划法。一般企业在编制年度经营计划时都制订备用计划，以便企业在内部调整计划时比较主动，从而避免慌乱，减少损失。运用这一方法的关键是确定停止原计划、启用备用计划的时机。解决的办法是采用先行指标法。先行指标就是某种经济状况将要出现的先兆指标。

3. 计划的控制

要保证计划的实施，必须在计划执行过程中加强控制，也就是按预定的目标、标准来控制和检查计划的执行情况，及时发现偏差，迅速予以解决。计划一经执行，控制随即开始。

（1）控制的任务　控制的任务就是发现偏差、分析偏差和纠正偏差。

①发现偏差　在执行过程中通过各类手段和方法，分析计划的执行情况，以便发现计划执行中的问题。对于企业生产经营中出现的任何问题我们都不能放过，都要把它找出来，否则就有可能影响到计划的执行和企业目标的实现。

②分析偏差　分析偏差实际上是对计划执行过程中出现的问题和偏差进行研究，找出出现问题和偏差的原因，是计划制定的不合理还是计划执行的不合理，如果是计划执行出现偏差，则要找出造成偏差的主要原因、环节和责任单位，以便采取针对性措施。如果计划制定的不合理，则要考虑计划的修改。

③纠正偏差　通过分析偏差知道了产生偏差的原因，这时，就要根据偏差产生的原因采取针对性的纠偏政策，使企业生产经营活动能按既定计划进行，或修改计划，以使它能继续指导企业生产经营活动。这样，我们经过发现问题、分析问题、解决问题的控制过程，就可使企业的计划达到新的平衡。

（2）控制的步骤

①确定标准　判断计划是否完成，必须有客观的标准。企业计划的指标、各种技术经济定额、技术要求等，都是检查计划执行情况的标准。

②测定执行结果　控制是为了及时纠正执行结果与目标之间的偏差，那么就必须先知道执行的结果。因此需要通过适当的手段来测定计划的执行结果，一般是通过报表和原始记录等资料测定计划的执行结果，这些资料越准确、越完整，测定的结果就越准确，反映的越及时，控制的效果也就越好。

③比较执行结果　将测定的执行结果与目标进行比较、分析。比较分析的目的是看执行结果是否与目标发生偏差。在实际工作中总会出现一些偶然性偏差，这是正常现象。但是如出现较大的偏差，一要分析这些偏差对计划执行影响的程度，二要查明出现偏差的原因，是客观条件发生变化还是执行不力或目标过高。比较分析常用的手段是计划执行情况图表。现在，一些企业开始应用计算机完成此项工作。在基础资料准确的基础上，应用计算机可明显提高效率，发现问题和偏差也比较及时。

④纠正偏差　一般地讲，纠正偏差有两种选择：一是采取措施，使执行结果

接近目标；二是修正目标。进行这种选择时一定要慎重，计划修改可以说是牵一发而动全身，只有在发现目标制定后，对目标有重要影响的某些条件和因素发生了变化；或者在制定目标时，一些影响目标实现的前提条件和因素发生了意外的变化；或者在制定目标时，一些影响目标实现的前提条件和因素的预测出现了较大误差。在这两种情况下，即使采取措施，也不能使偏差消除，因此就要修正目标本身，调整计划。

计划的执行和控制需要全体员工在计划执行过程中随时注意自己所要完成的计划与执行情况之间有什么不同，对出现的任何偏差都不要放过，及时反馈计划执行情况，甚至要根据过去计划的执行情况进行分析和预测，以便发现影响计划完成的隐患，能够有预见性地采取措施或者调整计划，尽可能做到企业的运营不偏离计划。如果需要调整计划时，也要尽可能做到预见准确，计划调整及时，使企业目标顺利实现。

链接

管理是一种生活方式，系由多数人为迈向一个共同目标而努力的组织文化活动。

龚平邦

第三节　目标管理与过程控制技术

大量研究表明，从激励的效果或行为的结果来看，合适的目标，即具体的、难度较大而又为人们接受的目标所具有的激励作用最大。许多学者认为，遇到难度很高或复杂庞大的目标时，最好把它分解为若干个阶段性的目标，即子目标。通过子目标的逐一实现，最后达到总目标。这是完成艰巨目标的有效方法。同时，在实现总目标的过程中，必须经常通过反馈了解目标进展的情况，进行必要的奖惩。

一、目标管理

（一）何谓目标管理

1. 目标

所谓目标，是指行为的目的或指向物，是与满足一定的需要相联系的客观对象在主观上的超前反映。在组织或企业中，常见的如绩效标准（产量、销量、质量、定额、成本、任务、期限、预算等)。既有物质或有形的目标，也有技术级别、文化水平等精确或无形的目标。最早提出这一理论的是美国马里兰大学心理学教授洛克，他和他的同事通过大量的实验室研究和现场实验，发现大多数激励因素（如奖励、工作评价和反馈、期望、压力等）都是通过目标来影响工作动机的。因此，重视并尽可能设置合适的目标是激发动机的重要过程。

洛克等提出，任何目标都可以从下面三个维度来分析：①目标的具体性，即能精确观察和测量的程度；②目标的难度，即实现目标的难易程度；③目标的可接受性，指人们接受和承诺目标或任务指标的程度。

2. 目标管理

目标管理（简称 MBO)，又称成果管理。简单地说，目标管理就是目标落实。即依据“目标”进行的管理。从形态上看，目标管理和方针展开、工作过程相似，即把目标分解，落实到有关部门、单位，构成一个系统，但是实质上有很大区别。目标管理是组织和动员企业所有部门及全体职工共同努力，实现企业目标的全过程。首先，要在全企业范围内实行多层次的目标管理，因此企业不仅要制定长期和短期的生产、经营、管理目标，或称一级目标，而且还要制定保证一级目标实现的二级目标（分目标）等等。这些目标从上到下具体化，直至全企业所有的单位、职工人人都有自己的目标，都为实现企业目标而努力。其次，生产、经营、管理过程的各个环节都要根据企业总目标制定出本环节的目标，如物资供应工作目标、销售工作目标、产量目标、质量管理目标、成本管理目标、定额目标、技术服务目标等。这样，企业不仅有纵向的、多层次的目标系统，而且还有横向的、各个生产经营管理环节的目标系统，使企业内部上下左右都用目标组织起来，成为统一行动的规划。

目标管理是以目标的设置和分解，目标的实施及完成情况的检查、奖惩为手段，通过员工的自我管理来实现企业的生产、经营和管理目的的一种管理方法。

（1）目标管理的基本思想　企业的任务必须转化为目标，各级管理人员必须通过目标对下属进行管理，以保证企业总目标的实现。目标管理是一种系统管理，企业整体目标必须协调一致，每个员工的分目标是企业总目标对其的要求，同时，也是员工个人对企业总目标的贡献，每个人的分目标完成了，企业的总目标才能完成。各级管理者依据目标及目标的完成对下级进行考核和实施奖惩。目标管理是一种先进的管理制度，其实质是以目标作为激励手段，激励员工的自我管理意识，激发员工的自觉性，充分发挥其智慧和创造力，以期形成员工与企业同呼吸、共命运的共同体。

（2）目标管理的特点　①目标管理体现了员工参与管理的思想。目标的实现者也是目标的制定者，能实现合理的分工协作。形成一个有机的“目标－手段”链。②目标管理强调目标与能力的合理结合。员工之间的差别仅在于个人能力的不同，因此能实现目标管理的宗旨，即实现企业目标与个人能力的合理结合。③目标管理以“迫我管理”和“自我控制”为典型特征。它是一种以结果为导向的管理模式。强调通过管理来控制行为的结果而非产生行为的过程，代替了以往的压制性管理，使参与管理的员工能够控制自己的工作绩效，尽力做好工作，完成任务。④目标管理采用成果导向型的管理方法。目标管理方法较易实现定量化考核，更真实反映员工的实际工作能力。⑤目标管理实现了责权对等原则，提高管理效率，降低管理成本。

（3）实现目标管理的意义　通过目标连锁体系，使个人和部门的责、权、利明确具体，提高工作效率和业绩；通过上下沟通，使个人目标、部门目标和企业目标融为一体；通过授权、分权和自我管理，既提高了管理者的领导水平，又提高了员工的素质；通过人人制定目标，促使每个人为未来做准备，防止短期行为，有利于个人和企业的稳定与长期发展；通过上下级共同制定目标和评价标准，能够客观公正考核绩效和实施相应的奖惩，便于对目标进行调整，对目标的实施进行控制；通过目标管理，让员工变“要我干”为“我要干”。

（4）目标管理的基本内容　主要是围绕企业总目标确定的具体管理项目，是为实现生产、经营、管理目的而规定在特定期间应该实现的具体成果。各企业要根据本企业的实际情况，选择目标管理的内容。最基本的一条就是要围绕企业目标提高产品质量，降低成本，增加品种，满足社会需要，以提高企业的经济效益和社会效益为根本宗旨。

（二）制定目标的技术

1. 目标分解法

目标分解法是根据企业总目标逐层分解，来确定每个部门或员工需要实现的目标。目标分解法的优点在于，企业总目标比较明确，并且能与每个部门或员工个人的目标挂钩。缺点是企业总目标分解过程比较复杂繁琐，费时费力，而且缺乏一个统一的分解指标。

实行目标管理分解法的一般步骤如图 5－17 所示。

（1）目标的制定：企业为了提高生产、经营、管理的成果，必须制定企业总目标。各部门每个职工都要共同参与确定分目标，以形成一个以企业总目标为中心的完整目标体系。在制定每个部门和每个员工的目标时，上级要向下级提出自己的目标，下级要根据上级的目标制定自己的目标方案，最后向上级做出决定。在目标分解过程中应注意分目标是实现总目标的手段，分目标应能保证总目标在时间上的协调和平衡。

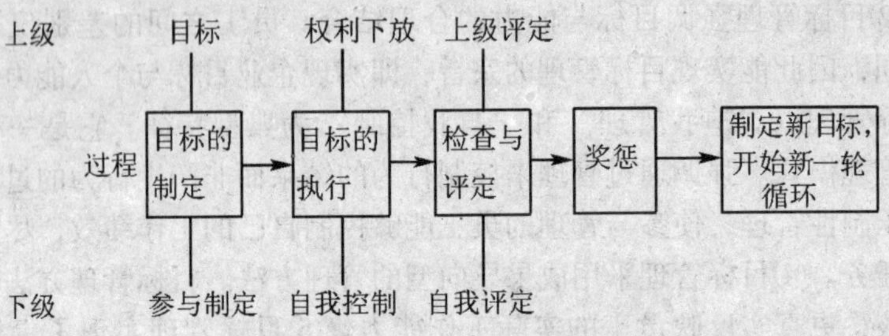

图5－17　目标管理分解法一般步骤

(2) 目标的执行：①要做好资金、设备、材料及资源准备，做好人员配备及必要的培训，明确自己的目标。②建立目标管理责任制，实现责、权、利的有机结合，这是目标管理顺利实现的重要保证。③加强自我管理、自我控制和组织协调。

(3) 检查与评价：建立必要的检查和反馈制度，对各分目标完成的数量、质量及存在的问题及时了解和反馈并及时修订和补充，对于最终结果，根据目标进行评价，加强自我控制。首先由下级自己进行，然后由上级进行，最后共同协商解决。

(4) 奖惩：根据评价结果进行奖惩。

(5) 制定新目标，开始新一轮循环。

2. 逐年递增法

逐年递增法是根据员工以往业绩制定一个递增百分比，从而确定下一阶段的目标。企业要成功运用逐年递增法，关键在于恰当地确定这个递增百分比，如百分比定得过高或过低都会影响激励的效果。虽然不同的行业、不同的企业这个百分比可能不一样，但是都可以用一个数字作为重要的参考指标，那就是本企业所在行业这一业绩指标的增长百分比，然后再根据本企业所在行业的位置以及发展阶段，最终确定一个较为合理的百分比。其优点是每次的目标总高于以往的成就，有进取心，可以促使企业不断发展壮大。特别是同一岗位但工作环境或工作条件不同的员工，较适合用这种方法。例如，企业各个地区的销售人员由于销售机会不均衡，就不能用绝对指标，而应采用这种相对指标。缺点是它可能不适用于一些较成熟的行业和没有财务指标的岗位。对于处在产品生命周期成熟或衰退阶段的企业来说，整个行业的销售额已经基本稳定或有下降的趋势，那么采用逐年递增法来制定企业销售人员的销售额增长百分比显然是不适用的。

3. 上限平均法

上限平均法是指将同一岗位前1/3业绩优良者的平均值作为被考核员工应实现的目标。例如某企业以销售额作为指标对本企业销售人员进行绩效考核，A、

B、C、D、E、F 为销售人员，他们本年度的销售额分别为 280、240、220、320、260、360，D、F 就是本企业前 1/3 业绩优良者，他们的平均销售额为 340，那么企业就可以将 340 作为其销售人员下一年度的销售目标。采用上限平均法，优点是可以促进业绩落后者向业绩优良者靠拢，缺点是对业绩优良者缺乏更高的要求，可能导致这部分人的业绩不能进一步提高；不适用于工作环境或工作条件相差很大的岗位的员工。

4. 平均加成法

平均加成法是指对同一岗位各个员工的业绩取平均值，再乘以一个改进系数，并以此作为被考核部门或员工的业绩目标。例如，同样是上面提到的企业，其销售人员 A、B、C、D、E、F，本年度的平均销售额为 280，再乘以一个改进系数 1.05 或 1.10 就得到 294 或 308，那么这个企业就可以将 294 或 308 作为其销售人员下一年度的销售目标。可以看出，采用平均加成法，优点是体现了同一岗位的整体目标，减弱了工作环境或工作条件差别对员工业绩的影响，而且可以使业绩落后者看到实现目标的希望。缺点是它所确定的目标往往不够积极，并且对业绩优良者缺乏更高的要求。

5. 浮动目标法

浮动目标法与前面 4 种方法不同，采用浮动目标法制定业绩目标时，其业绩目标不能事先确定，而是事后确定。所谓浮动目标法，就是将同一岗位所有员工下一年度的平均业绩乘以一个百分比或系数，并以此作为本岗位所有员工下一年度的业绩目标，这个百分比或系数一般是 80% ~100%，可根据环境的变化对这个系数做相应的调整。在整个行业都不景气时，这个系数一般选在 80% ~90%；反之应为 90% ~100%。它与平均加成法的不同之处在于，平均加成法是根据同一岗位所有员工上一年度的平均业绩乘以一个改进系数作为员工下一年度的业绩目标，而浮动平均加成法则根据同一岗位所有员工下一年度平均业绩再乘以一个系数作为所有员工下一年度的业绩目标，因而它是不能事先确定的。根据企业采用的是绝对目标还是相对目标，浮动目标法可以分为浮动平均加成法和浮动递增法。

（1）浮动平均加成法　浮动平均加成法是一个绝对指标，是指企业根据同一岗位所有员工的下一年度平均业绩（是一个绝对量）乘以一个系数并以此作为本岗位所有员工下一年度的业绩目标。例如：某企业的销售人员 A、B、C、D、E、F 第一年的销售额分别为 140、120、110、160、130、180，第二年由于外部环境变坏，整个行业都不景气，这个企业也不例外，A、B、C、D、E、F 的销售额都不同程度地下降了，分别为 120、110、100、155、125、160、那么第二年这 6 人的平均业绩为 128，再乘以 90%，为 115，这个企业就可以将 115

作为其销售人员下一年度的业绩目标。可以看出，虽然这6人的销售额都比上年有所下降，但原因主要是外部环境变化的结果，应该说A、D、E、F的业绩都是不错的。

（2）浮动递增法　浮动递增法是一个相对指标，是指企业根据同一岗位的所有员工下一年度的业绩增长百分比取平均值，然后再乘以一个系数，并以此作为这个岗位所有员工下一年度的业绩增长目标。例如：企业某个岗位有甲、乙、丙、丁四个员工，他们本年度的业绩增长率分别为18%、30%、15%、25%，那么这四个人的平均增长率为22%。假如他们是在整个环境不景气的情况下取得的，那么22%乘以80%为17.6%，则甲、乙、丁三人都算完成了目标。当然，假如整个行业的形势很好，那么22%应乘以95%为20.9%，则只有乙和丁的业绩还可以。浮动递增法的优点是可以综合反映市场行情，减弱外部环境的剧烈变化对员工业绩的影响；可以促进内部竞争，提高整个岗位的绩效。应用于同一岗位员工的工作环境或工作条件相差不大的情况，可避免引发激烈的内部竞争，有利于内部的团结。

综上所述，制定业绩目标的方法很多，但是没有哪一种方法适用于所有行业、所有岗位。因此，企业应根据本企业所处的行业以及不同的岗位选用不同的方法来制定业绩目标，而且，现在的趋势是把几种方法结合起来使用，可以更加全面和准确。

（三）目标管理的有效性

为了有效地运用目标管理技术，增强目标管理的有效性，应明确目标管理的作用，掌握实施原则；注意有关问题；明确这种管理方法对个人发展及企业发展的好处。

1. 目标管理的作用

目标管理的主要作用是：①提供参与管理的基点；②能兼顾组织与个人目标；③能加强个人能力的开发；④能起到激励作用；⑤能评估组织单位和个人。

2. 组织推行目标管理的理由及团队建设的基础

①充分发挥员工的潜能；②较好地激发团队意识，培养团队精神；③增强团队成员的危机意识；④有利于增进上、下级感情；⑤可消除本位意识；⑥较好地凸显问题的存在；⑦提升组织效率；⑧掌握工作重点。

3. 基本原则

（1）期望原则　所设定的目标，经过努力是可以实现的。

（2）参与原则　企业总目标由管理层来推行并促进其达成，同时要求由上而下全员参与目标管理的活动。

（3）可行性原则 目标应清晰、明确、具体、可量化，具挑战性、可达性，目标要组织与个人能力结合，要有时效性。

（4）目标达成基本原则 ①授权原则，适度授权；②协助原则，提供有关信息及协助，排除执行障碍；③训练原则，自我训练与训练部属；④控制原则；⑤成果评价原则，成果评价应做到公平、公正、公开。

4. 注意的问题

（1）做好目标的制定与分解工作，是目标管理取得成功的前提和基础。需要不断完善管理的规范性，确立较科学合理的目标体系。制定的目标是否科学、合理、协调和有效，关系到目标管理的成败。在制定和分解目标的过程中，关键要把握好以下几点：①目标应当明确具体，便于分解、执行、考核和评价。②制定的目标要难易适中，使大家看到完成任务的希望，又感到有压力和挑战。具有挑战性的目标通常导致更高的绩效。明确的目标比只要求人们尽力去工作能够取得更好的业绩，且高水平的业绩往往与较高的目标相联系，人们往往在实现困难目标的过程中发挥出更高的水平；但目标难度过大，人们实现目标的期望值减退，放弃目标的可能性将会增大。如果目标困难到足以使个人发挥出他的最大潜力，那么目标管理是最有效的。③注意总目标与分目标、长期目标与短期目标的有机结合。分目标为总目标服务，短期目标为长期目标服务，且必须遵循目标制定和分解过程协调一致的原则。

（2）高层管理者的重视和参与程度，是决定目标管理效果的关键。注意把握好两点：一是高层管理者的职责主要体现在指导和协调下属人员的工作，及时反馈信息，改善和创造良好的工作环境。二是要掌握好授权，要充分相信下属和员工，不要过多干涉他们的工作，依靠员工的“自我控制”和“自我管理”来完成企业的目标，要充分适度授权。若不放心授权，不敢授权，会影响目标管理的有效性。

（3）员工参与管理是做好目标管理的核心内容：要强调参与目标管理的制定、实施，目标成果的评价。要在制定和分解目标的过程中，加强沟通与交流，管理者要充分解释企业和部门的目标，下属可以提出自己的建议和设想，最终实现个人目标与企业目标的有机结合。充分相信和发挥下属完成目标的主动性和创造性。按照“自我控制”和“自我管理”的原则，确保目标的实现。

（4）及时反馈目标管理的实施及进展情况，是提高管理效率的重要环节。反馈使人们发现问题，查找原因，增添措施，反映努力的程度，同时诱导人们了解行动方式的效果。因此，及时将各项目标的实施和进展情况反馈给相关部门和员工，可以使他们了解目标与现实的差距，调整自己的行动，对发生的偏差或遗漏及时进行修订和补充。

（5）在实施目标管理的过程中，目标的确定性与过程控制的多样性是管理者面临的最基本问题。有的企业对目标管理轻过程、重结果，最终因下属能力不济导致目标迟迟不能实现。原因有两点：一是员工素质参差不齐，所以需要目标与能力的合理结合；二是只有有效控制了每个分目标的实施，才能保证总目标的实现。所以必须对过程进行严密的监控，才能达到预期的目标管理的效果。

综上所述，目标管理是一种系统的管理思想，也是一种科学的管理方法，总目标和分目标共同构成一个有序化的目标体系，各环节之间相互衔接，各部门之间相互协调与配合，各分目标与个人目标完成后，企业总目标才能得以实现。

二、控制的概念与控制标准的制定

（一）控制的概念

1. 何谓控制

所谓控制就是按照计划标准衡量计划的完成情况，纠正计划执行中的偏差，以确保计划目标的实现，或适当修改、重订新计划，使计划更加切合实际情况。

控制是监视各项活动，保证组织计划与实际运行状况动态适应的管理职能。人们在执行计划的过程中，由于受到各种因素的干扰，常常使实践活动偏离原来的计划，为了保证目标及为此而制定的计划得以实现，就需要对管理过程进行控制。要按既定的目标计划，对企业生产、经营、管理过程中各方面的实际情况进行检查和考察，发现差距、分析原因、并采取措施予以纠正，使工作能按原计划进行，或根据客观情况的变化，对计划做适当的调整，使其更符合实际。

计划是控制的前提，为控制提供目标和标准，没有计划就不存在控制；控制是实现计划的保证，控制的目的在于保证企业实际生产、经营、管理活动及其成果同预定的目标相一致，通过控制职能把计划规定的任务和目标转化为现实。

控制的内容是多方面的，包括人力资源控制、生产控制、质量控制、库存控制、成本控制、财务控制等等。控制必须以计划为依据，计划愈明确、全面和具体，控制的效果就愈好。要使控制职能发挥应有的作用，必须建立组织机构，订立合理的规章制度，明确责、权、利相结合的经济责任制。

2. 控制工作的目标

在现代管理活动中，控制工作的目标主要有两个：一是限制偏差的累积；二是适应环境的变化。限制偏差的累积，要求管理控制及时地获取偏差信息，以免小的偏差失误在较长时间里会累积放大并最终对计划的执行造成威胁。适应环境的变化，需要构建有效的管理系统帮助管理人员预测和把握组织内部的条件和外部环境变化带来的机会和威胁，做出及时的反应。

3. 控制的特点

控制的特点主要是：①整体性，包括两层含义，一是控制是组织全体成员的职责，二是控制的对象是组织的各方面；②动态性，标准、方法应动态，提高适应性及有效性；③作为人的控制并由人来控制，首先是对人的控制，要靠人来完成执行；④提高职工能力的重要手段，不仅是监督，更重要的是指导和帮助。

4. 控制的类型

根据控制管理在实践中的应用，控制类型主要有以下三种分类方法。

（1）按照控制信息反馈有无回路分

①闭环控制　具有信息反馈机制的控制。

②开环控制　没有反馈机制作用的控制。

（2）按照控制发生在受控系统不同运行阶段分

①预先控制　是指在工作开始之前对偏差进行预测、估计和防范（如制定规章制度、标准、规范等）。优点：预防在前；适用于一切领域所有工作；针对条件的控制，对事不对人，易于被接受并实施；要求准确的信息和管理人员充分了解预控因素与计划工作的影响。

②现场控制　也称同步控制或同期控制，是在工作过程中进行的控制。它有监督和指导两项职能：监督是指按照预定的标准检查正在进行的工作，以保证目标的实现；指导是指管理者针对工作中出现的问题，根据有关要求和自己的经验指导下属改进工作，或与下属共同商讨矫正偏差的措施以便使工作人员能够正确地完成所规定的任务。其优点是有指导职能，可提高工作能力及自我控制能力。缺点是受管理者时间、精力、业务水平的制约；易形成心理上的对立。

（3）按照控制信息的性质分

①反馈控制　反馈控制是以计划所确定的目标及其相应的标准来衡量实际工作的结果，找出偏差并予以纠正，以确保未来的活动结果符合标准的要求。其特点是根据过去的工作情况来调整未来的行为，对下一次的系统输入与活动过程进行控制，“亡羊补牢”。其优点是控制方向明确，有利于改进工作。缺陷是事后性、时滞性。

②前馈控制　前馈控制侧重于对输入与活动过程的控制，通过不断地获取“最新”的信息来进行分析、预测，把所期望的结果（目标）同预测的结果进行比较，在偏差未发生之前就采取相应的预防措施，使得输入和实施活动与所期望的结果相符合。前馈控制着眼于通过预测系统或活动过程的输入，进行相应的控制，做到“防患于未然”，尽量避免偏差的产生，以保证得到所期望的系统输出，解决了反馈控制所具有的时滞性问题。

反馈控制与前馈控制的比较：反馈控制是以系统输出的变化信息作为馈入信

息，目的是防止偏差继续发展或者再度发生。而前馈控制则是以系统的输入或主要情况的变化信息作为馈入信息，目的是防止所使用的各种资源在质和量上发生偏差，在系统的输出结果受到影响之前就采取相应的纠正措施。前馈控制系统比反馈控制系统要复杂得多，需要有完备的信息系统，要有及时、准确的信息，要有科学的预测方法和较强的分析、预测能力，等等。

(4) 按照控制的来源分

①正式组织控制　正式组织控制是由管理人员设计和建立起来的一些机构或者规章制度来进行控制，是由正式组织作为控制的主体而实施的控制，如规划、预算、审计部门等都属于正式组织控制的范畴。正式组织可以通过规划来指导组织成员的活动，通过预算来控制组织成员及其活动的费用，通过审计部门来检查各部门、人员是否按照有关的规定来开展活动，并提出更正性措施。

②群体控制　群体控制是由非正式组织来发展和维持的，基于群体成员的价值观念和行为准则，采用非正式组织的群体规范。在正式组织内还存在着一些非正式组织，这些非正式组织都有自己的一套行为规范，这些行为规范对非正式组织的成员的思维取向和行为取向有着明显的制约作用。群体控制在不同程度上左右着群体成员的行为，有可能是达成组织目标的有利力量，但也有可能是正式组织控制的抵制因素。

③自我控制　自我控制是个体有意识地按照某一行为规范所进行的控制，是一种自觉的行为。能够进行自我控制的人，能主动检查、考核、评价自己的活动，自己发现问题并采取相应的纠偏措施。自我控制是自我管理的一种形式，体现了“以人为本”的管理思想。

前面所讲的控制，都是指管理主体对管理客体所进行的控制。这些控制类型的效果，不仅取决于管理人员控制能力的高低，还取决于被管理者对控制要求的响应与接受程度。一般来讲，在大多数情况下，由管理人员直接检查和监督被管理者行为的控制效果，低于发自被管理者内心的对其自身行为的自我控制的效果。有效控制系统的一个着眼点，在于让员工明确其个人目标与组织目标的关系，让员工能够通过自觉的自我控制来达到有关的计划目标的要求。员工参与管理是有效地进行自我控制的重要前提。正式组织控制、群体控制和个体的自我控制，有时可能是相互一致的，有时可能是互相抵触的。这取决于组织对其成员的教育、引导、吸引力，取决于管理人员的管理方式，取决于组织的文化氛围。

(5) 按照控制所采用的手段分

①直接控制　直接控制的本来含义，应是控制的主体和控制的客体之间，直接接触而进行控制的形式。但在现代管理活动中，通常把直接控制理解为通过行政手段进行的控制，做到“令行禁止”。管理人员的素质对活动结果的影响

较大。

②间接控制　间接控制的本来含义，应是控制的主体和控制的客体之间不直接接触，通过中间媒介来进行控制的形式。现代管理活动中，通常把间接控制理解为利用经济杠杆、规章制度等非行政手段进行的控制。

间接控制是相对于直接控制而言的，主要缺点是反应较慢。采用直接控制的前提条件是："合格"的管理人员不犯错误或者少犯错误。直接控制也适用于非管理人员，自我控制也属于直接控制。采用直接控制并不能保证对组织进行有效的控制，因而有效的控制系统还需要间接控制的配合。间接控制通过对管理人员的工作结果或状态进行监督、检查，分析产生偏差的原因，然后采取相应的措施来纠正偏差，相当于反馈控制。

（6）按照控制权力的集散程度分

①集中控制　是指在组织系统中建立一个控制机构，承担起信息中心的作用，由它根据系统的运行状态和工作目标直接发出控制指令，安排和操纵所有子系统的活动。其优点是有利于组织整体的优化控制。其局限性表现为：信息传输、处理的效率低，决策缓慢；对组织环境的变化和局部的偏差不能及时、适当地做出反应，适应性差；子系统的创新动力不足；控制系统以及控制过程较复杂；等等。

②分散控制　是通过在组织各个子系统中建立起各自的控制机构来进行各自的控制活动，并在此基础上协同完成总系统的预期目标。分散控制下的各个子系统是一个决策和控制信息的接收和发布中心。各个子系统根据自身的实际情况，多是按照局部最优的原则进行控制。

（7）按照控制涉及面分

①局部控制　集中于组织活动的某个方面或者某些有限的方面，如环节、活动、过程以及对产品质量、劳动纪律等的控制。

②综合控制　涉及面较广，控制的工作量大，组织中所有层次、所有部门和所有的工作环节都要参与到有关的控制工作中去，如对企业利润水平的控制、企业的自我诊断等。

此外，根据控制的对象，控制可分为生产作业控制、质量控制、成本控制、资金控制、物资控制、人事控制等类型。有效的控制应当将多种控制类型结合起来，尽可能采取预防性控制、事先控制、前馈控制、直接控制等措施。

5. 控制工作的基本过程

（1）制定控制标准　为待完成的任务制定控制标准、指标等。

（2）检测与跟踪（衡量偏差信息或实际绩效）　检查与衡量计划实际执行的结果或状态、目标的完成情况。

（3）评价与纠正（采取矫正措施） 将实际执行的结果或状态同已确立的标准进行对照、比较，分析偏差产生的原因及其影响，以提供纠正偏差所需要的最适当的依据，若实际结果与标准之间有偏计划及其相应的各项工作要求，指标等都是控制所要依据的标准的话，最后一步是采取纠正偏差的行动。

（二）制定控制标准

1. 制定控制标准的依据

没有标准，就无所谓控制。管理的控制职能需要依据一定的标准来衡量实际的工作绩效，控制标准是衡量实际工作绩效的规范与准绳。控制标准的基本依据是计划，计划及其相应的各项工作要求、指标等都是控制所要依据的标准。

在进行控制管理时，要按照计划的要求，制定各种专门的控制标准，例如工业企业常用的控制标准：①时间标准，如工时、交货期等；②数量标准，如产品数量、废品数量等；③质量标准，如产品等级、合格率等；④成本标准，如单位产品成本等。

2. 控制标准的分类

控制标准按其性质可分为定性标准和定量标准两类，按其内容可分为技术工作标准、经济工作标准和管理工作标准等类型。由于控制的对象、目的不同，所采用的控制标准形式也不同。主要有：①质量标准（包括实物质量标准和工作质量标准）；②实物数量标准；③货币价值标准；④时间标准；⑤其他形式，包括综合性的，如资产负债率、利润率、合格率等定量指标，各项规章制度（行为标准）等定性指标。在确定控制标准时，组织可根据其目标和计划的需要来选择适当的标准，有时还要规定控制的界限，即准许发生偏差的范围（上限、下限等）。

3. 制定控制标准的过程

制定标准的过程主要是：确立控制对象，选择关键控制点，制定控制标准。

（1）确立控制对象 一般地，影响组织目标成果实现的主要因素有：①环境特点及其发展趋势；②资源投入；③活动过程。

（2）选择控制点 控制点应选择那些有关键意义的项目。一般应统筹考虑以下三个方面：①会影响整个工作运行过程的重要操作与事项；②能在重大损失出现之前显示出差异的事项；③若干能反映组织主要绩效水平的时间与空间分布均衡的控制点。一般说来，企业管理的控制点主要有利润、市场份额、生产能力、经营能力、新产品研究开发、人才开发等。

（3）制定控制标准 基本要求：①便于对各部门工作进行衡量；②有利于组织目标的实现；③与未来的发展相结合；④尽可能体现出一致性；⑤是经过努

力可以达到的；⑥具有一定的弹性。

具体要求：①明确性。标准的量值、单位、允许的偏差范围等，都应当是清晰的，便于理解和执行。标准最好是定量的。②适用性。标准在相同的范围内和条件下，都能够适用。因此，标准的水平高低应当适当。③稳定性。标准一经制定，应当能够在一个较长的时间内维持其效用。如果标准经常变更，就会失去其公正性和可行性。因此，标准要有一定的稳定性。④参与性。鼓励下级参与标准的讨论与确定，尽量避免标准全部由上级主管人员制定，然后再简单地加以颁布和强制下级执行。⑤可操作性（可考核性），便于管理。⑥前瞻性。

4. 制定控制标准的方法

不同类型的标准具有不同的特点，确定控制标准的方法也有所不同。常用来制定控制标准的方法主要有以下几种。

（1）标准化法　根据有关的国际标准、国家标准、行业标准和企业标准，选择确定为有关活动控制用的技术标准和管理标准。

（2）经验估计法　根据管理人员的个人经验和主观判断，进行估算、估价，确定控制标准。它适用于缺乏充分数据、有些工作标准本身难以量化的情况。其优点是简单易行，但缺乏准确性。

（3）统计法　根据组织的历史数据记录，或者对比同类组织的水平，运用统计学原理和方法来确定控制标准，相应的标准被称为统计标准。采用该方法来确定控制标准时，需要有较系统的、准确的统计资料，并应当分析过去的数据能否说明现在的情况。借鉴其他同行的数据资料确定有关的控制标准时，不能简单地照搬照套，应分析之后加以取舍和利用。

（4）技术测定法（工程方法）　通过某种工程技术方法，以精确的技术参数和实测的数据为基础，对获取的一次信息进行具体的定量计算、分析，从而确定控制标准。相应的标准被称为工程标准，许多工程标准就是运用此方法而得到的。

（三）检测与跟踪

检测与跟踪是对计划执行的实际结果或状态的如实反映和客观评价，是计划执行信息的收集与输入过程。已确定的控制标准是衡量计划执行绩效的依据。检测与跟踪是对计划执行情况与控制标准进行对照比较后进行偏差分析的前提，直接关系到纠偏措施的采取。

1. 获取执行信息的主要方法

检测与跟踪的关键在于及时获取工作结果或状态的真实信息。管理者获取检测与跟踪信息的途径有：①各种报表、书面报告，由下往上报；②直接观察、检查、询问；③通过会议和听取下级的口头汇报。管理人员所获取的信息必须是正确、及时、适用和有效的，才能对实际的工作情况和绩效做出准确的评价。其主要方法如下。

（1）实地观察法　管理人员通过直接观察和检查获取计划执行信息的方法。实地观察是获取信息的重要方法之一。在许多情况下，只有亲临考察现场，才能获得翔实、准确的工作情况，才能对通过间接渠道所得到的信息质量加以甄别。运用此方法，不能仅对被观察对象做出直观的判断与估计，还要注意被观察对象背后的动机、原因、关系等，加以深入的了解与认识。一般来讲，此方法对了解定性问题的作用比较明显，但通常只能得到感性认识，缺乏具体的数量分析，观察范围上也有一定的局限性。

（2）口头报告　当管理人员的管理幅度较大、所应付的控制工作任务较重时，口头报告是一种很好的替代实地观察的方法。口头报告的内容是说明工作的现状、成果，重点描述存在的问题和困难，使上级能了解真实情况。此方法具有双向沟通、可进行追踪分析的特点，比实地观察更能够取得全面而翔实的信息。

（3）书面报告　书面报告的信息可以用来了解计划执行的情况和存档供以后使用。书面报告的形式主要可分为报表报告和专题报告两种类型。书面报告的内容应当体现计划的要求和实际执行的情况这两方面的信息，且实际执行情况的信息详细程度应当同能够体现计划本身的具体标准、要求相一致。对于管理人员来讲，确保所获取信息的质与量的关键，是多渠道获取信息和注意对输入的信息进行鉴别。多渠道获取信息，不仅是满足信息收集量的需要，也是进行交互验证信息、做好信息鉴别的基础。只有及时收集有关计划执行情况的信息，才能够满足带有时间约束的衡量绩效、确定控制措施和实施控制措施的要求。迟滞的信息，将会导致丧失采取有效控制时机的后果。这就要求从计划开始执行时就注意观察、采集、积累和传递有关的计划执行信息。

2. 检测与跟踪的方式

（1）定性检测衡量与定量检测衡量　在有关计划执行情况的信息中，能够用数值量化来表示的，则容易将其同相应的计划指标进行比较，检测衡量上的工作难度相应要小一些。但是，有些工作的绩效难以用量化的方法来加以检测衡量的，相应的计划指标也只能是采用描述性的定性说明。当某种用于衡量绩效的指标不能被量化表示时，管理人员则应该寻求一种主观检测衡量的方法，如根据其经验、价值观来判断。当然，任何建立在主观标准上的检测衡量都有其局限性，可能是含糊不清的。管理人员应当尽可能客观、公平地评价。

（2）连续检测衡量与间断检测衡量　采用何种方式，取决于控制工作的要求，主要是检测衡量绩效的时间间隔问题。检测衡量绩效的时间间隔，既要保证能掌握、了解计划的实际执行情况，又要考虑到下级做好工作所需的最低时间限度。若检测衡量绩效的时间间隔太短，则会导致控制成本的不必要增加，有时还会打乱下级正常的工作安排；但检测衡量绩效的时间间隔太长，就不能有效地把握计划的实际执行情况，可能会导致某种程度上的失控。

(3) 执行中检测衡量与执行后检测衡量　是在执行中还是在执行之后进行检测衡量，这同所采用的控制方式有关。在实际的控制过程中，从发现偏差，制定相应措施，到措施的实施，都存在着不同程度的“时滞”现象。从控制的及时性要求来看，执行中的检测衡量通常能够带来更多的控制上的便利性。但是，无论采取何种方式，都要及时地对相关活动的信息进行记录、分析，以便做到对实际的执行情况“心中有数”。

(4) 系统性检测衡量与局部性检测衡量　系统性检测衡量是通过调查、汇报、统计、分析等，较全面、确切地了解实际的工作绩效；局部性检测衡量则是采取抓重点、难点、典型的办法，或者运用抽样的办法，对实际执行的局部情况、个别对象进行检测衡量。

(四) 评价与纠正

将实际执行的结果或状态同已确立的标准进行对照、比较，评价分析偏差产生的原因及其影响，以提供纠正偏差所需要的最适当的依据，若实际结果与标准之间有偏计划及其相应的各项工作要求、指标等都是控制所要依据的标准差的话；最后一步是采取纠正偏差的行动。

1. 评价

将实际工作绩效与既定的控制标准进行比较，若没有偏差，或者没有超出偏差允许的范围，一般不需要采取进一步的纠偏措施。若有超出允许范围的偏差，必须对其进一步深入分析、研究，找出原因和问题的症结所在。偏差可分为两种：顺差（也称正偏差）和逆差（或称负偏差）。顺差是实际的结果或状态高于预定的计划目标及其相应的标准，反之，就是逆差。出现顺差的原因，可能是计划执行得力，这时最重要的就是肯定有关人员的工作业绩，总结经验。但是，出现顺差，并不一定总是好事，有时也会存在弊病。而出现逆差的原因可能很多，不一定就是计划执行不得力。

产生偏差的原因是多种多样的，从管理职能的角度来看，主要有计划本身存在问题、计划执行存在问题、管理人员指导与激励不足。管理人员在进行偏差分析时，一定要冷静、公正、实事求是，不要忙于下结论，急于批评指责，应当“主观”与“客观”并举，使问题产生的原因和责任明晰化，有时还要主动为下级承担一些“领导”责任；同时需要注意以下几个问题：①明确偏差的性质，即弄清出现的是顺差，还是逆差；是可以避免的偏差，还是不可控制的偏差；是关键性的偏差，还是一般性的偏差；是偶尔出现的或首次发生的偏差，还是经常或者重复发生的偏差。②了解偏差的影响（或者可能造成的影响）范围有多大、影响程度有多深，偏差产生于哪个工作环节，偏差是在什么时候或者什么时期产生的。③查明偏差产生的具体原因、关键因素。

2. 纠正

即采取纠偏措施。对超出允许范围的偏差采取相应的措施予以纠正，这是控制过程中不可缺少的环节。管理人员在采取纠偏措施时，一定要根据偏差所产生的原因"对症下药"，有的放矢地解决问题。

从管理职能的角度来看，纠偏的主要措施如下。

（1）调整计划及其相应的标准　重新制定或者修正计划、标准或者调整原来的目标。若管理人员确认计划本身及其相应的标准是合理的、恰当的，就应当坚持执行该计划，并向有关人员解释坚持按原定计划执行的原因、理由；同时要配合以必要的宣传、动员、公关等活动；此外管理人员应以身作则，借助自身地位、职权等条件，来帮助、参与计划的执行。在某些情况下，坚持按原计划执行也是一种纠偏措施。

（2）组织工作方面的调整　运用组织职能重新委派职务或明确职责，进一步授权，进行机构调整；增加人员，更妥善地选拔和培训下属人员，或者解雇、重新配备人员；等等。

（3）改善指导和激励方法　使用更高明的领导者，或者改变领导方式，或者采用更有效的激励措施，等等。这要求先从管理人员自身找出产生偏差的原因，然后从管理人员方面寻求解决问题的措施。

其他方面的措施，如调整经济、技术手段等因素，增加资金或设备的投入，等等。从性质上，纠偏措施可分为立即执行的应急性措施和永久性的根治措施两类。对于那些可能迅速、直接影响计划正常执行的急性问题，多数情况下应当立即采取相应的应急性补救措施，而不是首先查明产生问题的原因、追究有关当事人的责任。永久性的根治措施是在弄清偏差是如何产生的、产生的原因是什么等情况后，从产生偏差的部门、环节、人员等处着手采取相应措施，这是一种治"本"的措施。

三、控制的技术与方法

为了实现有效的控制，就有必要运用适当的控制技术与方法。控制的技术与方法基本上可分为传统的（如预算控制等）和现代的（如计划评审技术等）两大类。现代信息技术的发展和运用为管理控制提供了新的控制手段和方法，控制的效率也得到了提高。而人们在长期的管理实践中所总结、推出的一系列基本控制技术与方法，在现代管理中仍然有效。在控制的技术和方法中，有不少是用于编制计划的手段。不管采用哪种控制技术和方法，都必须有一个信息系统作为保障，并在实际的管理活动中，根据控制的目标、对象、条件等，随机制宜，灵活运用。下面介绍几种常用的技术与方法。

（一）预算控制

在管理控制中，最常用、最广泛的一种控制方法就是预算控制。它也是传统的控制手段，最清楚地表明了计划与控制的紧密联系。预算是计划的数量表现。预算的编制是作为计划过程的一部分开始的，而预算本身又是计划过程的结果，是一种转化为控制标准的计划。预算是控制系统的基础。在我国，“预算”一般是指经法定程序批准的组织在一定时期内以货币形式来表示的收支预计；而在西方国家则是指计划的数量说明，包括财务数字和非财务数字，而不仅仅是金额方面的反映。

1. 预算的种类

（1）收支预算　收支预算是最基本、最常用的预算，可分为收入预算和支出预算。

①收入预算　是指计划期内组织活动可带来的货币收入的预算。由于企业的收入主要来源于产品的销售，因而企业收入预算的主要内容是销售预算。企业的收入预算还包括收入总预算、其他销售收入预算、营业外收入预算、对外投资收入预算等。

②支出预算　是计划期内组织活动发生时所支付货币的预算，如工资预算、销售费用预算、外购材料支出预算、利息支出、管理费用预算等。为使支出预算成为组织对费用支出的有效控制手段，一般按费用支出的项目编制支出预算。由于组织的支出项目往往要比收入项目多且复杂，在支出预算中，应当安排一笔适当的不可预见费用，如其他支出。

（2）现金预算　现金预算是对组织在计划期内现金的流入和流出所作的预算，是以收支预算为基础编制的。能有可用的现金来偿还到期的债务，是组织生存的首要条件，组织的运营需要一定的现金流量作为支持，因而现金预算对于组织来讲是非常重要的。通过现金预算，组织的有关管理人员可以了解到计划期内可能获得的现金收入和所需要的现金，以求得二者之间的平衡，通过控制现金的收支，做到合理理财。

（3）投资预算　投资预算包括组织为添置建筑物、机器、设备等固定资产方面的投资预算和其他方面的投资预算。当组织的收入超出支出时，超出部分就可以用来进行投资。对于投资方面的预算，一定要慎重考虑，单独列出，必须使这部分资金的使用与组织的长期计划和整个资金的分配使用计划紧密结合起来。对于数额大、回收期长的投资项目，还应有专项预算。

（4）实物预算　以货币为计量单位的预算，会受到价格波动的影响，组织通常还需要以要素的自然存在形态来做计划。实物预算是以非货币形式的实物数量为计量单位的预算，如采用时间、面积、体（容）积、工时、原材料数量、产量、销售量等实物单位来编制预算。在某些情况下，实物预算比货币形式的预算更容易进行控制。

（5）综合预算　综合预算是包含有多种因素的多项内容的预算，预算的单位可以是货币形式，也可以是实物等形式，主要为资产负债预算。资产负债预算可用来反映计划期末的资产、负债和收益等的预计成果，能用来验证其他各项预算的准确程度，对组织的各项活动能进行有效的控制，可防止资不抵债情况的出现。

（6）总预算　总预算是从组织整体角度出发，对组织收入和支出项目的总额所进行的预算，如收入总预算、支出总预算、成本总预算等。总预算并不是组织中各个部门预算的直接加总。部门预算是组织的各个部门在遵循总预算的有关前提下，根据本部门的实际情况所做的预算。总预算与部门预算并不是简单的全局与局部的关系，而是相互支持、相互配合的。此外，预算还可按计划期的长短等标准进行划分。

预算是一种有效的控制手段，它提供了控制的标准，有利于对整个组织或各个部门的工作绩效进行检查衡量与评价，是管理人员开发、调配资源的有力手段。其优点主要有：①明确，各项工作成果均数字化，使人一目了然；②控制方便，任何活动最终都会反映到财务上；③便于适度授权。其缺点主要是预算过细、过繁。预算的详细程度，应当与授权的程度联系起来考虑，并注意整体目标的实现问题。

2. 可变预算和零基预算

为改变传统预算中出现的不合理的工作倾向或做法，可采用可变预算和零基预算。

（1）可变预算　也称弹性预算，其额度随着销售量、产量或其他衡量产出的指标值变化而变化，主要用于变动成本（费用）的预算。在编制预算时，对费用项目进行分析，确定各个费用项目与产出之间的关系，考虑到计划期产出可能发生的变动，编制出一套能适应不同产出量的预算。相对变动成本而言的固定成本并非总是固定不变的，它只是在一定的销售量、产量范围内基本保持不变。如果销售量、产量超出这个范围，就得有另外不同的固定成本可变预算。可变预算大大提高了传统预算的灵活性。

（2）零基预算　零基预算的基本思想是，在编制预算时，完全不考虑基期的收支情况如何，而是根据各项活动的实际需要，一切以零为基数，重新安排各项活动及各个部门的资源分配和收支，并对此进行充分的、必要的论证，最终确定预算的规模。传统预算是以基期的各项收支为基础，再根据计划期的各种变动因素，来确定计划期的预算。采用零基预算有利于充分调动和发挥管理人员的积极性和创造性；把组织活动的目标、内容、所需资源、成本支出等联系起来做全面的审查；能促进管理人员精打细算，节约开支，合理地利用资源，提高资源的使用效果。

（二）存货控制

必要的库存既能满足市场需要，又能防止市场脱销，减少企业成本，增加企业利润，是商品生产和流通得以连续进行的条件。因此，企业必须对其存货进行有效的控制。

1. 库存的类别

（1）从库存品的种类来划分，可将库存划分为原材料库存、在制品库存、产成品库存。

（2）从库存的用途来划分，可将库存划分为在途库存、安全库存、季节性库存、批量或周期库存。

（3）从需求的类别来划分，可将库存划分为独立需求库存、相关需求库存。

2. 影响库存的主要因素

（1）市场的需求　库存与市场的需求有着最直接的关系，库存首先是为了满足市场的需求。库存应当能够满足预期的顾客需求、生产经营过程中的物料需求、库存项目之间的相关需求。库存需求可分为连续性需求、间断性需求、确定性需求和随机性需求。进行库存控制时必须考虑库存需求的特点。

（2）订货和生产　订货和生产是满足库存需求的基础，通过订货或生产来补充因满足市场需求而减少了的库存。库存控制就是研究在什么情况下需要对库存进行补充，补充的时间，补充数量，如何补充，补充措施的可行性，等等。这些都属于库存控制的策略性问题。

3. 常用的库存控制策略

（1）固定库存量策略　不考虑实际的库存如何，总是在一个固定的时期后补充一个固定的库存量。

（2）补足最大库存量策略　每过一个固定的时期进行补充，补充的数量以补足一个固定的最大库存量为准。每次实际补充的数量是不固定的，其值为最大库存量与实际库存量的差额。

(3) 随机型补充策略 确定一个库存控制量，若实际的库存低于这个控制量就进行补充，补充的数量等于库存控制量减去实际库存量。这种策略广泛应用于随机型需求的库存控制中。

另外还有一个概念是库存费用，在满足市场需求和生产经营活动需要的前提下，常以库存费用作为拟定和选择库存控制方案的标准。

4. 库存控制的定量方法

(1) 经济采购批量法 批量是指一次采购产品的数量。经济采购批量是在一定时期内某种产品的总费用（采购总费用与储存总费用之和）为最少时的产品采购批量。产品的采购总费用包括运杂费、采购人员的工资和差旅费等；储存总费用包括所购进产品的仓库占用费、保管人员的工资、储存过程中的产品损耗以及产品存货所占用资金的利息等。确定经济采购批量需要一定的前提条件：一是产品的需求量要相对均衡、稳定，计划期（通常为一年）内采购总数量一定；二是货源充足、稳定，每次采购不受限制；三是产品单价和运费率相对固定不变，不受采购批量大小的影响；四是仓储条件、资金条件不受限制。在一定时期内某种产品的采购总数量已定的前提条件下，采购总费用与采购批次成正比关系，而与采购批量成反比关系；储存总费用与采购批量成正比关系，而与采购的批次成反比关系。

(2) ABC 分类管理法 又称 ABC 分析法或 ABC 管理法。

①ABC 分类管理法的基本原理 是对库存的产品按品种和销售额进行分类后，测定出企业库存的主要商品、次要商品和一般商品，进而对库存的商品实行分类管理、重点控制，从而使商品的库存结构合理化的一种方法。分类法是根据巴累特曲线图所示意的主次来进行分类管理的（关键的少数和次要的多数），在企业生产经营管理中广泛应用，例如物资管理、质量管理、价值工程、生产作业计划、设备管理和资金管理等许多领域。

②ABC 分类管理法的实施步骤 第一步：编制品种序列表。按照每种产品在一定时期内（通常为一年）销售额的大小，根据企业具体情况划分档次，编制库存产品的品种序列表，并计算出品种累计值占全部品种的比例和销售额累计占销售总额的比例。第二步：编制分类表。对库存的产品进行分类，编制库存三种商品分类表。第三步：确定管理方法。对不同类别的商品，采取不同的库存策略和管理方法。根据以上的分类，应对三类产品进行有区别的管理，保证重点，兼顾一般。如表 5 – 7 所示。

表5－7　　库存物质ABC分类控制标准

类别	数量（品种或用量）占总数量的比重	金额占总金额的比重	控制类别
A	5%～10%	70%～80%	重点控制
B	10%～20%	10%～20%	一般控制
C	70%～80%	5%～10%	次要控制

（3）采购点法　通常用采购点来确定采购时间。采购点是指通过分析计算，确定一个合理的产品库存量（最低库存量），当产品的实际库存量降到这个合理的产品库存量时，就开始采购，而这个开始采购的时点，就称为采购点。某种产品的采购点的确定，主要根据以下的因素：①采购所需时间；②平均消耗（或销售）量，一般是指产品的日平均消耗（销售）量；③安全库存量。

（4）保本、保利期法　保本、保利期法常被流通企业用来确定商品储存的合理时间，是在考虑了商品的生产周期、商品的性能等因素影响的条件下，通过对商品储存的保本期和保利期的计算，来确定商品储存能获得经济收益的期限，从而确定商品储存所允许的最长时间。商品储存保本期的确定：一般来讲，商品的销售价大于进价的差额称为毛利，若毛利减去应交纳的销售税金后，与发生的费用相等，不盈不亏，正好保本。若商品在保本期前销售则可以盈利，反之，则出现亏损，通过计算，采取控制措施，进行有效控制，可以提高企业经济效益。

●本模块小结

决策是企业运用科学的分析方法，对所面临的外部环境和内部经营能力进行综合分析，在已定的多个可行方案中选择一个最为满意的方案，并通过经营活动加以实施的整个过程。它根据不同的标准可以分为不同的种类。

作为一项复杂的工作，决策是一个提出问题、分析问题、解决问题的逻辑顺序过程，所以决策要按照以下程序进行：确定决策目标、拟定决策方案、选择决策方案和方案的实施与反馈。在经营决策中，计量方法的广泛应用是现代企业管理理论和实践的一个显著特点。确定型决策、风险型决策和不确定型决策分别有各自不同的计量方法。在生产决策、销售决策和人事决策等专项决策中可采用针对性的专项决策技术。

计划是关于企业未来的蓝图，是对企业未来一段时间内的目标和实现目标途径的策划和安排。对于整个计划的编制，必须遵循其编制的程序，而选择合适的编制计划的方法同样有着举足轻重的作用。管理人员要了解和掌握一些重要的计划编制方法，这些方法包括滚动计划法、投入产出法、网络计划技术和运筹学方法等。同时在计划的执行过程中要注意计划的衔接和计划的控制。

企业经营决策和经营计划是密不可分的有机整体的两个环节。经营决策确定企业未来时期的战略目标，是制定经营计划的前提和依据，而经营计划是将满意方案中确定的经营目标和经营方针具体化。没有离开决策的计划，也没有离开计划实施的决策。

目标理论，或目标设置理论，认为目标是引起行为的最直接动机，设置合适的目标会使人产生达到该目标的成就需要，因而对人具有强烈的作用。

实　训

一、复习思考题与简答题

1. 何谓经营决策？它包括哪些内容？
2. 科学决策应遵循哪些程序？
3. 企业怎样对亏损产品进行决策？
4. 简述营销价格决策的方法。
5. 企业编制计划有哪几个步骤？
6. 何谓滚动计划？它有何特点？
7. 计划的执行与控制是如何进行的？

二、计算分析题

1. 某制药厂生产甲药品，年生产能力为22万件，现已落实该药品2006年的订货量16万件，产品销售单价200元。据测算，该产品单位变动成本100元，单位固定成本62.5元，单位固定销售费用和运输费用分别为10元，所需原料可以保证供应。最近，有一外商愿在2006年试销该产品，但要求产品单价降到160元，可先订货4万件，并承担销售费用和运输费用，外商表示，若销路好可逐年追加订货量，价格另定。外贸部门也支持该产品出口，但不予补贴。

试问该企业是否应该接受外商的这批订货？为什么？

2. 某企业生产甲药品，该药品销售单价为500元，2005年销售量为48 000件，每年固定成本为800万元，变动总成本为1 200万元。试求：

(1) 盈亏平衡点的产量；

(2) 年产量为60 000件时的盈利额和经营安全率；

(3) 目标利润为1 000万元时的销售量；

3. 某药品企业要接受一批订货共500件，用户每件愿出价300元，企业的固定费用为5万元，单位产品变动费用为240元，问企业是否要接受这批订货？如果接受，企业盈亏情况如何？如果要接受，问改变什么条件，才能使企业接受这批订货？

4. 某药品企业准备生产一种新产品，由于缺乏资料，工厂对这种产品市场需求只能大致估计为高、中、低、很低四种状况，而对每种状况出现的概率无法预测，为了生产该产品，工厂考虑了四种方案。各方案今后每年的经济效益预算如下表所示，试用最小后悔值法选择最优方案。

单位：万元

方案 / 效益 / 状态	方案1	方案2	方案3	方案4
高	60	80	35	40
中	40	35	22	25
低	-15	-30	5	9
很低	-35	-70	-10	-5

5. 某医疗器械厂拟订一个有关企业经营发展的规划。根据本企业的实际生产能力、本地区生产能力的布局以及市场近期和长期的需求趋势，初步拟订三个可行方案：第一方案是扩建现有工厂，需投资100万元；第二方案是新建一个工厂，需投资200万元；第三方案是与小厂联合经营、合同转包，需投资20万元。企业经营年限为10年。根据市场预测和分析，三种方案在实施过程中均可能遇到以下四种情况，现将有关资料估算如下表；

状态概率 / 收益（万元） / 方案	销路好	销路一般	销路差	销路极差
	0.5	0.3	0.1	0.1
扩建	50	25	-25	-45
新建	70	30	-40	-80
合同转包	30	15	-5	-10

要求：(1) 绘制决策树；

(2) 计算收益值；

(3) 方案选优（剪枝）。

6. 已知某项工程的作业时间如下表所示，绘制网络图，并根据关键路线确定工程周期。

工序（作业）名称	紧前工序	工序（作业）时间（天）
A	—	4
B	—	5
C	A	5
D	B	8
E	B	5
F	C、D	7
G	C、D	5
H	E、F	4
I	G	5

三、案例研究

【案例 1】　　新民钟表公司的决策

新民钟表公司位于 W 市城乡结合部，约有固定资产 5000 万元，是一个拥有 1000 人的国有中型企业。公司自 20 世纪 50 年代成立以来，有过辉煌的历史。进入 20 世纪 90 年代后，全国手表行业中除飞亚达、罗西尼等少数几个企业经营情况尚好外，大多数企业经营状况都不好，新民钟表公司也出现了经济效益恶化的局面。为此，W 市轻工局撤换了企业原有领导班子，经过竞选，李茂盛担任了公司总经理。李茂盛一上任就大刀阔斧地精简机构，把公司科室人员由 80 人精简到 40 人，加强了现场管理和质量管理。

新民钟表公司主要产品是机械表和机芯。经市场调查，机械表在国内市场已不受欢迎，全行业销售额呈逐年下降趋势。公司年产机芯 100 万只，主要卖给中国香港地区的中间商，每个机芯售价在 12.6 ~ 12.7 元之间。由于没有达到约 1000 万只的生产规模，每个机芯的成本为 12.5 元左右，比同行厂家高出许多，公司生产的低档机械表在省外根本卖不出去，在本省的市场占有率已由前几年的 10% 下降到了 5%，并且其主要购买对象在农村。

目前，企业实际上已处于亏损状态。李经理担心一旦中国香港地区中间商停止订货，企业将陷入更大的困境。公司经过多次研究，认为必须搞多元化经营。为此，公司在厂区外租了几间房和一块空地，开设了餐厅与卡拉 OK 厅，建造了钓鱼池和游泳池，并办起了一个“新民度假村”。公司还进入第一产业，办了养猪、养鸡、养兔场。

公司了解到在距公司 100 多公里的山区，许多农民开采铁矿非常赚钱。李经理通过亲自考察，并经全体员工讨论，决定开办新民铁矿砂厂。在征得有关部门同意后，公司召开了职工大会，李经理在会上对职工进行了动员，动员职工为开办铁砂厂集资。

在李经理的号召和带动下，仅两周时间，公司就集资100余万元。再从各车间抽调了得力人员，经过紧张的筹备，半年后新民铁矿砂厂就土法上马了。开工第一个月盈利40万元。

但好景不长，过了不久，土法上马的铁矿砂厂出了事故，山坡上的废泥浆由于堆积过多，流进了农民的庭院，冲毁了几间民房。环保部门勒令新民铁矿砂厂停产并处以罚款。由于地理位置不好，游客不多，再加上经营不善，“新民度假村”也出现了亏损。公司的养殖业原来由一个农大毕业生管理，但他认为公司没有发展前途，不久前离职而去。这些使李经理及公司陷入了极大的困境。

【案例2】　　东方电力公司

玛格丽特·奎因是东方电力公司总经理。这家公司是美国东部的大电力公用事业企业之一。这位总经理长期以来相信，有效的编制公司计划，对成功来说是绝对必要的。她花了十多年的时间，一直想方设法让公司的计划方案编制起来，但是成效甚微。在这段时间里，她先后指派3位副总经理掌管编制计划，虽然每位副总经理似乎都在努力工作，但是她注意到，个别部门管理人员继续自行其是，他们就发生的问题作出决策，对做“救火”的有效工作而自鸣得意。

然后公司似乎在漂泊不定，而部门管理人员的决策相互之间总是不一致。主管调整事务的高级管理人员经常催促州委员会准许把电费提高，但无很大进展，因为委员会觉得，费用虽然上涨，但是不合理。公共关系的领导不断地向公众呼吁，要理解电力公用事业，但是各社区的用电户觉得，电业赚的钱够多了，因此公司应该解决它的问题，而不应提高电费。负责电力供应的副总经理受到很多来自社区的压力，要他扩大电路把所有输电线路埋入地下，避免出现不雅观的电线和线路；同时向顾客提供更好的服务，他觉得顾客是第一位的，而费用是第二位的。

应奎因女士的要求，一位咨询顾问来公司检查情况，他发现公司并没有真正地把计划做好，编制计划的副总经理和他的职员正在努力地进行研究和预测，并把研究的预测情况提交给副总经理，仅此而已。所有部门的管理人员把这些工作看作是对他们的日常业务没有重要影响的文牍工作，因此他们对此兴趣不大。

【案例提问】

1. 根据案例1中给出的背景资料，你认为新民钟表公司还要不要继续生产机械表，并为其决策，说出你的决策依据。

2. 新民钟表公司上马铁矿砂厂属于什么类型的决策？这个决策是否正确？为什么？

3. 你认为新民公司对度假村、养殖业和铁矿砂厂的决策在哪些方面存在着共同性？为什么三个决策都不成功？

4. 你认为东方电力公司要想取得明显的管理效果，首要任务是什么？

5. 从案例2来看，奎因女士编制计划方案时，成效甚微的原因是什么？

管理名言： 炮制虽繁必不敢省人工，品味虽贵必不敢减物力。

——北京同仁堂古训

模块六　生产管理与销售管理

企业今后能否持久保持高附加价值，基础在于生产运作系统，因为高附加价值的最终实现是通过生产系统、转换系统来转换的。药品是一种特殊的商品，药品企业在国民经济中体系中占有相当重要的地位。药品 GMP 和 GSP 的实施，进一步规范了药品生产企业和药品经营企业的生产和销售行为。药品企业要想在激烈的市场竞争中站稳脚跟，持续发展，就必须不折不扣地遵守此规范，同时在管理过程中要明确生产管理、销售管理的联系和区别，明确信息管理在药品企业管理中的重要作用。

制药工业在医药卫生事业和国民经济中有特殊的、重要的地位。药品生产企业实施药品 GMP 与制药工业现代化发展有密切关系。药品通过流通过程，通过市场，才能实现价值，保证药品生产企业再生产过程顺利进行。

第一节　生产管理

综观全球经济发展，在激烈市场竞争中获胜的企业都离不开科技进步、产品开发和经营管理。因此药品生产企业的生产模式和生产管理是否先进和高效，直接关系到企业的竞争实力和经济效益。

一、生产管理概述

（一）生产在经济活动中的地位和作用

人类的发展、社会的进步是人类长期劳动的结果。这种结果可以说是由人类的生产活动创造出来的。狭义的生产就是将投入的生产要素进行组合和加工进而形成成品、半成品、中间产品和服务的过程。这种产品可以是有形的物品，也可以是无形的服务等。广义的生产可以理解为一切人类有意识的创造性活动，即人们为实现某种需求，而将有控制的物品和服务进行转化的一个过程，这个过程既包含物理性态、化学性态与生物性态方面的转化，也包含其功效的转化，最后实现价值的转化。只有具备了市场价值，才能实现真正意义上的生产，生产是社会财富的源泉，也是国家和民族赖以生存和不断发展的根本。

（二）生产管理与企业管理的关系

企业是一个有机整体。企业管理是一个完整的大系统，而这个大系统又是由许多子系统组成的，如生产管理、战略管理、产品技术开发管理和市场营销管理等。生产管理作为企业管理的一个重要子系统，对整个企业的作用是相当重大的。生产管理和企业管理各相关子系统的关系主要表现在以下几个方面。

1. 生产管理和战略管理的关系

生产管理是根据企业经营战略所确定的一定时期内的经营意图与下达的生产任务来制定生产计划和组织生产活动，以保证按期、按质量地完成生产任务，从而保证战略目标的实现。战略管理属于决策层，生产管理属于执行层。

2. 生产管理和产品技术开发管理的关系

产品技术开发管理是生产管理顺利进行的前提条件。生产管理依靠技术开发管理提供的产品设计图纸、工艺方法、技术手段来完成生产过程。生产管理同时为技术开发管理提供信息和实验条件。

3. 生产管理和市场营销管理的关系

市场营销管理向生产管理提供市场信息、需求预测及用户意见反馈。生产管理是市场营销管理的后盾和基础，对市场营销管理工作起保证作用。从当前现代化生产的要求来看，生产管理必须适应市场营销管理工作的需求，从产品的数量、质量、交货期等各方面保证合同的履行。

（三）生产管理的三个绩效指标

1. 生产效率

生产企业在生产实物产品时需要使用劳动力等诸多生产要素。生产效率表示每单位生产要素能够生产实物产品的数量。计算劳动力、设备、能源、原材料4项生产要素的加权平均数可以得到综合生产要素，表示每单位综合生产要素生产数量的指标称作全要素生产效率。

2. 原料出品率

就是生产中所耗费的原料与产出产品之间的比率。原料出品率的高低是影响产品单位生产成本的一个关键性因素。低成本不是靠财务部门算出来的，而是靠生产管理中一个工序一个工序抓出来的。

3. 设备利用率

这是一个反映设备工作状态及生产效率的技术经济指标。主要是指生产设备在数量、时间、能力等方面利用程度的指标。一般包括：设备数量利用指标——实有设备安装率，已安装设备利用率；设备时间利用指标——设备制度台时利用率，设备计划台时利用率；设备能力利用指标——设备负荷率；设备综合利用指标——设备综合利用率。过去，设备利用率一般仅指设备制度台时利用率。

二、药品生产企业的生产管理

为了企业发展的需要，为了与国际接轨，我国药品生产企业全面实施GMP管理。GMP管理能够确保药品生产质量，保障公民用药安全有效；也是与国际惯例接轨的需要。

药品生产是指将原料加工制备成能供医疗用的药品的过程。药品生产的全过程可分为原料药生产阶段和将原料药制成一定剂型的制剂生产阶段。

药品GMP是在药品生产全过程实施质量管理，保证生产出优质药品的一整套系统的、科学的管理规范，是药品生产和质量管理的基本准则。下面重点介绍设备管理和物料管理。

（一）设备管理

1. 设备管理的内容

设备管理的内容包括：固定资产设备档案，动力管理制度，设备、仪器的使用管理制度，设备保养、检修、清洗制度，计量管理制度等。

2. 设备管理的方法与技术

（1）药品生产企业必须配备专职或兼职设备管理人员，负责设备的基础管理工作，建立健全相应的设备管理制度。

（2）所有设备、仪器仪表、衡器必须登记造册。固定资产设备必须建立台账、卡片。主要设备要逐个建立档案，内容包括生产厂家、型号、规格、生产能力；技术资料（说明书、设备图纸、装配图纸、易损件备品清单等）；安装位置、施工图；检修、维护、保养的内容、周期和记录；改进纪录；验证纪录；事故纪录。

（3）应建立动力管理制度，对所有管线、隐蔽工程应绘制动力系统图，并由专人负责管理。

（4）设备、仪器的使用，应由企业指定专人制定标准操作规程（SOP）及安全注意事项。操作人员须经培训、考核，确证能掌握“应知应会”时才可操作。使用时严格实行定人、定机；做好设备运行记录和交接班纪录。

（5）要制定设备保养、检修规程，订出保养计划，确保设备经常处于完好状态，做到无跑、冒、滴、漏。保养、检修的纪录应建立档案并由专人管理。设备安装、维修、保养的操作不得影响产品的质量。不合格的设备如有可能应搬出生产区，未搬出前应有明显标志。

（6）设备的清洗要按如下要求制定规程：应明确洗涤方法和洗涤周期；关键设备的清洗应明确验证方法；清洗过程及清洗后检查的有关数据应纪录并保存；无菌设备的清洗，尤其是直接接触药品的部位和部件必须保证无菌，并标明灭菌日期，必要时要进行微生物学的验证。经灭菌的设备应在三天内使用；同一设备连续加工同一无菌产品时，每批之间要清洗灭菌。同一设备连续加工同一非无菌产品时，至少每周或每生产三批后，要按清洗规程全面清洗一次；可移动的设备应移至清洗区清洗。

（7）计量部门应制定计量管理制度，对用于生产和检验的仪器、仪表、量器、衡器等计量器具的适用范围和精密度，应按生产和质量检验的要求制定校验程序及规定，并有明显的状态标志。根据使用频度和精度要求制定计量器具定期校验计划，贴校验合格证，校验纪录应保存。

（8）对于关键设备，如灭菌设备、空气过滤系统和蒸馏器等，应经检验合格方可使用。验证应有纪录并保存。热压灭菌宜用双扉式灭菌设备。灭菌所用的热电偶温度计、多点温度记录仪、压力计等附属设备必须定期校正，按计划保养。

（9）主要设备、管道材质的变更须经试验，取得对照数据，经有关负责人批准并记录存档。

（10）锅炉、压力容器、压缩气体钢瓶的使用及安全装置应符合国家有关规定，定期进行检测、验证，做好记录存档。

（11）腐蚀岗位的防腐措施，应由专业防腐人员负责设计、检查和维修，做好记录存档。

（12）设备管理部门应对企业内使用的机械设备设施常用的备品、备件建立管理制度，确定使用数量和质量要求，并按规定进行管理，领用情况应有记录。

（13）企业设备、动力管理部门应定期对企业内各种设备的使用状态作出综合分析报告，报企业分管负责人。

（二）物料管理

1. 物料管理的内容

药品生产从原辅材料进厂到成品出厂，是物料流转的过程，它涉及企业生产和质量管理的所有部门。因此，对物料管理关键在于：

（1）建立物料管理系统，使物料流向明晰，具有可追溯性。

（2）制订物料管理制度，使物料的验收、存放、使用皆有章可循。

（3）加强仓储管理，确保物料质量。

企业全部物料的流转有条不紊，不出现偏差，全靠一整套有章可循的制度和疏而不漏的管理。良好的物料管理系统是实施 GMP 的基础。

2. 物料管理的方法与技术

物料管理系统有其自身的一整套管理方法和技术，具体表现在以下七个方面。

（1）销售预测　企业应遵循市场需求，确立“以销定产”的原则，由销售部门根据每一产品的订货单与市场预测数据定期制定销售预测表。预测表以月为单位，内容包括预测周期、成品编号、成品名称、包装规格、数量等。

（2）生产计划　生产计划部门以销售预测表为基础，制定成品生产计划，即某品种一个月需生产多少批。以批数为基础，计算原辅料、包装材料需求量，制定原辅材料需求表。需求表包括原辅材料编号、名称、单位及生产需求量、库存量、安全库存量、市场预测量、需求时间等，还应考虑生产与检验周期。

（3）采购计划　采购部门按原辅材料需求表制订采购计划表，内容有原辅材料编号和名称、供货单位、订购单号、订购数量、包装规格、件数、到货日期等；向供货单位指定的采购合同，应有物料质量标准和规格、包装规格、批号、有效期、供货时间和不合格拒收等内容。

（4）仓库收、贮、发物料　仓库管理员收发物料必须确保品名、批号、规格、数量准确，同时检查供货单位检验报告单。物料贮存区管理功能分区明确，状态标志清晰，合格品为绿色标识，待验品为黄色标识，不合格品为红色标识，账、物、卡三相符。

（5）质管部门审核　质管部门审核应包括：物料质量标准的制订；对供货单位审计；审核供方物料检验报告单、请验单、原辅材料检验报告单、成品检验报告单；派取样员取样，发待验证、合格证与不合格证；审核批生产记录、批包装记录、偏差记录及调查结果，签署成品放行记录、组成批档案。

（6）质检部门检验　物料做化学分析、微生物检验、留样；发放物料、成品检验报告单。

（7）生产部门生产　生产部门按生产指令单与包装指令单领取物料进行生产，将批生产记录（应保存三年）、批包装记录、半成品检验报告、成品请验单、成品入库单报质量管理部门；领用物料应计算物料平衡，发现偏差应追究原因，写出偏差报告；按物料领用单核对物料代号、批号及数量，按工艺规程及有关 SOP 完成作业并及时记录、复核。

表 6－1　物料主要流程程序提要

序号	程序	工作提要
1	采购	采购按需求表向合格供应商采购
2	初检	仓库按合同核对、初检。不合格的拒收
3	请检	初检合格，填写请验单
4	检验	质管部门取样、检验，出具检验报告
5	入库	检验合格的入库、入账、分类存放
6	发放	仓库按生产指令发货、记账
7	使用	生产部门领料、核对、生产、物料平衡
8	待验	生产部门填写待包装产品请验单
9	检验	质管部门取样、检验，出具检验报告
10	包装	检验合格，按指令包装
11	验收	仓库按检验报告验收、入库
12	销售	仓库按销售合同发货

三、全面质量管理控制技术

目前，有关质量管理和质量保证的系列标准主要有国际标准、国内标准、行业标准和企业标准；有关法律、规范和条例如《中华人民共和国药品管理法》、GMP、GSP 等进行质量控制。

全面质量管理的特点和基本方法：其特点可以概括为“三全一多样”的管理思想、“四个一切”的观点和 PDCA 循环的基本方法。“三全一多样”的管理思想，即全员参加的质量管理；全过程的质量管理；全企业的质量管理；采取多种多样的质量管理方法。“四个一切”的观点，即一切为用户服务的观点；一切以预防为主的观点；一切用数据说话的观点；一切按 PDCA 循环办事的观点。

（一）PDCA 循环法

PDCA 循环法是全面质量管理控制的基本方法。PDCA 循环是计划（plan）、实施（do）、检查（check）、处理（action）这一办事的逻辑过程。它分为四个阶段，八个步骤。第一，计划阶段，即制订质量目标计划、管理项目和措施方案阶段。其中包括四个工作步骤：分析现状，找出存在的质量问题；分析质量问题产生的原因；找出主要原因；制定措施方案和计划目标。第二，实施阶段，即将制订的计划和措施组织落实，分头执行。第三，检查阶段，即将执行的实际结果与预定目标对比，检查计划实行情况。第四，处理阶段。其中包括两个工作步骤：总结经验教训，巩固成果，纠正缺点，以利再战；遗留问题，转入下一循环。

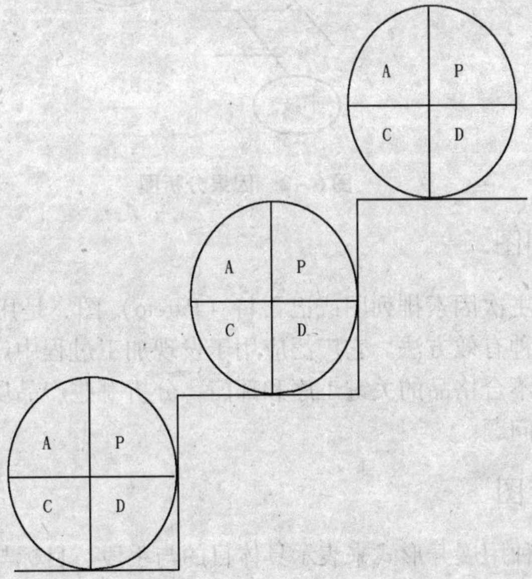

图 6－1 PDCA 循环图

（二）调查表法

调查表法，或称统计分析表。药品企业常用的有不合格品项目统计分析表、不合格品原因调查表、检查确认调查表等。

（三）因果分析图与关联图

因果分析图又称鱼刺图，是对影响产品质量因素及关系进行分析的简单、系统而有效的工具。关联图也是用于分析影响产品质量诸因素之间关系的一种有效方法。关联图是把诸多质量问题及其原因的因果关系用箭头连接起来，从而找出主要原因的方法。

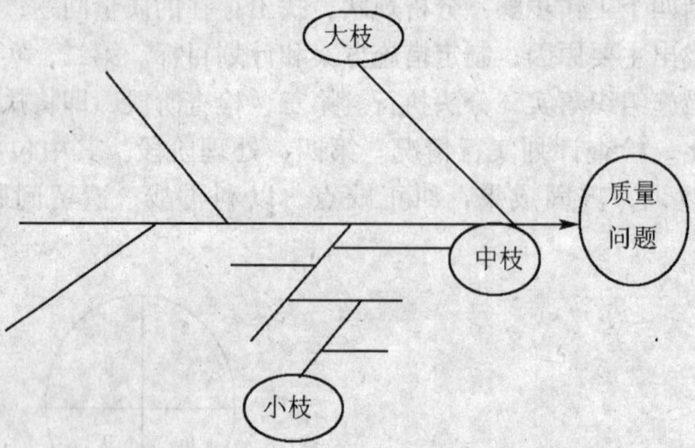

图6－2　因果分析图

（四）排列图

排列图也称主次因素排列图或巴雷特（Pareto）图，是用来找出影响产品质量主要问题的一种有效方法。它广泛应用于发现加工过程中产生不合格品的主要原因，找出产生不合格品的关键工序和部门，分析哪些产品质量问题是造成企业经济损失的主要问题。

（五）系统图

系统图是一种用展开形式来表示具体目的与手段、目标与措施的关系图。解决某一质量问题往往是我们的目的，为了达到这一目的而选择某种手段，为了采取这一手段，又必须考虑其下一水平的手段。这样上一水平的手段对下一水平的手段来说就成为目的。据此，可把达到某一目的所需的手段层层展开为图，这就成为一个系统图。

（六）矩阵图

矩阵图是一种通过多元思考逐步明确存在问题的方法，它是在具有相互影响的成对要素的问题中，把属于一个要素群 A（a1，a2……am）和属于另一个要素群 B（b1，b2……bn）或更多个要素群分别排成行与列，构成矩阵，然后在它们的交点处用特定的符号表示其相互关系的程度。据此可以找出存在哪些问题和问题的形态，从而找出问题的思路。

（七）PDPC 法

PDPC 法又称过程决策程序图法。为了实现预定的质量目标，事先进行必要的计划或设计，预测可能出现的问题，分别确定每种情况下的对策和处理程序，以便把事物进程引向理想的结果。

（八）直方图

直方图是适用于对大量计量值数据进行整体加工，找出其统计规律，即分析数据分布的形态，以便对其总体的分布特征进行推断，对工序或批量产品的质量水平及其均匀程度进行分析的方法。

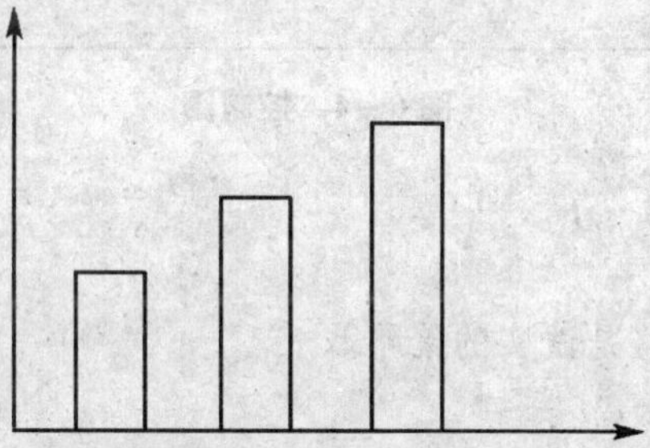

图 6-3 直方图

（九）工序能力指数

工序能力指数是指工序处于控制状态，并处于稳定状态下，所表现出来的保证工序质量的能力。工序能力虽与公差无关，但当用工序能力去预测工序能否稳定地生产合格产品和分析工序为什么不能稳定地生产时，就必须将工序能力和公差进行比较，其比值称作工序能力指数。应用工序能力指数 Cp 值，可以判断质量情况，还可以为机器设备的验收、工艺方法和标准的制定与修改提供科学依据。当工序能力指数大于 1 但小于 1.33 时，表明生产过程处于理想状态，这时的质量数据分布在 $\pm 4\sigma$ 范围，可以认为不会出现不合格品。当工序能力指数大于 1.33 时，表明加工精度很高，可能有粗活细做现象。当工序能力指数小于 1 时，表明加工精度不足，需采取措施，确保生产过程处于良好状态。

（十）控制图

控制图是画有控制界限的一种图表。控制图是预防工序中存在影响工序质量的异常原因的一种有效工具。控制图的基本原理是“36原理”，即在多次试验中，如果样本质量特性值出现在范围μ±36的外面，则认为生产处于非统计控制状态。

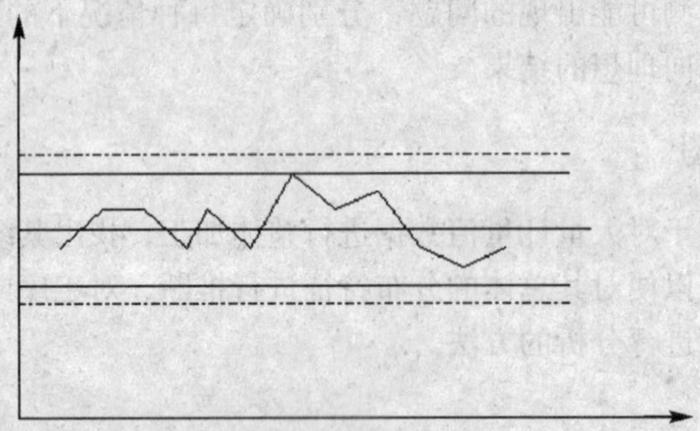

图6-4 控制图

链接

最好的策略是诚实的策略。

杨春

第二节 销售管理

企业的生存与发展最终是靠成功的销售实现的，企业生产经营活动的一切投资也只能通过销售活动来收回，销售在企业经营管理中起着至关重要的作用。药品生产经营企业同样也要在激烈的市场竞争中靠成功的销售取得收入和利润，以求得自身的生存与发展。药品是一种特殊商品，药品销售管理与其他产品的销售管理既有区别又有联系。药品销售管理的特殊要求在模块三企业运营规范中已有诠释。现就销售管理的其他特性加以说明。

一、销售管理概述

（一）销售的概念

销售是把企业生产经营的产品或服务出售给消费者（顾客）的活动。药品销售是指药品从生产者领域转移到消费者领域的过程。由于现代化社会商品经济的发展，药品销售渠道已成为沟通生产者和消费者的需要的必不可少的纽带。

药品销售渠道由一系列销售机构组成，通过分工合作，完成各自任务，最终在满足用户需要的同时各得其所。药品销售渠道有以下四种类型。

（1）药品生产企业自己的销售体系　在法律上和经济上不独立，财务和组织受企业控制，只能销售本企业生产的药品，不得销售其他企业的药品。

（2）独立的销售系统　在法律上和经济上都是独立的具有独立法人资格的经济组织。以自己的资金购买药品，取得药品所有权，然后出售。例如医药批发公司和社会药房。

（3）医疗机构药房　没有独立法人资格，经济上由医疗机构统一管理。购买药品，取得药品所有权，凭医师处方分发出售给病人。

（4）受企业约束的销售系统　在法律上是独立的，经济上通过合同形式受企业约束，如医药代理商。

从经营方式上可分为批发与零售两大类。

（二）市场细分

药品生产企业为了实现市场营销战略，必须选择它所从事经营活动的市场，即目标市场。选择目标市场应对市场进行细分，确定顾客及各种需求。药品市场和目标市场选择策略、方法等内容非常广泛，下面主要介绍药品市场的特点、有关细分因素。

1. 药品市场组成特点

（1）由于药品是人们用以防治疾病、计划生育、康复保健的特殊商品，可以说整个人类都是药品的潜在顾客。

（2）药品市场的顾客不仅有药品的直接消费者——病人，还有决定病人用药的处方人——医师。

（3）疾病本身对药品市场的影响。除计划生育药外，绝大多数情况下，疾病的发生率也决定着药品市场。

2. 确定药品市场顾客方面的细分因素

（1）人口统计　对确定药品市场影响明显的因素有性别、年龄、收入等。

据美国国家卫生服务研究中心调查，妇女在卫生保健市场所占份额，大于其人数比例。所有的药品生产企业对年龄构成比都很关注。收入高低决定了人们可投入药品市场的费用，所以收入统计也很重要。

（2）地理因素　国内和国外、地区、城市和农村、地形、气象、城市规模等地理因素，对确定药品市场均有明显影响。

（3）行为心理因素　例如医师处方行为因素、病人心理因素。

3. 医师对处方药市场有决定性影响

与下列因素相关：医师的专业；年龄；药师、杂志、广告、药品样品、同行团体对医师处方行为的影响等。

4. 政府对确定药品市场的影响

各国政府制定的卫生保健计划，对药品市场的确定有直接和间接的影响。

（三）销售在企业中的地位与作用

销售是把企业生产经营的产品或服务出售给消费者（顾客）的活动。药品生产企业的销售活动大多发生在与各中间商的交易过程中；而经销商或零售商的销售活动则指向最终消费者。

企业是以营利为目的的经济组织，其前途和命运不取决于能生产出多少产品或提供多少服务，而取决于销售出去多少产品和服务。销售能力和水平体现了企业的价值。

销售对于企业不同的人员体现出不同的价值。对销售业务员来讲，销售与推销同义，其销售目标是提高销售量和销售额，并尽量提高一次性回款率；对销售经理来讲，销售目标是开拓市场，保住市场，提高产品市场占有率；对公司总经理来讲，销售目标是通过销售实现企业的价值，并创造利润和信誉，树立本企业的品牌形象。

“销售创造价值”已成为现代企业销售管理的新理念。企业的技术水平再高，产品与服务再好，如果不能成功地通过销售实现商品价值转移，那一切都将是徒劳的。在现代市场经济的条件下，企业的收入是通过销售实现的，企业的营销战略必须通过人员推销和销售管理来实现。销售在企业中具有其他经营活动无法替代的作用，销售是企业经营活动的重要环节。企业应建立以销售为中心的营销组织体制，使销售部门成为实现企业经营目标的核心职能部门，其他的相关部门应全力支持销售部门的工作，一切工作围绕销售工作来展开；同时销售部门也要主动协调与其他部门的关系，从而为企业创造一个轻松和谐的销售环境。

（四）销售管理的涵义与内容

销售管理是企业营销战略管理的重要组成部分。一般认为，销售管理是对企业销售活动进行计划、组织、指挥和控制，以达到实现企业价值的过程。销售管理在企业营销管理中起着桥梁纽带作用，它以销售取得收入为中心，通过管理协调各种经营活动与销售活动的关系，实现企业的整体目标。

销售是企业经营活动的中心内容。菲利普·科特勒认为，销售管理涉及三个方面的内容，一是公司在设计销售队伍时应作什么样的决策？二是公司怎样招聘、挑选、训练、指导、激励和评价自己的销售队伍；三是怎样提高销售人员在推销、谈判和建立关系等营销方面的能力。

（五）销售管理与市场营销的关系

企业的销售管理与营销管理既有联系又有区别。从历史的角度看，销售管理和营销管理在企业长期发展中的关系是在不断变化的。

1. 销售管理是营销管理的基础

从历史的起源看，先有销售管理后有营销管理，任何一个企业想要顺利地开展经营活动，都必须具备四种基本功能，即融资功能、生产功能、销售功能和会计功能。其再生产能力最终是靠销售实现的。只有销售管理有效，营销管理的功能才能实现。

2. 销售管理应服从于营销管理

从现代营销观念的角度看，销售管理应服从于营销管理。销售活动是营销活动的一个组成部分，相对于销售功能而言，市场营销的其他功能，如市场调研、新产品开发、广告、公共关系、顾客服务等在企业管理中的作用在大大增强。因此销售管理应服从于营销管理的大局。

二、药品企业的销售计划管理

药品企业的销售要想达到理想的效果，销售部门在其销售之前应事先制定销售计划。销售计划是实现销售收入和销售目标的根本保证，销售计划是企业营销战略管理的最终体现，一个完善的销售计划，能使药品企业的经营目标得以及时、顺利的实现。

（一）销售计划

销售计划包括销售量计划、利润计划、费用计划、促销计划和销售活动计划等诸多方面。在所有计划中，销售目标计划是重点，它必须与企业的营销战略和策略相适应。实行销售目标管理是执行销售计划的有效手段。一个好的销售目标必须与企业的整体营销目标相吻合，更要有利于实现企业的经营方针、经营目标以及发展计划。

（二）销售目标

销售目标与企业目标的关系见图6－5。

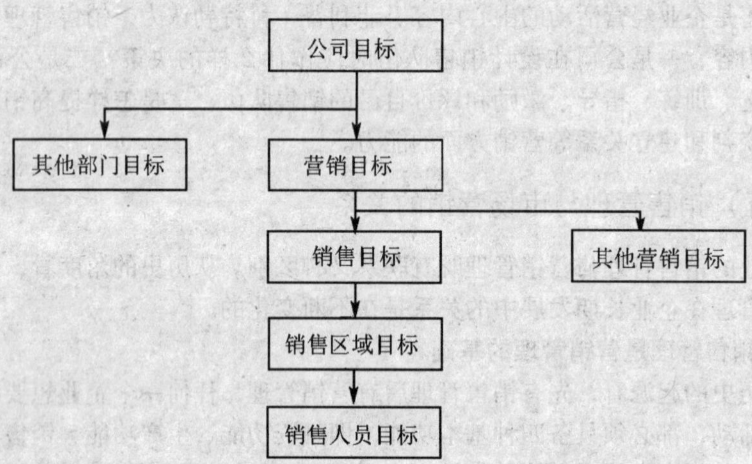

图6－5　销售目标与企业目标的关系

药品企业的销售目标一般包括以下三个方面：

1. 销售额指标

销售额的高低是衡量企业销售目标实现得如何的一个重要指标。销售额指标主要包括部门、地区、区域的销售数量、销售额、回款额、市场占有率等。

2. 销售费用指标

销售费用总是和一定的销售收入相配比，其额度有一定的标准。销售费用指标主要包括差旅费、运输费、招待费以及各项费用占净销售额的比例、各种销售损失等。

3. 利润目标

利润目标是企业销售目标的核心内容。主要包括每一个销售人员所创造的利润、区域利润和产品利润等。

（三）销售活动目标

除销售目标之外，销售活动目标也是销售目标管理的重要内容之一。主要内容包括访问客户总数、访问新客户数、回访老客户数、营业推广活动状况、商务洽谈情况等等。

销售目标的设定，必须结合企业销售的总体策略。

三、药品企业常用的销售管理模式

药品企业常用的销售管理模式有年薪制、提成制、承包制和买断制。

（一）销售年薪制

销售年薪制就是销售人员的全部收入事先已经确定，不根据销售收入的多少决定。企业根据销售人员以往工作业绩、工作表现等诸多因素，确定年度薪水的增减幅度。除了以技术服务为主的销售人员外，很少有企业采用百分之百的年薪制，即使采用，也主要用于与销售有关，但无法用具体指标来衡量的职位，如新产品开发市场部经理、区域经理等。

企业一般不直接采用全部年薪制，而采用高底薪 + 提成制。一般外企都采用这种分配制度。评定奖金的标准有诸多参考因素，如销售指标的达成率、铺点、陈列、促销活动的执行情况、对竞争对手情况的知悉程度、相关信息的收集情况以及售后服务的情况等。采用年薪制的企业通常年底奖金采用双薪或三个月薪水制，所有差旅费、办公费、招待费一般实报实销或限额报销，另外给予一定的食宿补贴。

（二）销售提成制

销售提成制是指企业内部按照销售人员销售产品数额的多少，发给他们相应的提成奖金制度。提成制有两类，一类是百分之百提成制，即销售人员的收入完全来自于销售额的提成。这种提成目前在国内的小型企业、乡镇企业、私营企业广为盛行，俗称“销售包干制”。企业只管理生产而不管理销售人员。提成比例一般为回款额的8% ~10%，最高达到20%左右。而且所有的差旅费、招待费、促销费都在此提成中。另一类是底薪 + 提成制。多数中国企业采用此种分配制度。提成比例根据销售额的不同，按照不同比例来提取。此外，企业销售人员的收入分配方式还有底薪 + 奖金 + 提成、底薪 + 提成 + 股权期权及特别奖励制度等等。

从收入稳定性来看，一般认为固定收入占总收入 60% 以上的收入分配制度为年薪制，固定收入占总收入 40% 以下的收入分配制度为提成制。很多药品企业的销售都采用提成制。

（三）销售承包制

销售承包制是指企业把自身的某种产品或某个地区的销售经营权转让给企业的销售人员和分支机构，承包者只具有经营权，而不具有所有权。承包制可以带来短期的效益快速增长，但不利于企业的长期发展。

承包制的最大问题是短期经营权与长期所有权的分离，它可以带来短期效益突飞猛进的增长，但是由于经营者不拥有所有权，也就不会从长久以至永久利益角度出发来保护资源和投资改善产业状况，往往竭泽而渔，杀鸡取卵，超负荷运转，掠夺性的经营行为十分严重。所以企业管理者要在符合企业整体经营目标的前提下，尽可能规范承包者的经营行为，更要慎重地采用这种方法。

（四）销售买断制

销售买断制是指企业内部推行的由销售人员或分支机构买断企业产品，进行独立销售的管理制度。这种制度的实施使得企业的销售管理活动大为简化，企业只要明确给出产品底价，销售人员会最大限度地调动自己的社会关系和发挥个人能力去搞好销售工作。这种制度也使销售人员拥有最大限度的销售自主权，而且许多企业在价格政策上提供了十分宽松的条款，销售人员具有一定的定价自主权，从而使这种制度具有更大的吸引力。这种销售制度也是药品企业可以适当采用的一种销售模式之一。

销售管理的实质，是寻求管理双方的一致性，即管理双方利益或目标的协同程度。无论实行何种形式的管理制度，只有对这种一致性作出切实的评估，才能有助于销售管理双方建立起有效的联系。然而，公司以及销售人员的利益或目标都不是单一的，它们往往是多因素的综合，这就要求我们在销售管理工作中，必须考虑到多方面因素和影响，并尽可能地实现整合的利益。

一般而言，公司在销售管理中寻求的应该是对利益的争取或实现总量的增长。事实上，许多公司也正是把这一点作为制定销售管理制度的起点。为了实现这一目标，许多公司会主动让一部分利益给销售人员。这里实际上蕴含着一个非常现实的假设，即公司赋予销售人员利益的多少，将成为公司自身销售利益实现的前提。依据这一假设，很容易推出如下结论：公司赋予销售人员的利益越高（当然需要通过销售人员自身的努力），就越能激发销售人员的工作热情，从而使公司销售利益最大化。从本质上来说，销售管理的眼光应该更多地着眼于未来。尽管采用高报酬方式可以带来直接管理成本的降低，但是低投入、低成本管理又会导致低度的控制。随着市场经济的发展，竞争越来越激烈，企业管理工作日益表现出战略性管理的重要性，而低度控制所带来的高游离性，将不是一种明智的选择。至于对现代企业十分注重的形象价值、市场地位、销售队伍的忠诚意识和稳定性目标，高报酬制度能够作出的贡献将是十分有限的，甚至是背道而驰的。

如果说销售是企业的生命，那么，销售人员的收入分配方式则是这个生命的心脏。由此可见，销售管理模式的选择是企业的一项重要管理工作。

药品是一种特殊的商品，药品市场营销是市场营销的一个专门类型，既有商品市场营销活动规律的共性，又独具特征。

四、销售策略

药品经营策略主要包括药品目标市场经营策略、药品广告策略、药品价格策略、公共关系策略以及经营策略的适时调整。

（一）药品目标市场经营策略

1. 药品目标市场选择

对市场进行细分后，经营者根据自己的任务目标、资源、特长等，权衡利弊，选择一个或几个细分市场作为营销对象，这个营销决策过程就称作选择目标市场。药品市场细分的目的在于有效地选择并进入目标市场。目标市场，就是经营者决定进入的那一个或几个市场部分，也就是拟投其所好，为之服务的消费者群。并非所有的药品细分市场都适应自己，只有能发挥自己现有的人力、物力资源等优势的细分市场，才能作为目标市场。

一个好的目标市场应具备如下条件：有足够大的市场容量，有一定的购买力，尚未被竞争企业控制或竞争尚不激烈，能充分发挥经营者的竞争优势。

经营者确定细分市场作为生产和经营目标的决策，称为目标市场选择策略。扬长避短，发挥优势，以期取得更大经济效益，是选择目标市场的总体原则。由于选择的目标市场不同，经营者采取的市场策略也有所不同。主要有以下几种。

（1）无差异市场营销策略　即将整个市场看成一个目标市场，强调消费者在需求上的共性，不考虑市场和消费者之间实际存在的差异。以单一的市场营销组合，向市场投放单一的商品，并采取大规模产、销方式，广泛的销售渠道，多样的广告宣传方式和统一的宣传内容，目的是为了在人们的心目中树立经营者及商品的超级印象。

（2）差异性市场营销策略　把产品的整个市场划分为若干个细分市场，从中选择几个细分市场作为目标市场，分别制定不同的市场营销策略，提供有差别的产品和服务，开展有针对性的营销活动。

（3）密集性市场营销策略　企业集中力量进入一个或几个细分市场，为该市场开发特定的产品，制定出周密的市场营销方案，争取在较小的细分市场上占有较大的市场份额。

2. 药品市场定位策略

药品市场定位的方法和策略可以归纳为以下几种。

（1）药品市场三次定位法　第一次是产品功能定位，认识、了解自己的优势产品；第二次是找准自己产品潜量最大、需要予以特别关注的人群；第三次是将产品、品牌、经营者观念向消费者靠拢，完成由产品特色向传播产品的独特利益的质的转变。

（2）药品差异定位策略　这是比较常用而颇具实效的方法。使用该法的关键是找出让消费者最关心的本产品异于其他产品之处。

（3）药品分类定位策略　这也是常用的方法。产品在市场上的竞争对手并不是单一或特殊的某个对手，而是一类产品，因此在决定产品开发、经营前，要细究同类产品的特点，分出类别，然后决定从哪方面着手。

（4）药品使用者定位策略　找出正确的产品使用者，会使定位在目标市场上显得更突出，在此目标组群中，为他们特定服务，往往能获得充分的信任，能培养出非常稳定的目标群体。

（5）抢占市场空位策略　企业通过对市场和现有产品的认真分析研究，寻找消费者实际需求未能很好满足的部分，即市场缝隙，从而以相应产品填补市场空白。

（6）匹敌策略　市场需求若潜力很大，企业又能赋予产品新的特色和创意，可以采用本策略，与竞争者一争高低。

（二）药品广告策略

1. 广告产品定位策略

OTC 药品可以通过广告宣传，确立产品在市场竞争中的地位，在目标消费群体中树立该产品的稳固印象。广告产品定位常用的方法有产品功效定位、产品品质定位和产品市场定位。

2. 广告促销策略

通过广告宣传，告知消费者购买广告产品的利益，以说服其购买，从而推动产品销售。具体形式有馈赠性广告、文娱性广告、公益性广告等。

（三）药品价格策略

由于药品的特殊性，政府对其进行价格管制，使这种市场经济中最基本的经济规律的作用大打折扣。在药品市场上，药品价格的作用是多方面的。对医药企业来说，药品价格将决定产品的销路和企业的利润；对消费者而言，药品价格在很大程度上决定或影响其购买行为的发生与否；对于国家政府部门而言，医药价格则成为从总体上降低社会医药费负担、合理调控医药企业收入、杜绝药品营销中不正之风、促进医药业健康发展的有力的宏观调控手段。

我国1996年开始药品价格改革，此间国家计委在加强药品价格管理、调整药品及医疗服务价格、抑制药品虚高定价、纠正医药购销活动中的不正之风等方面做了大量工作。但是，在医药市场环境没有得到根本改善的大背景下，某些超越医药企业承受能力、过度降低药品价格的行为和措施，不但效果甚微，而且还将诱发诸多负面效应和弊端，所以药品价格管理决策应慎重。药品价格的调整，涉及到方方面面的利益，是一项复杂的系统工程，为此，建议药品价格管理应考虑到当前医药高层的大环境、大背景，也要考虑到医药、医疗体制改革的滞后性，做出正确的决策。

（四）与时俱进调整经营策略

当前，药品经营市场面临多项医改措施的逐步落实、竞争日益激烈，药品营销渠道及策略必须不断地加以调整，方能适应多变的市场，而求得生存与发展。

1. 处方药经营策略

处方药要打开市场销售，树立自己的品牌，须创立个性化品牌形象；用非处方药拉动处方药；加强对医务人员的宣传；重视人员素质培养，提高销售服务质量；建立终端网络，做好终端销售；创建经营战略联盟。

2. 非处方药经营策略

当今非处方药经营的十大趋势：款式新颖包装求大；独特成分领先科技；概念翻新引领潮流；保健营销推广市场；软文广告诉求功效；硬件广告猛打名气；终端营销争夺顾客；情感诉求感动消费；形象展示树立品牌等。

（五）药品促销策略

促销可分为人员推销、广告、公共关系和营业推广四种形式。在推销过程中，医药企业常根据不同的市场需求和情况变化将多种促销方式有机组合起来，同时并用，制定适时的促销策略。促销策略的制定，其影响因素主要有促销目标、市场条件、医药产品市场寿命周期、促销预算。促销活动常用的技巧有优惠券、赠送样品、附送赠品、竞赛抽奖、集点换物、退款优惠等。

（六）公共关系策略

公共关系是指一个企业为改善与社会公众的联系状况，增进公众对企业的认识、理解与支持，树立良好的企业形象，从而促进产品销售而进行的一系列活动。

公共关系的活动方式是企业围绕特定的公关目标和任务，将各种公关媒介与方法有机组合，形成的具有特定公关智能的工作方法体系。按照功能不同可分为宣传型公关方式、交际型公关方式、公益型公关方式、服务型公关方式、征询型公关方式。

（七）医药代表的实战技巧

1. 拜访前的准备

医药代表在拜访前做好充分的准备无疑会为推销的成功添上砝码。一般来说，拜访前的准备包括：①充分认识所推销的药品；②对客户进行了解；③准备拜访材料和推销工具；④自我准备。

2. 如何提高面对面拜访的效果

据报道，受训的人对不同的学习方式及其组合表现出的效果不同，他们会记住：读过的知识的10%（医药代表的宣传资料）；听到的知识的20%（医药代表的解释）；看到的知识的30%（医药代表的试验）；读、听、看到的知识的50%；读、听、看到并经他人解释过的知识的70%；读、听、看到，听人解释过，且自己亲身实践过的知识的90%。拜访的关键是让医生记住你的产品，而不是多卖出几盒药。

3. 注意提升个人素质

新入行的医药代表不应把成功的希望寄托在销售秘诀上。要想在人前有出色表现，必须学习、学习、再学习，不断地思考、积累、储备，不停地丰富、发展、提升自己。

链接

南半球某一地方的一只蝴蝶，偶尔扇动一下翅膀所引起的微弱气流，几星期后可能引起席卷北半球某地的一场龙卷风，这就是气象学上著名的蝴蝶效应。

第三节　信息管理

信息是现代社会中使用频率极高的一个词语。信息包括的内容十分广泛，经济信息、科技信息、政治信息、文化信息等等，都是现代社会每个人、每个企业、每个国家以及整个世界关注的焦点。随着科学技术的飞速发展，计算机和网络技术在企业管理中的应用得到了进一步的扩展，信息管理也随之成为企业管理中一个非常重要的内容。

一、信息的涵义

信息的涵义有广义和狭义之分。从广义来看，信息是指信号源发出的，被接收体所接收、吸取和利用的一切符号；从狭义来看，信息是指按照一定的需要收集起来，经过加工整理后的具有某种使用价值的图像、颜色、声音、文字、公式和数据的总和。在本质上，信息是客观事物运动和变化的反映，是客观事物之间相互联系和作用的表现形式。由此可得出信息的一般定义：信息是各类管理系统最基本的元素，是客观事物的状态、过程的描述形式，同时，这种形式对人们具有某种使用价值。通俗地讲，信息泛指包含于消息、情报、指令、数据、图像、信号等形式之中的新的知识和内容。

二、信息管理的内容与特征

（一）信息管理的内容

在药品企业管理领域，计算机信息化的热潮方兴未艾。药品监督管理部门正在建设全国性的药品监督管理计算机信息系统，以便实现药品监督管理工作标准化和规范化，实现药品监督的动态管理。药品生产、经营企业和医疗单位也在积极采用计算机进行管理。目前，我国大约60%的药品生产企业和40%的药品经营（批发）企业建立了计算机管理系统，对销售工作进行管理。

药品生产、经营企业计算机信息化主要集中在财务管理、销售管理、库存管理和生产过程管理等有关信息管理几个方面。本教材主要从药品销售信息管理这方面进行简单的分析。

药品销售工作是药品生产、经营企业的核心业务，其管理的目标是掌握各品种的进货数目和金额、库存数量和金额、销售数量和金额；资金的流量，包括应收金额、应付金额、费用、毛利和利润；动态、科学管理控制整个销售工作。主要内容有以下几方面。

（1）品种名称、供货和购货单位的基本信息管理，包括单位的各种许可证管理。

（2）进货记录包括品种、数量、供货单位、进货价格、发票价格和发票号、折扣信息的录入，发票和入库等票据的打印。进货记录保存至超过药品效期一年，但不得少于两年。

（3）销售管理包括品种、数量、购货单位、销售价格、折扣信息的录入，发票和出库单的打印。销售记录保存至超过药品效期一年，但不得少于三年。出库复核记录保存至超过药品效期一年，但不得少于三年。

（4）入库登记和库存管理包括入库品种、数量、生产批号的录入，报废品种、数量、生产批号的录入。

（5）销售记录查询和统计包括查询一个时间点或时间段，一个或多个品种的进货、入库、销售和价格记录。统计一个或多个品种的进货、销售情况，统计库存情况。这些信息是提高经营水平、作出合理决策的重要依据。

目前，国内已有多家公司开发出适合药品生产、经营企业使用的药品销售管理计算机软件系统，它们帮助企业快速实现在销售管理上的计算计划。

根据GMP的要求，药品生产的过程有关信息必须记录，以便日后的质量检查。采用计算机软件系统对其记录进行管理，就是药品生产管理计算机化的一个重要内容。它可以将每一批药品的投料数量、过程的检验、成品的数量等信息记录下来，方便查询和统计。

（二）信息的特征

1948年美国贝尔电话研究所的数学家申农（Shannon）发表了《论通讯的数学理论》，这篇著作的发表，奠定了信息论的理论基础，并经过后人的进一步研究发展形成了一门广义信息论，通常被称为信息科学。当今社会，信息、物质与能源一起构成了社会发展的三大支柱。信息除了具有其他资源的可利用性、有价值等特点外，还具有自身的特性。

1. 信息的共享性

信息可以通过时间或空间的传递被人们共同占有、共同享用，这就是信息的共享性，是信息区别于其他物质的一个重要特征。

2. 信息的可加工性

信息是从不同的渠道、通过不同的方法取得的，要想对其加以利用，在使用前一般要对其进行分析、综合、加工和整理。

3. 信息的时效性

信息是客观事物运动和变化的反映，事物运动的状态不同，信息就有所不同，信息只有及时地收集和整理，才能有效地发挥其自身的使用价值，信息的使用具有一定的时效性。

4. 信息的相对性

信息是通过认知主体的主观认知而反映出来并加以揭示的。但信息是无限的，而认知主体的认知能力是有限的，因此认知主体实际获得的信息是有限的。同样的信息，由于人们的观念、意识、素质、思维能力、心理因素等方面的影响，对信息利用的质和量是有所不同的。

5. 信息的可重复性

信息的使用不是一次性的消耗，可以在需要的时候重复为使用者所用。这就是信息的可重复性，也是信息区别于其他物质的重要特征。认知者认知能力的增强会使信息的作用得到充分的发挥。

三、信息的分类

信息按照不同的分类标准可以分成不同的类别。

（一）按信息发生的领域划分

按信息发生的领域划分，可以分为物理信息、生物信息和社会信息。

物理信息和生物信息是指无生命的和有生命的事物的信息。如天气变化、地壳运动等属于自然界无生命的事物所发出的信息；而植物之间、动物之间的信息交流与传递的遗传信息，则是生命进化的重要原因。

社会信息是社会中人与人之间交流的信息，是人类活动的重要资源，是人类进步的原始动力。社会信息包括政治信息、科技信息、军事信息和文化信息等。

（二）按人们对信息有无加工划分

按人们对信息有无加工划分，可以分为原始信息和派生信息。

原始信息是指没有加工的信息，如企业内部的原始记录、票据凭证等。派生信息是指按照一定的目的和要求加工，具有一定的用途或带有一定指向性的信息。

（三）按信息的表现形式划分

按信息的表现形式划分，可以分为消息、资料和知识三类。消息是关于事物发展变化情况的最新报道，是反映事物当前动态的信息；资料是对事物的静态描述和记录，是可以长期保存的信息；知识是人类社会实践的总结，是人类对客观事物的普遍认识和科学评价，对人类社会具有极为重要的意义。

四、药品企业管理活动中的信息

信息是管理的基础和纽带，更是销售管理不可缺少的重要资源。信息活动贯穿于整个管理的全过程。信息在药品企业管理活动中的地位和作用具体表现在以下四个方面。

1. 信息是药品企业管理系统的基本构成要素，并促使各要素形成有机联系。管理活动要想得以顺利进行，必须得到信息活动的大力支持。“知己知彼、百战不殆”。信息是构成管理系统的基本要素之一。信息反映了组织内部责权结构、资源状态以及外部环境、竞争者的状态，它是管理者做出正确决策的重要依据。信息是管理过程中各要素形成有机联系的媒介，没有信息，管理活动也就失去了存在的基础，企业也就无法生存。

2. 信息是药品企业管理过程的媒介，是组织中各部门、各环节相互协调的纽带和桥梁。药品企业的各种管理活动都表现为信息的输入、变换、输出和反馈，管理过程以信息为媒介，通过信息的介入，来实现企业的管理过程；同时管理活动也是为实现组织需要服务的，组织中各部门、各环节都有其自身的独立性，都有自身的目标，为了实现企业组织的整体目标，协调工作，在管理者的统一指挥和领导下，信息充当了纽带和桥梁的角色，将各部门、各环节联系在一起，使其相互协调、相互适应、相互沟通。

3. 信息是药品企业管理者进行正确决策的基本要素。药品企业管理者对其所拥有信息的消化吸收情况是其做出决策的依据。具有决策权的管理者只有及时掌握全面的、充分而有效的信息，才能统领全局，高瞻远瞩，从而做出正确而有效的决策。

4. 信息的开发和利用是提高社会资源利用效率的有效途径。社会资源是有限的，药品企业应通过对资源合理、有效的利用，提高利用效率，来促进自身经济效益和整个社会效益的提高。现代社会的竞争十分激烈，信息在激烈的市场竞争中尤其显示了其自身的重要性，及时、充分、有效的信息能够提高速度，提高效益，增加社会财富。从一定意义上讲，现代社会的信息资源要比物质资源和能量资源更为重要，对企业来讲更是这样。

五、信息资源及其管理

（一）信息资源

所谓信息资源，就是把信息作为人类社会发展的一种重要的可利用的资源，它是从物质和能量上对信息的确认，是从信息功能上对信息的描述。

信息资源有狭义和广义两种理解方式。狭义的理解一般认为，信息资源是指人类社会经济活动中经过加工处理有序化并大量积累后有用信息的集合，如科学技术信息、政策法规信息、社会发展信息、市场信息、金融信息、信贷信息等。广义的理解一般认为，信息资源是指人类社会经济活动中积累起来的信息、信息生产者、信息技术等信息活动要素的集合。把信息活动的各要素纳入信息资源的范围，主要是因为信息资源的社会价值虽然体现在信息要素上，但信息要素的价值则是通过生产者、信息技术等活动要素的综合作用实现的。

（二）信息管理

管理从本质上说，是通过信息协调系统内部资源、外部环境与预定目标的关系来实现系统的功能。信息作为资源，只有对其进行有效的管理，才能实现其自身的价值。

1. 信息管理的内容

（1）信息资源开发、调配与组织管理　这是最基本的信息管理工作，其内容十分广泛，主要包括非文献信息和文献信息资源的开发，科技、经济、政治、军事、文化、金融等专门领域信息资源的社会调配，各类信息资源的布局，信息资源的利用组织等。

（2）信息传递与交流的组织活动　主要包括信息传递与社会秩序的建立与维持，各种信息传递与交流业务的开展，以及社会各有关部门信息传递与交流关系的确立等。

（3）信息研究、咨询与决策　这是一种高层次的信息管理，其目的是为管理工作提供决策方案，主要包括决策管理及信息识别、组织分析、整理和加工，通过针对性的研究，得出相关的结论，以便确认其可靠性，使其应用于管理活动和管理实践中。

（4）信息技术管理　这部分管理分为硬技术管理和软技术管理两个方面。硬技术管理主要是围绕计算机、通信和其他信息设施及产品的研制技术来进行；而软技术管理则是围绕各种信息技术设施及产品的使用来进行。

（5）信息系统管理　信息系统是由信息工作人员、技术、设施、信息及其载体、用户以及系统环境等基本要素组成的。信息系统的管理除了对这些基本要素进行管理外，还要对系统的组织和运行进行管理和控制。

（6）信息服务与用户管理　各种信息管理业务的开展都是以用户的信息需求为依据，信息服务与用户管理的内容不仅包括服务和用户方面，还贯穿于信息管理业务工作的全过程。信息服务与用户管理的内容是综合性的，管理方法是系统的。

2. 企业信息管理

企业信息管理是指企业利用计算机技术、网络技术等一系列先进的信息技术，将企业生成和使用的信息进行组织，使其系统化、数字化、网络化、智能化，并服务于企业的管理和发展战略，提高企业竞争能力的管理方法。

企业信息管理的主要任务是识别使用者的信息需要，对数据进行收集、加工、存储和检索，对信息的传递加以计划，将数据转换为信息，并将这些信息及时、准确、适用和经济地提供给各级主管人员以及其他相关人员。

企业信息管理分为三个层次。一是企业在生产中广泛使用电子信息技术，如CAD/CAM、智能仪器、自动控制等；二是推广计算机的应用，建立管理信息系统，把企业管理的流程规范优化后以软件的形式固定下来，并促进企业内的信息交流和数据的积累，对生产、销售、库存、采购、财务等数据进行存储和处理；三是更高层次的管理，引入大型的集成应用系统，如辅助决策支持系统、企业资源规划（ERP）、客户关系管理（CRM）和供应链管理（SCM）等。

企业信息管理是一个相当复杂和庞大的系统工程，涉及从硬件到软件、技术到管理等诸多方面。随着计算机和数据库技术的迅猛发展，企业管理信息系统也出现了长足的进步，从主机/终端模式到客户机/服务器模式，再到Web/三层体系，企业管理信息系统向着高度信息共享的方向不断发展。主机/终端模式是实现信息共享的最初模式，其特点是系统稳定、易于维护，缺点是对主机资源要求过高，对大规模应用支持不够，难于实现跨硬件和跨平台的信息共享，终端应用任务简单，造成了不必要的浪费。客户机/服务器模式是20世纪90年代兴起的一种全新的模式，它一方面充分共享服务器的资源，另一方面充分利用了客户机的本地资源，可支持大规模的应用，但其维护费用与推广费用比较大。Web/三层体系结构正越来越受到企业信息管理应用的青睐，这种模式的特点是所有应用服务都有专门的应用服务器处理，减轻了数据服务器的处理负担，可利用服务器群集技术，支持大规模用户的应用，客户端只需要一个浏览器，使用很方便。

在药品企业市场竞争日益激烈、计算机技术飞速发展的今天，建立药品企业计算机管理系统势在必行。而要成功地建立一套先进的计算机管理系统，其关键在于应用软件，应用软件的设计关系到整个系统的成败。

传统的企业是一个相对独立封闭的体系，企业的经营范畴、有多少员工、有多少资产都是显而易见的。然而，未来企业会与其他企业和外部环境紧密相连，会随时随地构成新的形态。因此，高效、快捷的信息技术对提高管理水平、降低经营成本、提高企业生产力的作用是不言而喻的。

六、计算机信息化管理的意义与作用

（一）计算机信息化管理的意义

1. 促进药事管理过程标准化

计算机在药事工作中的应用过程，本身就是一个管理的标准化过程。在药事工作中采用计算机，首先需要对传统由人手完成的工作流程进行系统的分析，总结出符合计算机操作的内容和规程，从而使整个药事工作过程变成一种标准化、规范化的工作。

2. 促进有效管理

计算机可以实现对药学专业过程信息化的记录、保存，以便进行即时的动态的分析、统计，实现对药学专业工作的有效管理。

3. 帮助人们有效利用信息

计算机通过将各种有用信息数字化，弥补人类大脑记忆的不足，帮助人们有效地利用信息，这在药学行业很有意义。例如将药物资料以数字化的方式提供给医疗人员，使其在治疗病人的过程中能够即时查询，实现合理用药的目的。

信息化管理工作主要包括基于物流系统供应链管理的系统为核心的信息化管理，通常有应用经营决策系统、人工智能，以及零售后台管理系统、客户管理系统、财务管理信息系统等多种配套的信息化管理。

（二）计算机信息化管理的作用

上述系统与企业的规范化管理结合，可起到事半功倍的效果。第一，重要的经营策略均是在信息化管理平台的基础上制定出来的。第二，使企业内部管理成本降低，企业经济规模呈现扩张趋势。第三，企业外部交易成本下降，使员工数量具有减少的趋势。第四，信息化管理不仅可以反映销售、购进和调拨的情况，还可以保证药品质量（比如通过信息化管理反映的情况来进行及时报损或及时促销等），更重要的是可以进行“数据挖掘”：汇总少量数据、引导采购行为、作出采购决策等，减少操作冗余，提高经营实效。

●本模块小结

企业的生产管理和销售管理在企业管理中占有十分重要的地位。药品企业作为一种生产和经营特殊商品的企业，其生产管理和销售管理具有其自身的属性和特征。信息作为一项重要资源，与能源和物质一起构成了社会发展的三大支柱。药品企业在管理过程中，一定要发挥信息管理在企业管理中的重要作用。

实　训

一、复习思考题与简答题

1. 你怎样理解生产管理与企业管理的关系？生产管理的绩效指标体现在哪

几个方面？

2. 药品生产企业设备管理和物料管理的内容是什么？
3. 销售管理的含义和内容是什么？
4. 谈谈销售管理和市场营销的关系。
5. 药品企业的销售目标一般包括几个方面的内容？
6. 药品企业常用的销售管理模式有几种？请分别加以说明。
7. 信息的基本概念、特征及分类。
8. 信息在药品企业管理活动中的地位和作用表现在哪几个方面？
9. 如何理解信息资源的含义？
10. 信息管理的内容包括几个方面？
11. 什么是企业信息管理？企业信息管理的主要任务体现在哪里？
12. 企业信息管理的三个层次是怎样区分的？
13. 药品企业信息管理的内容是什么？

二、案例研究

【案例1】　海尔CRM实现与用户零距离

自1999年开始，海尔就已经进行以市场链为纽带的企业业务流程再造，目前已基本形成了符合新经济要求的业务组织流程化（包括商流、物流、资金流）、组织结构扁平化的企业组织结构，这为各业务流程管理系统的实施打下了坚实的基础。海尔CRM管理系统就是在海尔业务流程再造之后的平台上实施的，形成了前台一张网、后台一条链的闭环系统，前台的一张网是海尔客户关系管理网站（haiercrm. com），后台的一条链是海尔的市场链。

企业内部ERP（企业资源计划系统）与外部的客户系统是海尔实现CRM的手段。1999年海尔就在业务流程再造的基础上构筑了企业内部供应链系统、物流配送系统、资金流管理结算系统、遍布全国的分销管理系统和客户服务响应CALL－CENTER系统，并形成了以订单信息流为核心的各子系统之间无缝连接的系统集成。海尔内部ERP系统和外部客户系统的目的是一致的，都是为了快速响应市场和客户的需求。前台的CRM网站作为与客户快速沟通的桥梁，将客户的需求快速收集、反馈，实现与客户的零距离；后台ERP系统可以将客户需求快速发到供应链系统、物流配送系统、财务结算系统、客户服务系统等流程系统，实现对客户需求的协同服务，大大缩短对客户需求的影响速度。

“决胜在终端”。海尔认为，企业之间的竞争已经从过去直接的市场竞争转向客户的竞争。海尔CRM联网就是要实现端对端的零距离销售。传统的企业和商场是两个金字塔，企业基层员工和营销终端之间有无数职能造成的鸿沟，导致市场信息不能完全正确的传递，用户的需求也得不到最大的满足。海尔已经实施的ERP系统和正在实施的CRM系统都是要拆除影响信息同步沟通和准确传递的阻隔。ERP是拆除企业内部各部门的“墙”，CRM是拆除企业与客户之间的“墙”，从而达到快速获取客户订单，快速满足用户需求，缩短销售周期，降低销售成本的目的，使企业在最短的时间内了解客户在营销和使用产品过程中遇到的问题，帮助客户及时解决，从而大幅度提高销售业绩与客户满意度。

海尔CRM管理系统以围绕一个中心，面向两类拥护，提供三种服务来工作。一个中心是以订单信息流为中心，可实现客户对订单的下达、审核、跟踪的全过程服务；客户的网上财务对账、费用查询等在线服务，面向外部客户的管理咨询、客户投诉及面向内部业务人员的库存查询、日期查询、客户进销存查询、商业智能分析等在线系统服务，和企业文化、产品推介、促销活动等网上信息服务。海尔业务流程再造的目标是实现顾客满意度的最大化，而海尔CRM管理系统通过搭建与客户的统一高效的平台向客户提供更加个性化、专业化的服务。

中国加入WTO，对工商企业来说都将面对更加激烈的市场竞争，市场环境瞬息万变，谁拥有了客户资源，谁就拥有了核心竞争力。海尔CRM管理系统可以不断改善客户关系，提高客户满意度，提高适应动态市场的能力，从而形成决胜新经济的竞争优势。

【案例2】　海尔的当地化战略

企业实施国际化战略时要考虑两个最基本的问题：是全球化还是当地化？所谓全球化是指企业针对全球市场生产产品，不考虑或较少考虑不同地方的差异。实施全球化战略的公司尽可能在每个国家都采用标准化的产品、促销战略和分销渠道。尽可能整合全球资源，生产在劳动力成本最低的地方进行，采购在原材料最便宜的地方购买，销售则在价钱最高的地方销售。比如耐克公司，其设计和营销都安排在美国，因为美国才有最了解美国市场、世界领先的设计人员，美国市场是消费档次最高的市场。其生产则在我国东莞等地方进行，因为这些地方劳动力便宜。这种战略的好处是可以得到生产的规模优势、避免重复设计、重复研发等资源利用中的浪费，从而最大限度降低成本。

与全球化战略不同的是当地化战略。当地化战略最重视的是当地特殊的消费需求，因此强调针对当地市场的特殊需求设计和营销产品。这种战略的最大优势是提供的产品特别考虑了不同地方的需求差异。比如电冰箱，每个国家都有不同的气候带、电压状况及消费习惯，所以对冰箱的设计要求也是各有所爱。不能满足当地市场的产品可能面临困难。美国的家电巨人惠而浦1997年退出中国市场就是因为产品缺乏对中国市场的针对性。1994年惠而浦同雪花冰箱厂建立了合资企业，希望利用同中国企业的联盟占领中国冰箱市场。然而仅隔3年惠而浦便退出了同雪花的联盟。同时也退出了同深圳蓝波的联盟。导致惠而浦失败的原因包括惠而浦利用外国理论推导中国市场的需求，结果设计出来的新产品在中国市场销路不好。

【案例提问】

1. 作为药品营销人员，我们从本案例中能得到哪些启示？“前台一张网，后台一条链”给海尔带来的好处有哪些？

2. “决胜在终端”的销售理念和与客户零距离接触的销售模式能否提高海尔的核心竞争力？请加以说明。

3. GMP 和 GSP 的实施，进一步规范了药品企业生产和经营的行为，你认为从信息管理的角度，药品企业能从这两个案例中获得哪些启示？

4. 海尔的当地化策略从销售管理的角度给我们带来哪些启示？药品企业能否做到药品销售的当地化策略？

管理名言　只要在一个团队中引进能干的人才，其他的员工就会感到紧张和压力，由此整个团队就会充满活力。

——（英）诺斯古德·帕金森

模块七　人力资源管理

现代企业管理是以人为核心的管理。人力资源是现代企业各种资源中起支配作用的要素，领导者如何有效地开发、利用、激励人力资源，不断提高现代企业人力资源管理的质量和水平，是实现企业经营目标的关键。

第一节　领导艺术

领导艺术是现代企业管理者的一门必修课。领导艺术是想像力、创造性、灵敏性、灵活性且具有个性和人性的高情商的领导方法的体现。要实现企业管理的现代化、科学化和规范化，最大限度地激发员工的工作潜能，增强企业的凝聚力，企业的管理者必须懂得领导艺术，学会用科学的领导方法、有效的沟通技巧来预测或处理管理中遇到的和可能遇到的各种有利或不利的情境，率领和引导企业员工克服前进道路上的障碍，顺利实现预定的组织目标，使企业管理始终在良性的轨道上发展。

一、领导与领导者

（一）领导和领导者的含义

“领导”一词在现实生活中有着多方面的含义。作为名词，领导指的是人，是能够影响他人行为的人，即领导者。领导者有两种类型：一种是居于领导职位的人，是组织中被称为上级的人，他们是组织正式任命的，拥有合法的职权，可以对被领导者进行指挥命令和奖励处罚；另一种是并不处于正式的领导职位，但对他人有影响力的人，他们是从一个群体里自然产生出来的，没有正式的职位和职权，但却能对他人的活动产生实质性的影响。我们这里所讨论的是前一种情况，是组织的领导。本节的领导者是指那些能够影响他人并拥有管理权限的人。

1. 领导的职能和本质

领导是一门艺术，领导的本质是影响力。他不仅要指导他人"如何去做"，还要影响他人"去做什么"。影响力来源于领导者的权力、特质以及领导的方法、艺术等。权力是领导的重要基础。权力是一种影响他人服从并实行其指令的能力。领导者在工作中所拥有的影响力大小，与其权力的形成与运用有着密切的关系。一般说来，权力越大，影响力越大，但拥有同样权力的领导者，由于自身的素质、领导方法、领导艺术的不同，领导所产生的结果往往差别很大。

2. 领导者知识素质

一个领导者的才智高低，直接决定着他的领导水平的高低；同时也决定着领导者素质的高低。领导者的素质体现在政治、业务、知识和身体等各个方面，其中领导者的知识素质是领导者素质中最重要的因素之一。领导者的知识素质具体地说就是领导者所拥有和掌握的科学文化知识状况，它包括领导者知识水平、知识结构以及运用知识分析问题、解决问题的能力。比尔·盖茨创造了财富史上的神话，他的崛起揭示了一条新的市场规律——创业是智者的游戏，知识是创业的资本。领导者知识水平的高低，不在于他拥有多少知识，而取决于他的知识的渊博和熟练程度，以及知识结构是否合理，因此构建一个合理的知识结构对于领导者而言是至关重要的。

有这样一个故事：小猴子和小兔子都种了很多马铃薯。经过春天精心播种，夏天辛勤耕耘，秋天便有了不错的收成。收获的时候，两个人都为自己的房子装不下这些马铃薯而发愁。很快两个人各自想出了自己的储藏办法。小兔子找来亲朋好友挖了个大坑，把所有的马铃薯都堆进坑里。小猴子也找来了很多人帮忙，不过不是挖坑，而是让他们把马铃薯背回各自的家，条件是用易储存而占地少的粮食做交换。冬天来了，小猴子每天都有新鲜的粮食吃，日子过得很舒服。而小兔子都快饿死了，因为马铃薯都被冻坏了，根本没法吃。

小兔子的悲剧揭示了一个道理——光把东西堆在一起，不见得有什么用途，合理利用才能发挥他们最大的效益。对于知识也是如此，博览群书当然好，但不能融会贯通就无法发挥知识的最大效能。领导者的知识素质和知识结构应该是一个开放的动态系统，领导者具备的知识要随着社会的发展、知识的更新、工作的变化等因素不断充实、更新和调整，使自己能够适应社会发展趋势，与时俱进。

3. 领导方式

领导效能的实现，离不开员工的支持，因此，领导要通过帮助员工的成长、展示组织振奋人心的共同愿景，来激发员工的创造性和积极性。根据员工的不同状况，领导者可以分别采用以下几种领导方式。

（1）命令型方式 当下属的工作技能和信心都不足的时候（这时候下属往往是个新手或执行新任务），领导者应采取高度命令和低度支持的方式。领导者告诉下属自己对他们工作的期望，并告诉他们如何执行这项任务。

（2）辅导型方式 当下属具有工作的信心但工作技能不足的时候，领导者应采取高度命令和高度支持的方式。领导者继续通过比较命令的手段使员工得到技能的提高。如果员工的能力此时不能增加，员工的信心与积极性很可能在困难面前受到挫伤。

（3）支持型方式 当下属的能力已经达到一定的水平，但他们的信心仍因偶尔的失败而不足的时候，领导者应采取低度命令和高度支持的方式。领导者利用高度支持鼓励员工，培养他们的自信心。

（4）授权型方式 当员工在技能与信心方面都表现出突出的水准时，领导者就可以放心地授权了。

在领导者的技能中，出色的管理能力仍然是必须的。领导者拥有这种管理能力的目的不是为了控制和命令员工，在更大程度上是为了支持、帮助员工的发展与成长。领导者在管理过程中，根据自身的状况和员工的实际情况，不同时期应采用不同的领导方式。

（二）领导效能的影响因素

领导不是单方面的行为，而是领导者和被领导者之间在特定情境下发生相互作用关系的过程。领导行为能否产生预期效能，取决于如下三方面的因素。

1. 领导者

领导者是领导工作的主体。领导者自身的素质直接影响到其领导效能。他们自身的背景、能力、经验、知识、价值观念等，都会影响到组织目标的确定和领导方式的选择，进而影响到领导工作的效率。领导者是影响领导工作效能的重要因素。

2. 被领导者

被领导者是领导工作的客体。被领导者的背景、能力、经验、知识、价值观念、对工作的态度和要求、责任心、个性等，都会对领导过程产生重大影响，并直接影响到领导方式的选择以及工作的效能。

3. 领导工作的情境

领导工作是在一定的环境中进行的，这里的环境是指领导工作所面临的特定情境条件，一般而言，情境特征可以反映在群体的规模与类型，工作任务的性质与目标，形式的压力与时间紧迫性，上级领导的期望与行为、与下级员工的关系，以及组织的文化与政策中。与特定情境相适应的领导方式才是有效的。

总之，领导效能是领导者、被领导者和领导工作情境三方面因素综合作用的结果。领导意味着组织成员的追随与服从。而下属和组织的其他成员追随和服从大部分领导者的原因，就在于这些被他们所信任的领导人能够满足他们的愿望和需求。这种领导的过程充满了艺术性。领导者巧妙地将组织成员个人愿望和需求的满足与组织目标的实现结合起来，而要实现这种结合，领导的过程就不可避免地要与沟通、激励等发生关系，使领导行为的有效性充分发挥出来。

（三）现代企业领导的本质

1. 权力是领导的基本特征

权力是一种影响他人服从并实行其指令的能力，来自于合法性和依赖性。虽然权力并不等于领导，却是领导的重要基础，没有权力，领导常常是无效的。领导者手中的奖惩权、授予权以及其他权力是影响他人的主要因素。一般来说，权力越大，影响力越大。

2. 责任和使命是领导的真正象征

领导者应有强烈的责任感和使命感。领导者的核心任务是看清组织存在的意义以及未来，以使命感来激发自身以及员工的潜力。使命不应空洞，而应具有实际的意义。如杰克·韦尔奇说："在今后的十年内，我们想使 GE 公司成为一个员工拥有创造自由、每个人都能尽其所能的场所，一个开放、公正的场所，在此场所内，员工相信自己能决定具体的工作，而当自己完成这些工作时，自己的钱袋和灵魂都能得到奖励。"

3. 创意和改革是领导义不容辞的责任

领导者应该具有透过事物表面看到本质的能力，并富有创造力和想像力。他们并不安分守己、因循守旧，不拘泥于已有的成就，敢于向任何阻碍公司前进的陈旧观念和习惯挑战。领导者具有发动改革与推动改革的能力，能使组织始终保持强大的环境适应能力。

4. 服务意识和奉献精神是领导的实质内涵

"公仆型领导"概念由管理大师罗伯特·格林利夫提出并倡导，他指出，领导者应该经常自问这样四个问题：一是在我的领导下，我所服务的人是否真正在成长？二是在这个过程中，他们是否变得更健康？三是他们是否变得更自主、自由、聪明和能干？四是他们自己是否越来越像公仆型领导者？领导者明白为员工服务的目的不是从员工那里索取，而是激发员工的自我价值与尊严。当员工得到成长，组织自然得到相应的成长。

员工的才智与热情是公司取之不尽、用之不竭的宝藏，公司要做的只是找到适当的途径将其释放出来。实现这一目标的唯一正确有效的途径是使组织管理从控制型向相信员工的潜力、发挥员工的热情与潜能的领导型转变。

(四) 卓越领导的五种习惯

基于从4500多个个案、32万份调查和350项研究中提炼出来的领导模型，美国克拉拉大学列维商学院院长、领导力教授巴里·波斯纳总结出了培养领导力的五个秘诀，也就是卓越领导的五种习惯——率先垂范、共启愿景、挑战陈规、授权于人、鼓舞人心。

1. 率先垂范

榜样的力量是无穷的，曾有人在美国空军学校做了一个实验，请学生们给军官们评分，并让他们评价军官们是不是自己的行为榜样，结果将军官描述为“行为榜样”的学生其理论、军事和运动成绩都明显更高。

一位企业主管曾经说过：“除非我自己在内心深处相信我本人愿意信守该承诺，否则，不会劝说别人去做一个承诺。”作为企业领导，应通过澄清自己的价值观来找到支持你的声音，通过使行动与共享的价值匹配来树立榜样。

2. 共启愿景

很多人参加过这样一个经典的拓展项目：一个团队的人共同站在两条长板上前行。在这个过程中需要有人喊出“一、二、一”或者“左、右、左”的口号带领大家朝着一个方向前进。

这个游戏给人们的启示是，当组织日益庞大起来的时候，我们就会遇到各种不同的想法想把组织拽向不同的方向，领导者需要做的就是让大家知道朝着哪个方向前进。研究发现，当愿景清晰后，员工在工作满意度、承诺和忠诚、团队精神、对组织价值观的明确程度、以组织为骄傲等各方面水平都有显著提高。作为企业领导，应通过各种可能性的激动人心的想像来预见未来，通过阐述共享的抱负来谋取他人对共同愿景的支持。

3. 挑战陈规

领导者总是要把大家带向从未经历过的领域，因此领导者必须挑战陈规，思索各种各样的可能性，并总是认为大部分的可能性会获得成功。

3Com公司这方面的经验值得借鉴。这个公司最大的特点是非常具有创新性，他们认为创新来自于错误。所以他们一开始就告诉员工每天要犯十次错误，如果每天犯的错误不到十次，说明努力还不够。当然，这里提到的“犯错误”并不是要员工变成一个狂热的犯错误者。作为企业领导者，应通过搜寻富有创新性的变革、成长和改善的方法来寻找机会，通过不断地获得一些小的胜利和从错误中学习来实验和冒险。

4. 授权于人

一个租车人在还车之前，发现车脏了，他会去清洗吗？一定不，因为他会想：这车是我租来的，又不是我自己的。巴里认为成功的领导者所做的工作，就是要充分授权使下属能够成为领导者，让下属认识到这是我自己的事情，我是公司的主人，所有的事情都与我有关。

同样，哈佛商学院一位教授的研究表明，成功的关键在于管理者创建一个支持联盟的能力。作为企业领导者，应通过提升合作目标和创建信任来鼓励合作，通过共享权利和决定来授权于人。

5. 鼓舞人心

领导者带领下属来到从未到达的地方，一定要给下属勇气并鼓舞他们向这个目标前进。来自澳洲的一名 CEO 说过，自己在组织里面扮演的角色就是一个拉拉队长；《财富》（美国版）发现 100 强公司文化都包括感恩、认可、赞赏。激励人心是件严肃的事情，热情且用心的庆功会可以建立一种集体的认同感，强化人们的献身精神，从而使一个人为集体做出杰出贡献。作为企业领导者，应通过对个人优点的欣赏来认可贡献，通过营造一个大家庭的感觉来庆祝价值观的实现和胜利。

二、有效沟通的艺术

沟通是人力资源管理的重要内容，是管理者必须具备的技能。沟通就是管理，沟通就是凝聚力，沟通就是效率。

（一）沟通

1. 沟通的含义

所谓沟通，简单地说，就是发送者传达信息给接收者，且为接收者所感知到的行为。接收者感知到的信息应与被传递的信息完全一致。如果一个人不懂法语，却收到了一封用法语书写的信件，此时不通过翻译的话，就无法称之为沟通。沟通并不一定是双方完全达成一致或签订协议，而是准确理解信息的意义。

沟通过程可用图 7-1 表示。

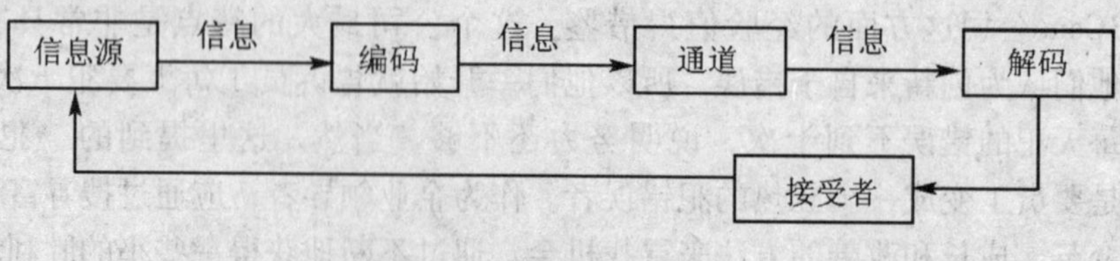

图 7-1　沟通过程示意图

从上图可以看到，一个接受者要接受信息，首先要在信息到来之后，在头脑里进行编码，然后再通过通道进行解码，这样信息最终才能被接受者接受。接受以后，如果接受者还有不清楚之处，他可以提问求证，这就形成了反馈。

有效的沟通与意见一致是不完全相同的。很多人认为，有效沟通就是双方能接受彼此的观点，这种想法其实是错误的。在沟通过程中，对方可以非常明白你的意思但却不同意你的看法。比如经过一场长时间的争执，最后双方仍各执己见，这并不能说沟通是无效的，此时可能每个人都充分理解了对方的观点和见解，即此时双方的沟通是有效的，只是观点不统一而已。

有这样一个故事说：一位学生和一位数学家、一位生物学家、一位哲学家坐在一起，他们发现地上有一只四脚朝天的甲壳虫，费了九牛二虎之力终于翻过身来，然后急速地朝着一个方向走去，学生问："有那么多方向可走，它为什么非要朝着那个方向走去呀?"这时，数学家说："沿着这个方向的路径是它回家的最短距离。"生物学家答："它在这个方向范围内感受到了异性甲壳虫发出的性信息。"而哲学家则说："这个方向是诱使甲壳虫继续生存下去的客观存在。"

这个故事告诉我们：同样一件事情，不同人有不同的分析角度和分析方法。由于每个人的知识、经历、价值观等不同，沟通常会因为受到人与人之间复杂心理过程的影响而造成渠道不畅。所以作为一个领导者，一定要根据其上司、下属、同级以及外部人员的不同情况，注意了解对方的自身特点、职业特性，寻找与其沟通的切入点，只有这样，沟通才能取得理想的效果，此时的沟通才是有效的沟通。

领导者在沟通时，无论采取哪种方式，都要找到与对方之间的共同语言，产生共鸣，彼此相互认同，只有这样才能形成良好的沟通。即使沟通双方意见最后不能达到完全统一，那么也不至于给彼此的工作带来负面影响。有效沟通是领导艺术的表现。所有历史上伟大的领导者都是善于将自己的理想阐明并使他人接受的人。已故的敬爱的周恩来总理，就是领导者有效沟通的一个典范和楷模。

2. 沟通的作用

沟通的形式是双向的，包括准确表达自己的观点和聆听他人的观点。沟通的作用包括：激励和鼓舞员工；与员工建立相互合作与信任的关系；妥善解决冲突；消除员工在不稳定环境中的恐惧感与无力感；提供准确的信息使员工做出正确的行为；提供反馈信息使员工认识到如何更好地改进自己。全美100家管理最好的公司之一——SRC公司的CEO斯塔克说："人们对公司的了解越多，公司运转就越好，这是一条颠扑不破的真理"。

本节我们主要研究的是人际沟通，即主要存在于两人或多人之间的沟通方式，其对象是人而不是物体。

（二）沟通的方式

有些人认为沟通不外乎谈话、讨论或文字表达等，其实，沟通不单单是这么简单。人际沟通方式主要有口头沟通、书面沟通、非语言沟通及电子媒介四个方面。

1. 口头沟通

口头沟通是以口语为媒体的信息传递。常见的口头沟通主要包括交谈、演说、开会、讲座、讨论以及传闻或小道消息的传播。人和人之间最常见的交流方式是交谈。生活中绝大部分的信息是通过口头传递的，它是所有信息沟通中最直接的传递方式。

口头沟通具有传递迅速、反馈及时之特点；但当信息经过多人传送时，信息失真的潜在可能性很大，每个人都以自己的方式理解和解释信息，当信息达到终点时，其内容往往与初始之意大相径庭。

2. 书面沟通

书面沟通是以文字为媒体的信息传递。常见的书面沟通主要包括文件、报告、信件、备忘录、书面合同、组织内发行的期刊等。组织中的重要决策最好通过书面方式来传达，以免在权力的金字塔中上下传达使信息失真。

以书面方式进行的沟通通常显得比较规范、逻辑性强、条理清晰，有据可查，便于保存、整理，信息传递准确性较高，传递范围比较广泛。但书面沟通耗费时间长，花费时间多，事实上花费一个小时写的东西只需要 10～15 分钟就能说完；同时书面沟通缺乏反馈机制，无法确保所发出的信息是否被接收或全部理解性地接收。

3. 非语言沟通

人们传达信息的时候多注重语言，实际上还有文字和符号，以及人的姿态和行为，后者这种传达信息的方式就是非语言沟通。

非语言沟通是指以非口头和书面语言的形式进行的信息传递，如交通路口的红绿灯信号、交通标志、交通警察的手势等向车辆和行人传达着能否通过路口以及怎样通过路口的信息；一位主管一面拍桌子，一面宣称实施参与式管理，这时你很可能会认为这个主管在故弄玄虚；教师在讲课时，学生无精打采或做小动作，证明他们已经厌倦了这堂课。这些通过信号、标志、体态语言进行的沟通，是典型的非语言沟通。

往往有些非语言的信息能够传达真正的本质，据相关资料表明，在面对面的沟通过程中，那些来自于语言文字的社交意义不会超过 35%，也就是说，有 65% 的沟通是以非语言的信息传达的。非语言沟通中最重要的领域是体态语言沟通和语调等副语言沟通。

（1）体态语言沟通　体态语言沟通包括目光、表情、手势、衣着打扮和其他的身体动作等。人们首先可以借助面部表情、手部动作等身体姿态来传达诸如攻击、恐惧、腼腆、傲慢、愉快、愤怒等情绪和意图。体态语言的沟通往往具有很强的含蓄性。比如：当领导和一个部下谈话时，一边整理桌子上的公文，一边讲话，这时就给部下传达一个信息——领导很希望结束这次谈话，也就是在暗示部下此时应该离开了。

除了运用身体语言外，人们还能通过物体的运用、环境布置等手段进行非语言沟通。下面是一个很自然地利用手头之物表明一个非语言观点的例子：一位领导来到其下属的一个部门，在和属下谈话的过程中，不经意间拾起地上的一块碎纸屑，他刚一离开，这个部门的值日人员就立刻打扫卫生。实际上，整个过程中，这位领导没有提到有关打扫卫生的一个字。

一位好领导最需要磨炼的沟通技巧是什么呢？是善于用体态语言来表达自我、洞悉对方。企业领导在沟通中面临的最大挑战，不是在于如何说得更好，而是在于如何从沟通过程中，真正抓住对方内心的真正意图。

（2）伴声语言沟通　伴声语言沟通又叫副语言沟通，主要是通过语调、哭、笑、停顿等方式来实现的。心理学家称非词语的声音信号为副语言。这主要体现在口头沟通上。一句话的含义往往不仅取决于其字面上的意义，而且还有弦外之音。

一个人在说话时使用不同的声调和语气，可以使同样的一句话表达完全相反的含义。语调是副语言沟通的方式之一，它主要体现个体对词汇和短语的强调。领导在与下属沟通时，一定要注意自己的语调。假设领导在与下属谈话的过程中，出现这样的反问语句："你想做什么？"反问的声调不同，则表达的意义也不同。如果一个人说话的声音很低沉，语速很慢，就会给人一种苍老、保守的印象，如果讲话的速度太快，则会给人一种年轻、浮躁的感觉。

任何口头沟通都包含着非语言的信息，这一事实应引起极大的关注。研究者发现，信息的55%来自于面部表情和身体姿态，38%来自于语调，而仅有7%来自于真正的词汇。

（3）空间距离沟通　有时候空间距离可以告诉我们沟通的相关信息。一般人和人交往的时候，公众距离就是两人握手的距离。领导与员工谈话，至少要达到这个距离。两人距离在1.22米范围内的是关系特别好的人，如恋人、很好的朋友等。经理人要记住用这个因素建立和员工的关系。这些虽然是细节，但实际上经理人是在用非语言的形式告诉员工，你在我心目中的地位是很重要的。

4. 电子媒介沟通

电子媒介沟通是以电子符号的形式通过电子媒体而进行的沟通。当今时代，我们依赖各种各样复杂的电子媒介传递信息。除了电话和公共邮寄系统等极为普遍的媒介外，还有录音录像、计算机、静电复印机、传真机等一系列电子设备，将这些设备与言语和纸张结合起来就产生了更有效的沟通方式。其中发展最快的是电子邮件，它可以通过计算机传递信息。电子邮件迅速而廉价，并可以同时将一份信息传递给多人，但由于网络传输的不稳定性，电子邮件容易丢失。这是利用电子邮件进行沟通时应该注意的问题。有这样一个事件，说一个办公室的文员利用电子邮件向各部门销售经理发出一份会议通知，当会议时间到达时，参加会议的人寥寥无几，这就造成了一次重大的工作失误，于是此人被领导处分了，而当事人却强调这不是他人为的原因，而是网络传输的问题。这个事件说明了电子邮件传递信息的不可确定性，所以领导者在运用其进行内部和外部沟通时要注意这个问题。领导者在沟通的过程中要善于运用并且要学会合理利用电子媒介的沟通作用，使其真正达到快捷、便利、安全、稳妥的目的。

通过上述分析我们可以看到，沟通方式是多种多样的，沟通不一定非要靠嘴来说话，笔、肢体、眼睛、微笑都可以用来沟通，而最厉害的沟通则是倾听。当然这要根据不同的环境、不同的场合选择不同的方法。领导只有在被下属认同的基础上，才能增加沟通的有效性，提高领导效能。

（三）有效沟通技巧

沟通是信息的传递与理解。通过沟通，领导者不仅可以使所发布的命令、指示得到准确的理解和贯彻执行，而且还能更好地察觉下属需要什么以及他们为什么会如此行事等。现代管理讲究集体的智慧，管理活动和管理行为都离不开沟通。领导职能中，沟通更显得尤为重要。领导者所做的每件事情都需要沟通，因为信息是决策的依据，沟通则是获得信息的主要途径。因此，领导者需要掌握有效的沟通技巧，它是作为一个成功管理者的关键因素之一。管理大师松下幸之助曾说过："企业管理过去是沟通，现在是沟通，将来还是沟通。"由此可见沟通的重要性。领导者的沟通能力，从某种意义上讲，要比他的知识水平、分析能力和智力能力重要得多。

有效的沟通技巧主要包括以下几个方面。

1. 掌握倾听技巧

听是人类的一种基本内部技能。沟通是听和说的艺术。沟通的成功与否，最重要的在于是否创造了一个有利于交流的态度和动机，使沟通各方能够敞开心扉，真正理解对方所要表述的真实意图。所以，沟通的第一要素不是说而是倾听，不会倾听就不会反馈。一位优秀的领导者，首先是一位好听众。领导者的倾听能力是他迈向沟通成功的第一步。倾听是一种艺术、一种心智和一种情绪技巧。作为一个领导者，真正能够做到倾听的人却不是很多。有效的倾听是积极主动的，而不是被动的，它要求你能够集中精力，站在说话者的角度理解信息，及时给对方以回馈。有效倾听应表现在以下几个方面。

（1）不要以自我为中心　领导者在倾听下属或他人想法和意见时，会不自觉地被自己的想法所左右，而漏掉别人传达的语言和非语言信息。如果一开始就认定自己的立场，就会感觉和对方的沟通是无趣的，就会失去倾听的兴趣。

（2）选择性注意　有效性的倾听，不是照单全收，它要从听到的信息中筛选重点，了解对话内容，把握弦外之音，以便适当给予对方回应。

（3）避免中间打断说话者　让对方充分表达自己的意愿。在你做出反应之前，先让说话者讲完自己的想法，不要妄加评断，除非确定对方的话已经快要讲完了，否则不要太早下结论。

（4）主导谈话方向　在认真倾听的基础上，要善于利用对方的谈话资讯，引导谈话方向，多问些你想知道的、你感兴趣的问题，让对方敞开心扉和你聊，这样才能了解问题的症结所在。

（5）用目光、表情等体态语言去倾听　有效的倾听者会通过利用各种非语言信号对所听到的信息表现出兴趣，积极的目光接触、恰当的面部表情、赞许性的点头等体态语言，都是向说话人表明自己在聆听，使对方觉得自己被关注，增加了对方把话说完的信心。

（6）避免分心的举动和手势　在倾听时，要避免那些表明思想走神的举动，不要有下面这样的举动：不断地看表、心不在焉地翻阅文件，拿着笔乱写乱画、甚至不停地接、打电话等等，这就向对方表明你并没有集中精力倾听他的讲话，让谈话者感到你对其不尊重，对这次谈话很厌烦或不感兴趣，于是谈话不欢而散或只是应付了事，说话者就可能遗漏一些真正想传递的信息。这样就很难搜寻到你要找的第一手信息。要以诚恳的语言或非语言信号表示肯定之意（“是的，你说得很有道理”，或微笑点头等予以肯定）。领导者要善于从倾听中获得第一手资料，以便于进行下一步的工作计划。

认真倾听别人的话首先是对对方的尊重和赞美，是确认对表达者的理解和对所沟通信息的关注。有时候在跟人打交道时，你只要提供机会让对方向你表达就够了，这样对方就会非常感谢你，而不需要你去说什么。

2. 把握说话艺术

（1）注意语言表达的简洁性、层次性和条理性。作为一个领导者讲话要简明扼要，切忌拖泥带水，东拉西扯。在表达自己的想法之前，要考虑如何用词。

有些领导在叙述一件事情时，没有条理，本来几句话就能表述清楚的事情，他却啰啰唆唆、没完没了，使沟通的对方抓不到重点，不知其所以言。所以，在讲话之前，应把自己要讲的几大要点在大脑里拟好提纲。

（2）掌握好说话速度和声音。首先，讲话快慢要适度。对于一些语意不易理解、很重要的话，要说得慢一些。一般来说，领导者的讲话，陌生人和属下即使听不清楚，也很少有人能够请求再讲一遍的，这样一来就影响了沟通的效果，降低了工作效能。其次，说话声音要适中，并要有节奏感。除非在一些有噪声干扰的地方，不得已而大声说话外，其他的情况下，说话声音要适中，不可太大，也不能太小，要以对方能听清为准。声音过高，会使对方感到压抑、不舒服；声音太小，对方又听不清楚你说的是什么。另外说话的语调要有节奏感，不要一个速度、一个语调把话说完，语速的快慢、声音的高低，两者结合可以产生抑扬顿挫的节奏感，使语言更具有煽动性和感染力，不要从头到尾一个语调平铺直叙，这样容易使对方产生厌倦的情绪。

（3）答复与回应时应保持融洽的谈话气氛。积极倾听的目的是为了有效沟通，这就需要你在倾听的过程中给对方及时回馈。回馈时的沟通要讲究艺术性，学会45°角沟通，先正反馈，后负反馈。也就是表扬的话先说，批评建议留在最后提出。在答复和回应中，应做到：①适当的时候复述和摘述对方的话；②不清楚的地方要发问；③适时承认，勇于承担责任；④及时寻找缓冲时间；⑤对事不对人。

（4）谈话中要适当地运用表扬、赞美的语言，保持一定的幽默感。

3. 精通有效说服技巧

作为一名领导者，要想把自己的正确观点完全贯彻实施下去，不单要靠权力的指令，同时要有很强的说服力。领导者说服别人的有效技巧是什么呢？

（1）注重情感沟通　在人与人之间的交往过程中，无论是工作还是生活，都离不开情感沟通这个主题。在说服他人的时候，要创造一种平和、温暖、热情、诚恳的氛围，适当地使用一些赞美性的语言，这样即使那些抵触情绪比较重的说服对象，也不会有过激的反应，使谈话在轻松的氛围中进行。

（2）消除对立情绪，拉近双方心理距离　心理学家所谓的“名片效应”和“自己人效应”，说的就是在与人接触的过程中，要先向人家介绍自己的情况，争取让对方了解自己，取得其信任。而要想取得人家的信任，就要让人家认可你是他的“自己人”。这样，在说服他人时，就可以消除对方的对立情绪，引出认同感。

在说服对方的时候，要转换一下思维的角度，先对其优点加以肯定、赞美，转化对方的心理和情绪，然后再进行理性说服。先按被说服者的思维线路和行为途径往前推，一直推到得出错误的结论，从而让对方知道此路不通，这样站在对方的思想和行为的角度说理就容易被对方接受。

（3）激发动机　美国的门罗教授提出了一种激发动机的五步法。一是引起对方的注意，主要是要善于提出问题；二是明确你需要什么，把说服对象引到他自己的问题上；三是告诉你怎么解决，拿出具体的解决办法；四是指出两种前途，即两种不同的结果；五是说明应采取的行动，这便是结论。这种方法实际上是站在对方立场上，说服对方，从对方的动机出发，先在动机上寻求一致点，求同存异。

（4）寻找沟通的切入点　如何引起对方的注意，进而说服对方，这需要一定的沟通技巧。可以从心理、生理、感情等各个方面寻找双方的共鸣之处，即沟通的切入点。比如，共同的爱好、兴趣，相似的经历、性情，双方最关心、关注的事情，都是沟通的很好媒介。法国卓越的哲学家伏尔泰曾说过："判断一个人凭的是他的问题，而不是他的回答。"确实，如果问题提得好，有助于引起对方的兴趣和思考，就会为进一步交流奠定基础。

（5）换位思考　心理上，双方互换位置进行思考，这样就容易相互理解和体谅。有句话说的很有道理："挤上车的人往往会改变态度"。说明当人处于不同时期、不同位置的不同心态。

（6）提供多种事实供对方选择　对那些有对立情绪的人，不能生硬地用一个结论去说明问题，采用只提供多种事实，不给出结论的方法，让对方通过你提供的各种事实进行分析、归纳，从中找出答案，会有更好的效果。

（7）善于利用正反对比　在对方面前摆出正反两个方面的事实，让他们和你一起去判断对错、分析是非曲直。这种方法很有说服力。

（8）求大同存小异　在具体问题上发生分歧，往往是不可避免的，但如果把这些具体问题提到相关的具有一定高度的层次上，如目标、方向的一致性上来，就很容易找到共同点，这样就可以求同存异，在大的问题上统一认识、统一看法。

（9）注重权威数字的作用　在与对方沟通的过程中，如果你能拿出权威的数据，使用权威的话语，对方就很少提出质疑。适当引用权威性的语言或材料，能够起到说服性的作用，比如，"事故多发地段，请注意安全"的标语和交警直接提醒"这里一个月内，5 人死于车祸"，显然后者的说服力大得多。

三、处理冲突事件的艺术

处理冲突的能力毫无疑问是现代企业领导者需要掌握的最重要的技能之一。美国管理协会进行的一项对中、高层管理人员的调查发现，管理者平均花费

20%的时间处理冲突。冲突管理是管理行为中重要的组成部分，处理冲突的能力与管理的成功与否成正相关。

（一）冲突的含义

冲突一般指的是由于某种抵触或对立状况而感知到的不一致的差异。这与差异是否真实存在没有关系，只要感知到差异的存在，这种冲突的状态也就存在。一般意义上的冲突可以理解为两个或两个以上的行为主体因在特定问题上目标不一致、看法不相同或意见分歧而产生的相互矛盾、排斥、对抗的一种态势。

有人的地方就有冲突出现的可能，而在由人所组成的企业中，冲突随时可能发生，它是不同立场、不同观点交集的结果。有些冲突显而易见，有些则暗潮汹涌。良性冲突有利于激发企业的活力、有利于企业的创新；而恶性冲突则能毁掉一个团队，甚至一个企业。领导者要正确面对冲突，要从问题中发现冲突本原，引导冲突，消除冲突，利用冲突，必要的时候甚至要引发冲突。企业管理过程中难免遇到各类冲突，尤其是当推行改革措施或新的政策制度的时候，企业的“元老”或者那些因改革而影响个人利益的人员，就会做出最快的反应。有的暗中阻挠，有的则公开反对，这个时候领导者就要有“明辨是非”的能力，认真分析引起冲突的根本原因，对症下药，变冲突为动力，彻底变革。合理的、在一定幅度内的冲突，对高层领导者来说是件好事，他们可以合理地利用冲突激活组织的生命力——创造力、生存力、承受力。

（二）冲突产生的原因

冲突总是存在于一定的条件和环境之中，它的出现都有一定的理由。解决冲突方法的选择很大程度上取决于冲突发生的原因，因而寻找冲突源十分重要。虽然冲突产生的原因多种多样，但总体上可以划分为三类原因：沟通差异、结构差异和人格差异。

1. 沟通差异

沟通差异是指由于语意理解困难、误解以及沟通过程中的噪声而造成的意见不一致。缺乏沟通或沟通不畅是产生冲突的一个主要原因，但不是唯一原因。人们往往认为大多数冲突是由于缺乏沟通造成的，初看起来，人际冲突似乎是由于沟通不畅所致，但事实并非如此，许多冲突在发生的各个阶段、各个环节往往进行了大量的沟通，但由于其角色要求、组织目标、人格因素、价值系统以及其他类似因素的不同，而形成了不同类型的冲突。有效的沟通与是否能达成一致的意见并不能简单地划上等号。领导者往往过分注意不良的沟通因素而忽视了其他的因素。

2. 结构差异

组织是由不同的结构构成的一个整合体，而各个结构间具有相互联系的同时，又具有其自身的独立性，这种自身独立性的结果往往会造成组织的冲突。不同个体在目标、决策变化、绩效标准和资源分配上意见不可能完全一致，这样冲突自然就产生了，这种冲突并不是由于不良沟通或个人恩怨造成的，而是产生于组织结构本身。

3. 人格差异

由个体的特性和价值观系统而引发的冲突被称为人格冲突。教育、经历、培训、信仰等等背景因素塑造了每个人具体而独特的个性特点和价值观，其结果是有些人表现出尖酸、刻薄的一面，在组织中失去了他人的信任和支持，从而产生冲突源。这些人格上的差异也是产生冲突的一个重要原因。

（三）冲突对企业的影响

企业内部产生冲突并不可怕，可怕的是问题存在却没能及时发现、及时解决。这就好像是病人得了绝症一样，即使发现了，也无力挽回。适当的冲突有利于企业工作绩效的提高，但太多或太少的冲突会造成绩效水平的下降。冲突对企业的影响可以用表 7－1 表示。

表 7－1　　冲突对企业的影响

冲突水平	冲突结果	企业内部组织特征	绩效水平
低或无	功能失调	冷漠、迟钝、变化反应慢，缺乏新观念、新创意	低
中等	功能正常	生命力强、自我批评意识浓、革新意识强	高
高	功能失调	分裂、混乱、无次序合作、各自为政	低

（四）处理冲突的策略

1. 建设性冲突与破坏性冲突的比较

组织冲突的破坏性和建设性，往往与企业领导者采取何种态度和策略有直接关系。建设性冲突和破坏性冲突在企业各组织中的表现可用表 7－2 表示。

表 7-2　　建设性冲突和破坏性冲突比较

建设性冲突	破坏性冲突
双方对实现共同的目标给予足够的关注	双方对自己的观点是否能赢给予足够的关注
愿意听取对方的观点和意见	不愿意听取对方的观点和意见
以争论问题为中心	争论问题转为人身攻击
相互间不断沟通，交换彼此信息	相互间的沟通越来越少,彼此不愿意交换信息

2. 处理冲突的有效策略

通过上表可以看到，企业中存在适当的冲突，能够激发企业的活力，增强员工的创新意识，提高企业的绩效水平。但当企业的冲突过于激烈时，领导者应该适时地采取一定的措施和方法来缓解或削弱冲突、必要的时候甚至要消除冲突。具体可以选择以下五种策略。

（1）回避、冷处理　回避策略是在冲突发生后，领导者所选择的一种消极的处理办法。即从冲突中退出，听任其发展变化。当冲突微不足道时，当冲突双方情绪过于激动而需要时间使他们恢复平静时，或者当采取行动后所带来的负面影响超过冲突解决后所获得的利益时，可采用这种办法。但如果这个冲突激化或扩大，则此时的冲突所带来的后果就可能有所不同，往往会激化矛盾，扩大冲突，等到这个时候再来处理，问题就相当棘手了。

（2）强制、支配　也就是以牺牲一方为代价而满足另一方的需要。以这种“他输、你赢”的方式解决组织中的冲突，通常是通过领导者运用权力来解决争端，即领导者利用组织赋予的权力有效地处理并最终从根本上强行解决组织间的冲突。当有重大的事件需要做出迅速的处理或其他人的意见无关紧要时，可以采取这种策略。这种方式如果运用得当，会使组织工作迅速摆脱不必要的冲突，产生高效率的工作状态，取得良好的解决效果。

（3）迁就、忍让　这是将他人的需要和利益放在高于自己的位置上，以“他赢、你输”来维持和谐关系的策略。当冲突的问题不很重要或组织希望树立自己的信誉时，可以采取这种方式。此时的决定对组织来说是十分有价值的。

（4）折中、妥协　即要求冲突的各方都做出一定程度的让步，取得各方都有所赢、有所输的效果。当冲突的双方势均力敌时，当需要对一项复杂问题取得暂时的解决办法时，或者当时间要求过紧而需要一个权宜之计时，采取这种策略是明智之举。

（5）合作、协同　这是一种双赢的解决方式，此时冲突各方都满足了自己的利益。这种办法是将冲突各方或代表召集到一块，彼此之间开诚布公进行讨论，让他们把各自的分歧讲出来，辨明是非，找出分歧的原因，提出办法，以及最终选择一个双方都满意或比较满意的解决方案。这是一种理想的冲突解决策略，但并不是万能的策略，它有一定的适用条件，通常是当没有时间上的压力时，当冲突各方都希望互惠互利、和平解决时，当问题十分重要而不宜妥协折中时，此方法为最佳策略。

现代企业的领导者需要具备方方面面的知识和能力，处理冲突的能力是领导者必须具备的主要技能之一。作为领导者不仅要掌握处理冲突的策略，而且应把握好时机，适时解决冲突，必要时可以适当引发冲突，以突破组织现有的瓶颈，使组织的管理朝着良性的轨道发展。如果企业领导者欠缺这方面的能力，轻则会导致组织内部工作效能低下、凝聚力不强、团队合作意识不浓，重则会导致企业人心涣散、出现危机甚至倒闭。例如，20世纪90年代末，三星集团董事长兼首席执行官李健熙的领导方式具有很强的个性色彩，集团内的高官对他忠心耿耿，他决定的事情很少有人提出反对意见。他是个汽车迷，对汽车的研究造诣颇深。当他决定投资130亿美元进军汽车业时，出于种种原因，他那些忠心耿耿的高管没有当面提出任何异议。这就是说就三星集团进军汽车业这件事情上，具有参与决策权的领导者与具有决定权的首席执行官之间没有发生任何冲突，结果三星集团在匆忙上马汽车业一年之后，就关门停业了。这是一个典型的没有适当引发冲突而使企业失败的例子。

链接

告诉别人“你很行”，他会受到激励而表现得更好。

（英）诺斯古德·帕金森

第二节　激励技术

激励问题是现代企业组织的重点课题，同时又是难点问题。每个企业的实际情况不同，每个管理者的领导方法不同，可能采取的激励措施也有所不同。对领导者来说，增强自己的领导力和影响力，激励员工最大限度地发挥自己的潜能，是非常重要的一件事情。领导者要取得被领导者的追随与服从，首先必须能够了解被领导者的愿望并激励他们发挥潜能，从而帮助他们实现这个愿望。这样领导的有效性就能充分体现出来。

“要领导而不要管理”是“全球第一CEO”杰·韦尔奇的经典管理理论。他说：“新经济时代将不再属于管理人员，这个世界将属于那些热情而有魅力的领导者。我们所需要的正是较之削弱、压抑和控制，更善于鼓励、激发和唤起各个层面的人的领导者。”只有这样的领导者才有可能成为卓越的领导者。

一、激励原理

（一）激励的含义

激励，简单地说，就是利用各种方法和手段激发人的动机，使其能够充分发挥自身的潜能。从组织的角度讲，领导激励下属，就是要激发和鼓励下属朝着组织所期望的目标表现出积极主动的、符合要求的工作行为。

如何才能使员工把组织的任务目标看成是自己的任务目标？如何使他们为实现这种目标而自觉努力地工作？这种思考的结果就是员工的工作动机需要企业的引导和激励。领导者必须首先把员工当成一个人而不仅仅是一种资源，只有把他们当成社会人、文化人，你才能正确理解为什么激励员工必须从员工的行为动机开始。

（二）激励与动机的关系

1. 动机的含义

提到人的行为，就先要了解引起某种特定行为的动机。常常可以看到，在同一个组织中，两个人的能力和客观条件差不多，而工作业绩却大不相同，有时候甚至会出现能力差的人反而比能力强的人工作得更出色。这是为什么？究其原因，常常是因为后者的积极性没有被调动起来，即动机没有被激发出来。

动机是为了实现一定的目的而激励人们行动的内在原因，是驱使人们产生某种行为的内在力量。具体可定义为：个体通过高水平的努力而实现组织目标的愿望，而这种努力又能满足个体的某些需要。

2. 引起动机的条件

人从事任何活动都有一定的原因，这个原因就是人的行为动机，动机在国外也叫驱动力。动机是个体的内在过程，行为则是这个内在过程的结果。

引起动机的两个条件是内在条件和外在条件。内在条件就是需要，动机是在需要的基础上产生的，并且只有需要的愿望很强烈，满足需要的对象存在时，才能引起动机。例如：求职需要学历和经验，而且学历越高、经验越多，求职的难度就越小。这样一来，就会引发人们在学习期间多接触社会、参加实践，在工作之余再学习、再深造的动机。外在条件就是能够引起个体动机并满足个体需要的外在刺激，这个刺激又称为诱因。例如：考上名牌大学是高中生努力学习的诱因；学校的奖励和老师的表扬是学生要求进步的诱因。在个体强烈需要、又有诱因的条件下，就能引起个体强烈的动机，并且决定个体的行为。动机虽然是在需要的基础上产生的，但并不是所有的需要都能成为动机。

（三）激励过程

行为的基本心理过程就是一个激励过程，通过有意识的设置需要，使被激励的人产生动机，进而引起行为，满足需要，实现目标。见图7－2。

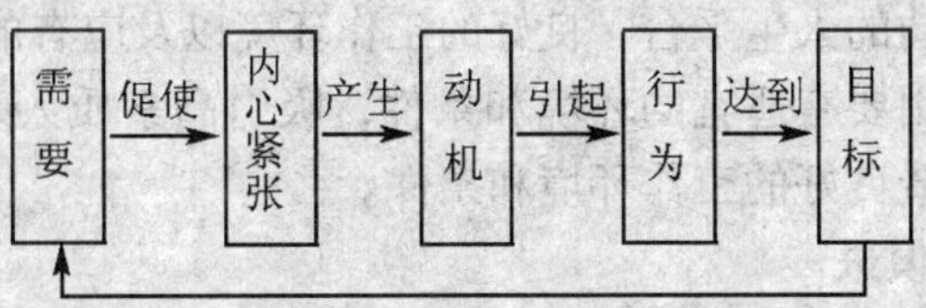

图7－2 激励过程示意图

当人产生需要而未得到满足时，会产生一种不安的心理状态，在遇到能够满足需要的目标时，这种紧张不安的心理就转化为动机，并在动机的推动下，向目标前进，当达到目标时，需要得到满足，紧张不安的心理状态即刻消除，随后又产生新的需要，引起新的动机和行为。

（四）激励的一般原则

1. 必然性原则

人的需求永不满足，激励永远必需。

2. 有效性原则

激励必须与需求相适应并适时实施，效果最佳。

3. 适应性原则

激励应区别不同对象，对于生活困难的激励对象，物质激励更有效；对于物质生活优越的激励对象，精神激励更有效。

4. 公平性原则

激励以贡献大小为基础，根据激励对象的具体情况给予物质或精神激励，但给予的激励在量上应与贡献大小相当。

（五）激励原理的实践意义

1. 物质激励应面向中低收入者实施

金钱的激励作用，对中低收入者尤为明显，高薪对中低收入的员工，如普通工人、初级管理人员、专业技术人员等具有很强的吸引力和凝聚力。对工作业绩突出的中低收入者实施与其贡献相匹配的物质奖励，其激励的效果更显著。

2. 为高素质人才创造良好的工作环境

为了争夺人才，许多单位信奉“重赏之下必有勇夫”的信条，百万年薪聘院士，十万年薪聘博士等，“高薪聘请”成为招揽人才的共同招数。高薪解决高素质人才的物质需求是必要的，但是仅凭高薪招揽高素质人才无一例外地以失败告终。一般而言，高层次人才已经对社会做出了较大贡献，得到社会的肯定，他们的生存有较好的保障，吸引他们的不仅仅是金钱等物质利益，而是施展才华、追求事业上更大成功的人生平台，良好的工作环境以及应有的尊重。而且高素质人才成长和发挥作用要有适宜的环境和条件，吸引高素质人才的最有效的方法，是为高素质人才创造良好的工作环境和条件。

3. 激励要与时俱进

根据激励原理，对具体的一个人，其需求必须随着处境的变化而变化，激励则因时因需而异。使激励与需求始终保持一致，才能拴心留人。其次，激励及时实施。应当把握激励对象的需求和贡献动态，在最佳时机实施激励，能够起到激发斗志的最佳效果，拖延激励时机，尽管“功劳没有被忘记”，但是激励的效果会大打折扣，甚至会产生负面的影响。

二、激励理论

知道激励对象需求什么，并有针对性地给予满足，激励才是最有效的。激励需求分析，是研究激励理论的首要问题。

（一）早期激励理论

在对人的需要类型和性质方面进行研究的早期激励理论中，以马斯洛的需要层次论和赫茨伯格的双因素理论最具有代表性。

1. 需要层次论

马斯洛的需要层次理论认为人是为满足内在需要的欲望而从事工作的，需要是人类内在的、天生的、下意识存在的，而且是按先后顺序发展，即至少前一层次得到部分满足后，下一层次的需要才变为迫切的主导需要，他指出要有顺序地按着层次进行激励才会获得好的效果，满足了的需要就不再是激励因素。马斯洛还将人的这五种需要划分为高级和低级两个层次。生理需要和安全需要被称为较低级的需要；而社交需要、尊重需要和自我实现需要则被称为较高级的需要。低级需要是从外部使人得到满足，而高级需要则是从内部使人得到满足。

2. 双因素理论

赫茨伯格通过对 2000 多名工程师和会计师的访谈调查发现，人在工作中的满意感是激励人的工作行为的重要力量。按照赫茨伯格的观点，导致工作满意的因素与导致工作不满意的因素是有本质区别的。传统理论认为，满意的对立面是不满意，而根据双因素理论，满意的对立面是没有满意，不满意的对立面是没有不满意。因此，影响职工工作积极性的因素可分为两类：保健因素和激励因素，这两种因素是彼此独立的，并且以不同的方式影响人们的工作行为。

赫茨伯格的双因素理论认为，要调动人的积极性，就要在“满足”二字上下工夫。赫茨伯格的保健理论和激励理论有所偏颇，学术界对此存在很多争议，但这个理论仍然为管理界所了解、应用。双因素理论与需要层次理论相吻合，马斯洛理论中低层次的需要，相当于保健因素，而高层次的需要则类似于激励因素。

（二）当代激励理论

当代激励理论并没有全盘否定早期的激励理论，而是在早期激励理论的基础上发展起来的。

1. 三种需要理论

美国哈佛大学教授大卫·麦克莱兰（David Maclelland）是当代研究动机的权威心理学家。他从20世纪40年代开始对人的需要和动机进行研究，提出了著名的三种需要理论，并得出了一系列重要的研究结论。他认为个体在工作情境中有三种重要的动机或需要。

（1）成就需要　成就需要是争取成功、追求卓越的需要。麦克莱兰认为，具有强烈成就需要的人渴望将事情做得更为完美，使工作更有效率，以获得更大的成功，他们追求的是在争取成功的过程中克服困难、解决难题、努力奋斗的乐趣，以及成功之后个人的成就感，他们并不看重成功所带来的物质奖励。麦克莱兰发现高成就需要者的特点是：他们寻求那种能发挥其独立处理问题能力的工作环境，希望得到有关工作绩效及时而明确的反馈信息，从而了解自己是否有所进步。他们喜欢设立具有适度挑战性的目标，不喜欢凭运气获得的成功，不喜欢接受那些在他们看来特别容易或特别困难的工作任务。高成就需要者事业心强，有进取心，敢冒一定的风险，比较实际，大多数是进取的现实主义者。麦克莱兰对成就需要与工作绩效的关系进行了十分有说服力的推断。

（2）权力需要　权利需要是影响或控制他人且不受他人控制的一种愿望或驱动力。不同人对权力的渴望程度也有所不同。权力需要较高的人喜欢支配、影响他人，喜欢对别人“发号施令”，注重争取地位和影响力。他们喜欢具有竞争性和能体现较高地位的场合或情境，他们也会追求出色的成绩，但他们这样做并不像高成就需要的人那样是为了个人的成就感，而是为了获得地位和权力，或与自己已具有的权力和地位相称。权力需要是管理成功的基本要素之一。

（3）归属需要　归属需要是建立友好亲密的人际关系的需要，是寻求被他人喜爱和接纳的一种愿望。高归属感的人更倾向于与他人进行交往，至少是为他人着想，这种交往会给他带来愉快。他们渴望友谊，喜欢合作而不是竞争的工作环境，希望彼此之间的沟通与理解，他们对环境中的人际关系更为敏感。有时，归属需要也表现为对失去某些亲密关系的恐惧和对人际冲突的回避，归属需要是保持社会交往和人际关系和谐的重要条件。

麦克莱兰的三种需要理论在企业管理中很有应用价值。首先，在人员的选拔和安置上，通过测量和评价一个人动机体系的特征，对于如何分派工作和安排职位有重要的意义。其次，由于具有不同需要的人需要不同的激励方式，了解员工的需要与动机有利于建立合理的激励机制。再次，麦克莱兰认为动机是可以训练和激发的，因此可以训练和提高员工的成就动机，以提高工作效率。

2. 公平理论

公平理论是美国北卡罗来纳大学教授斯达西·亚当斯于 1964 年提出来的。这一理论认为，员工首先思考自己收入与付出的比率，然后将自己的收入－付出比与相关他人的收入－付出比进行比较，见表 7－3。经过比较之后，如果员工感觉到自己的比率与他人相同，则为公平状态；如果感到二者的比率不相同，则产生不公平感。这里所说的“公平”是指员工主观感觉上是否公平，而不是客观实际上是否公平。

表 7－3　公平理论

觉察到的比率比较	员工的评价
$\frac{所得A}{付出A} < \frac{所得B}{付出B}$	不公平（报酬过低）
$\frac{所得A}{付出A} = \frac{所得B}{付出B}$	公平
$\frac{所得A}{付出A} > \frac{所得B}{付出B}$	不公平（报酬过高）

亚当斯认为一个人如果有了不公平感，就会在自己内心形成不平衡，这个不平衡就会促使他去设法降低不公平感。对于初步比较产生的不公平感，个人可能会通过一些手段和方法对其主观所估计的自己及他人的所得量（包括经济和非经济要素）与付出量（包括努力、素质、教育、经济等方面的投入要素）做出新的估价，然后再思考如何调整其行为，以保持公平感。如资历、学历相仿，工作成绩差不多，而工资、职位、待遇和对方相差很大，此时极易导致员工对组织或管理人员的不满，这样就会损伤他们工作的积极性。公平理论还有另一方面的

问题，即收入大于付出，这也叫不公平。就是某人的结果与投入的比，比别人的结果与投入的比要大得多，对多数人来说，这时只会因一时的满足感或因内疚感而努力工作，但一段时间后，可能会满足于侥幸所得或在心理上进行新的自我平衡调节，致使工作又恢复常态。所以在政策上、管理上、制度上要尽量避免使人产生大的不公平感。公平理论认为，只有员工主观上感到公平，其行为才会得到有利的激励。

公平理论关于组织的报酬分配方法对员工行为的影响，有以下几个方面的解析和判断。

（1）按时间付酬时，收入超过应得报酬的员工，其生产率水平将高于收入公平的员工。

（2）按时间付酬时，收入低于应得报酬的员工，其产出的数量或质量将有所减少或降低。

（3）按产量付酬时，收入超过应得报酬的员工与那些收入公平的员工相比，其产品生产数量增加不多，而主要是提高产品质量。

（4）按产量付酬时，收入低于应得报酬的员工与收入公平的员工相比，其产量高而质量低。

其实生活中人们会碰到这种情况，他们对自己的所得感到不满，在不比较的时候常常可以忍受，一旦与别人比较时，则可能产生强烈的不公平感，进而导致较激烈的行为改变，其结果可能会导致降低或提高劳动生产率、改善或降低产出质量、缺勤率或自动离职率提高或降低。

3. 期望理论

期望理论是由美国著名的心理学家维克托·弗鲁姆（Victor Vroom）于1964年提出来的，较之其他理论，它对激励问题的解释全面一些。期望理论指出人的任何行动都是有目标的，正如著名学者马丁·路德所说的那样："世界上所做的每一件事都是抱着希望而做的。"人们如果做着没有目标、没有希望的事，那是没有任何积极性可言的。

期望理论的基础是：员工之所以能够从事某项工作并达成目标，是因为这些工作和组织目标会帮助他们达成自己的目标，满足自己某方面的需要。弗鲁姆认为，某一活动对某人的激励力量取决于他所能得到结果的全部预期价值乘以他认为达成该结果的期望概率。

用公式可以表示为：$M = V \times E$

其中M表示激励力量，这是指调动一个人的积极性，激发出人的潜力的强度；V表示目标效价，个人主观做出的对某一预期成果或目标的吸引力（效用）的估价；E表示期望值，这是指根据以往的经验进行的主观判断，达成目标并能导致某种结果的概率。

期望理论说明，促使人们去做某件事的激励力度大小同时取决于目标效价和期望值两个方面。怎样使激发力量达到最佳效果，弗鲁姆提出了下列期望模式：

个人努力→个人成绩（绩效）→组织奖励（报酬）→个人需要

期望理论模式中的四个因素，辩证地提出了在进行激励时要处理好三方面的关系，这些也是调动人们工作积极性的三个条件。

（1）努力与绩效的关系　这两者的关系取决于个体对目标的期望值。期望值又取决于目标是否适合个人的认知、态度、信仰等个性倾向及个人的社会地位、别人对他的期望等社会因素，即由目标本身和个人的主客观条件决定。员工总是希望通过一定的努力达到预期的目标，如果个人主观认为达到目标的概率很高，就会有信心，并激发出很强的工作力量；反之如果个人认为目标太高，通过努力也不会有很好成绩时，就失去了内在的动力，导致工作消极。

（2）绩效与奖励的关系　员工总是期望在达到预期成绩后，能够得到适当的合理奖励，如奖金、晋升、提级、表扬等。组织的目标，如果没有相应的有效的物质和精神奖励来强化，那么人们的工作热情就会丧失，工作积极性也很难被调动起来。

（3）奖励与满足个人需要的关系　奖励的方法和奖励的内容要适合不同人的不同需要，要考虑效价，争取最大限度地挖掘人的潜力，最有效地提高工作效率。员工总是希望自己所获得的奖励能满足自己某方面的需要。然而由于他们在年龄、性别、资历、社会地位和经济条件等方面都存在着差异，使其对各种需要要求得到满足的程度不同。因此，对于不同的人，采用同一种奖励办法能感受到的满足程度不同，能激发出的工作动力也就不同。一项任务，对一个人有吸引力，对另一个人就不一定有吸引力。例如，青年人经济基础薄弱，希望多挣钱，对完成任务大小与报酬紧密挂钩的工作，他们可能就更有兴趣；而对年纪大的知识分子，那些有弹性时间、有研究探讨性质、报酬少一些的工作，他们可能会有较高的积极性。应用期望理论的这个模式，可以针对不同的对象，来调整劳动定额与报酬的内容标准，以便更好地调动员工的积极性。

期望理论的核心是研究需要和目标之间的规律。期望理论认为，一个人最佳动机的条件是：他认为他的努力极可能导致很好的表现；很好的表现极可能导致一定的成果；并且这个成果对他有积极的吸引力。也就是说，一个人已受他心目中的期望激励。期望理论强调，管理者要根据员工的能力合理地安排工作和设定目标，同时为他们设计一个合适的工作环境和工作报酬制度，使员工对预期目标和个人目标的实现充满信心。

研究激励过程中，一条途径是研究人们需要的缺乏，运用马斯洛的需要层次理论，找出人们所感觉到的某种缺乏的需要，并以满足这些需求为动力，来激励他们从事组织所要求的动机和行为；另一条途径是从个人追求目标的观点来研究个人对目标的期望，这就是期望理论。依照这条途径，则所谓的激励，乃是推动个人向其期望目标而前进的一种动力。期望理论侧重于“外在目标”。需要理论着眼于“内在缺乏”。本质上这两种途径是互相关联和一致的，都认为激励的过程是在于实现外在目标的同时又满足内在需要。

4. 强化理论

强化理论是由美国心理学家斯金纳（Burrhus Frederic Skinner）在对有意识行为特性深入研究的基础上提出的一种新行为主义理论。他认为，人的行为具有有意识条件反射的特点，即可以对环境起作用，促使其产生变化，环境的变化（行为结果）又反过来对行为发生影响。因此，当有意识地对某种行为进行肯定强化时，可以促使这种行为的重复出现；对某种行为进行否定强化时，可以修正或阻止这种行为的重复出现。根据这一原理，采用不同的强化方式和手段，可以达到有效激励员工积极行为的目的。

（1）强化理论的类型　根据强化的性质和目的，可以将强化分为正强化和负强化两种类型。

①正强化　正强化就是对那些符合组织目标的行为进行奖励，以便使这些行为得到进一步加强，从而有利于组织目标的实现。正强化不仅包括奖金等物资奖励，而且还包括表扬、提升、进修、改善工作关系等精神奖励。强化理论认为，科学有效的正强化方法应该是保持强化的间断性，强化的时间和数量也尽量不要固定，而由管理人员根据组织的需要和职工的行为状况，不定期、不定量地实施强化。那种连续、固定的强化，不能经常使用，否则久而久之，会使组织成员感到组织的强化是理所当然的，甚至会产生越来越高的期望值。

②负强化　就是惩罚那些不符合组织目标的行为，以使这些行为削弱直至消失，从而保证组织目标的实现不受干扰。负强化的形式有批评、处分、降级、罚款等，甚至有时少给或不给工资。

斯金纳的强化理论和弗鲁姆的期望理论都强调行为同其后果之间关系的重要性，但弗鲁姆的期望理论较多地涉及主观判断等内部心理过程，而强化理论只讨论刺激和行为的关系。

（2）强化理论具体应用原则

①经过强化的行为趋向于重复发生。所谓强化因素就是会使某种行为在将来重复发生的可能性增加的任何一种“后果”。例如当某种行为的后果是受人称赞时，就增加了这种行为重复发生的可能性。

②要根据强化对象的不同采取不同的强化措施。人们的年龄、性别、职业、

学历、经历不同，需要就不同，强化方式也应不一样，应区分情况采用不同的强化措施。

③小步前进，分阶段设立目标，并对目标予以明确规定和表述。对于人的激励首先要设立一个明确的、鼓舞人心而又切实可行的目标，只有目标明确而具体时才能进行衡量和采取适当的强化措施。同时还要将目标进行分解，分成许多小目标，完成每个小目标都及时给予强化，这样不仅有利于目标的实现，而且通过不断的激励可以增强信心。如果目标一次定得太高，会使人感到不易达到或者说能够达到的希望很小，这就很难充分调动人们为达到目标而努力的积极性。

④及时反馈。所谓及时反馈就是通过某种形式和途径，及时将工作结果告诉行动者。要取得最好的激励效果就应该在行为发生以后尽快采取适当的强化方法。一个人在实施了某种行为以后，即使是领导者表示“已注意到这种行为”这样简单的反馈也能起到正强化的作用；如果领导者对这种行为不予注意，这种行为重复发生的可能性就会减少以至消失。所以，及时反馈是一种非常必要的强化手段。

⑤正强化比负强化更有效。所以在强化手段的运用上，应以正强化为主；但必要时也要对坏的行为给以惩罚，做到奖惩结合。

强化理论只讨论外部因素或环境刺激对行为的影响，忽略人的内在因素和主观能动性对环境的反作用，具有机械论的色彩。但是许多行为学家认为，强化理论有助于对人们行为的理解和引导。因为一种行为必然会产生后果，而这些后果在一定程度上会决定这种行为在将来是否重复发生。那么，与其对这种行为和后果的关系采取一种碰运气的态度，就不如加以分析和控制，使大家都知道什么是最好的后果。这并不是对员工进行操纵，而是使他们有机会在各种明确规定的备择方案中进行选择。因而，强化理论已被广泛地应用在激励和改造人的行为等方面。

（三）当代激励理论的综合

以上若干激励理论不是单独、孤立存在的，事实上，各个理论观点是相互联系、相互补充的。只有对各种理论综合运用和融会贯通，才能真正理解激励理论的真正本质。图7-4是在综合各相关激励理论观点基础上形成的一个总体性框架，反应了激励工作的全过程。

从图中可以看出，个人的努力首先受个人目标的影响，这表明管理者需要帮助个体设置适当的目标来引导其行为。而个人的努力能否取得预期成绩并实现预期目标，有赖于个人能力的培养和组织绩效评估系统的公正性、客观性。因此，知人善任和分配难度适合的工作任务对于引导组织成员行为有重要的影响。就绩

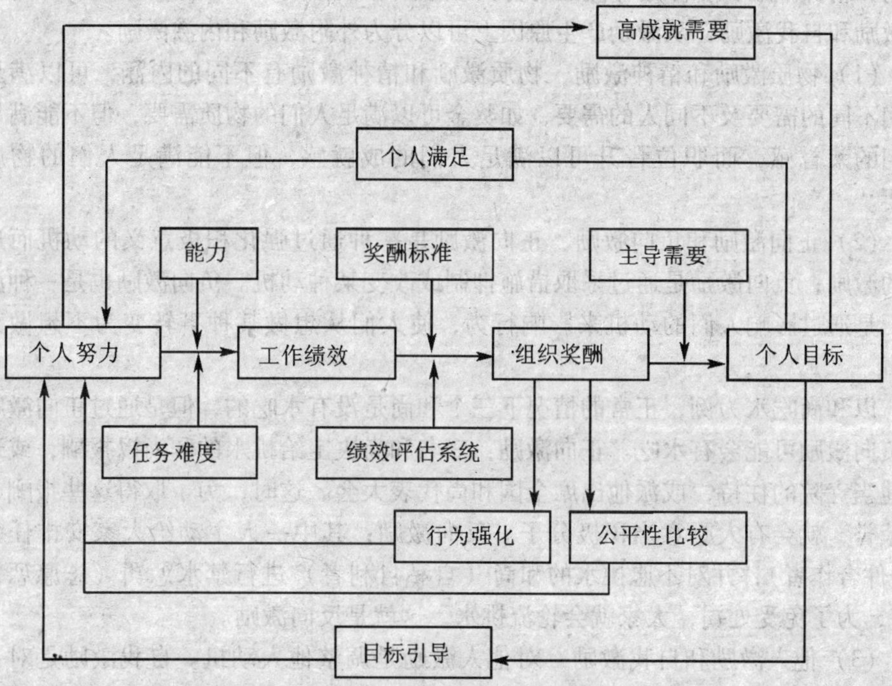

图 7-4　当代激励理论综合示意图

效与奖酬之间的关系而言，若个人感到自己所得的奖酬来自于自己工作的努力和绩效，则会取得更好的效果。在奖酬和个人目标之间，若组织提供的奖酬满足了个人的目标，那么个人的积极性将会大大提高。

三、激励机制的相关内容

现代管理理论着重强调人性化管理。作为社会人的员工都有思想、有独立人格，有着自己的价值判断和行为标准，激励一个员工必须考虑其动机。只有发自内心的事情，人们才真正愿意去做，主动地去做好；只有发自内心的事情，才能使人们成为事情的主人而非奴隶。作为领导者不能再用简单的胡萝卜加大棒的方法驱赶员工前进，这样做的后果只能是你与员工的心理距离越来越远，直到有一天他逃出你的管辖范围，不再接受你的任何激励和管理。

（一）激励的类型与作用

1. 激励的类型

激励的类型是指对不同激励方式的分类，从激励内容上可以将激励分为物质激励和精神激励，从激励作用上可分为正激励和负激励，从激励对象上可分为他人激励和自我激励，从激励产生原因上可以分为外附激励和内滋激励。

（1）物质激励和精神激励　物质激励和精神激励有不同的内涵，可以满足人们不同的需要及不同人的需要，如奖金可以满足人们的物质需要，但不能满足人们的荣誉感，而职位晋升可以满足人们的成就感，但不能满足人们的物质需要。

（2）正向激励和负向激励　正向激励是一种通过强化积极意义的动机而进行的激励；负向激励是通过采取措施抑制或改变某种动机。负向激励也是一种激励，是通过影响人们的动机来影响行为，使人们从想做某种事转变为不想做某种事。

以和尚吃水为例，正常的情况下三个和尚是没有水吃的，但是通过正向激励和负向激励可能会有水吃。正向激励：三名和尚决定给挑水的和尚以报酬，或选举他当寺院的住持，或派他出席全国和尚代表大会。这时，为了取得这些报酬或者荣誉，就会有人愿意当积极分子。反向激励：其中一人主动给大家安排任务（条件合作者），并对不愿挑水的和尚（自私自利者）进行禁水惩罚（志愿惩罚者），为了免受处罚，大家就会轮流挑水，这就是反向激励。

（3）他人激励和自我激励　对他人激励是调整他人动机。自我激励是对自己进行激励，是调整自己的动机。自我激励也应从需要、目标着手，通过分析自己的需要，选择合理的目标并实现这些目标。

在大多数激励过程中，被激励者是受到外在力量控制的，即必须接受他人的控制或鼓励。很显然，在这样的情况下，要使受激励者产生持续的积极性，就应该不断地施加激励举措。然而，这种靠不断激励而产生的积极性，与更高的目标和实现目标的自觉性相比较，无疑有其局限性。实际上，真正的动力绝不是来自外力，而是依靠自身，即自我激励。人的行为是由自身控制的，人们需要在能使他们自我激励、自我评价和自信的环境中工作。

（4）外附激励和内滋激励　美国管理学家道格拉斯·麦克雷戈把激励分为外附激励和内滋激励两类。

外附激励是指掌握在管理者手中，由管理者运用，对被激励者来说是外附的一种激励。以下几种外附激励的方式是行之有效的：赞许、奖赏、竞赛、考试、评定职称。

内滋激励是指被激励对象自身产生的发自内心的一种激励力量。包括学习新知识和技能、责任感、光荣感、成就感等。内滋激励有助于员工“开发自己”，使自己始终保持“一种良好的工作热情”。主要表现在以下两个方面：认同感、义务感。

2. 激励的作用

激励的运用要把握好恰当的时机。时间是有价值的，它是一种最宝贵、最有价值的特殊资源。正如美国著名管理学家杜拉克所说，有效的经理不是从他们的任务开始，而是从掌握时间开始。根据奖励信息和受奖行为之间的时间差距，奖励可分为及时奖励和延时奖励。及时奖励即在人才取得优秀工作成绩后立即给予奖励，这样能及时兑现人才“成就欲”，使人才更进一步增强工作的进取心。延时奖励则是在人才取得优秀成绩后，再过一段时间才给予奖励，这种奖励有一定的负面效应。

在把握了恰当的激励时机后，激励的作用就表现在以下几个方面。

（1）可以挖掘员工的内在潜力。激励就是创设满足职工各种需要的条件，激发员工的动机，使之产生实现组织目标的特定行为的过程。企业首先是人的集合体，企业的生产经营活动是靠人来进行的，企业经营的各种要素是在主动参与经营的人的利用下发挥作用的，企业管理既是对人的管理，也是通过人的管理。因此，只有使参与企业活动的人始终保持旺盛的士气、高昂的热情，企业经营才能实现较好的绩效。管理人员对下属进行激励，就是使下属的需求和愿望得到某种程度的满足，并引导下属积极地按组织所需要的方式行动。美国哈佛大学教授威廉·詹姆斯发现，仅仅按时计酬的职工一般仅能发挥20%～30%的能力，而如果受到充分激励，员工可以发挥其80%～90%的能力。其中50%～60%的差距是激励的作用所致。

（2）可以吸引组织所需的人才，并保持组织人员的稳定性。随着社会的发展，智力劳动的作用日益显著，组织内所拥有的各种专门人才的数量和质量对组织作用的发挥已经成为决定性的因素。因此，许多企业都在进行生产经营的同时，运用各种有效的激励方法来吸引人才，如支付高额报酬、提供良好的工作环境和生活条件、给予继续学习提高的机会等等。同时，管理者有效地运用各种激励方法，也可以消除职工的不满情绪，增加其安全感、满意感，增强组织的吸引力，保持组织内人员的稳定性。

（3）可以鼓励先进，鞭策后进。任何一个组织人员的表现都有好、中、差之分，对不同的人运用不同的激励方法，可以使先进的人受到鼓励，继续保持其积极行为，也可以使表现一般和较差的人受到鞭策，认识到自己的不足，从而主动改变自己的行为。

（4）可以使员工的个人目标与组织目标协调一致。个人目标是由个人需要所决定的，它往往与组织的目标和要求相矛盾。运用激励方法进行目标管理，让员工参与自身目标和组织目标的制定，在设置组织目标的同时尽可能地考虑个人目标，并把组织目标具体分解为个人目标，可以使个人目标和组织目标很好地结合起来。同时，运用激励方法，满足员工的合理需求，减弱或者消除其不合理要求，也可以调节员工的行为，使其与组织目标协调一致，更好地实现组织目标。

有一部电影叫《兵临城下》，故事的背景是第二次世界大战时期前苏联红军在斯大林格勒与德军展开的殊死保卫战。当时德军势头凶猛，而苏军却节节溃败。在如何能守住阵地、反败为胜这个问题上，苏军元帅与手下军官有这样一段对话：

一位军官建议："对所有背叛、逃跑的军官和士兵杀无赦，以此加强纪律。"

另一位军官则说："我们要树立一位英雄来激励他们，必须给他们希望和勇气，激发他们对祖国的爱，让他们相信我们最终会取得胜利，只有这样我们才能创造奇迹。"

元帅采取了第二位军官的建议，向苏军士兵宣传一位多次死里逃生、以一当十的战斗英雄，极大地鼓舞了苏军的士气，给苏军士兵带来了希望。最终苏军击退了德军，取得了反法西斯战争的胜利。

第一个建议是用惩罚的方式来逼迫士兵冲锋陷阵，而第二个建议则是采取激励的方式鼓舞士气，由此可见激励的巨大鞭策作用。领导者要学会运用激励的方式领导下属进行工作，这样会提高工作效率，起到事半功倍的效果。

（二）激励的途径与方法

员工的积极性产生于自身的需要，受机制调节和环境制约。员工积极性的变化主要是因需要、机制和环境变化引起的，激励企业员工积极性的基本途径是：坚持以人为本，通过各种方式激发和满足其正当合理的需要，创造一个良好的、富有激励性的、能够充分保证员工的能力有一个创造性发挥的环境和机制。

1. 物资激励与精神激励相结合

物质激励是指通过物质刺激的手段，鼓励员工积极努力地工作。它的主要表现形式有正激励，如发放工资、奖金、津贴、福利等；也有负激励，如罚款等。物质需要是人类的第一需要，是人们从事一切社会活动的基本动因。所以，物质激励是激励的主要模式，也是目前我国企业内部使用得非常普遍的一种激励模式。随着我国改革开放的深入发展和市场经济的逐步确立，"金钱万能"的思想在相当一部分人的头脑中滋长起来，有些企业经营者也一味地认为只有奖金发足了才能调动职工的积极性。但在实践中，不少单位在使用物质激励的过程中，耗费不少，而预期的目的并未达到，职工的积极性不高，反倒贻误了组织发展的契机。例如有些企业在实行物质激励时，为了避免矛盾实行不偏不倚的原则，极大地抹杀了员工的积极性，因为这种平均主义的分配方法非常不利于培养员工的创新精神，平均等于无激励。而且目前中国还有相当一部分企业没有力量在物质激励上大做文章。事实上人类不但有物质上的需要，更有精神方面的需要，美国管理学家皮特（Tom Peters）就曾指出“重赏会带来副作用，因为高额的奖金会使大家彼此封锁消息，影响工作的正常开展，整个社会的风气就会不正。”因此企业单用物质激励不一定能起作用，必须把物质激励和精神激励结合起来才能真正地调动广大员工的积极性和创造性。

“忠诚敬业的员工不一定对企业满意，对企业满意的员工一定忠诚敬业。”《精神薪酬》认为：“运用精神激励时，领导一定要发自真心，要有真情实感，避免给下属造成走过场、装样子的印象。”所以，只有真正激发出员工的归属感、成就感和驾驭工作的权力感，他们的工作积极性才会达到最高，才会更忠诚于职业使命。实践中，成功企业和失败企业之间的真正区别在于，两者在多大程度上发挥了员工的最大天赋和能力，成功企业把人的天赋尽量发挥出来，而失败企业则是有意无意地挫伤人的积极性。

物质激励是基础，精神激励是根本，应在两者结合的基础上，逐步过渡到以精神激励为主。

2. 实行员工参与式管理，为员工营造发展空间

所谓参与式管理，就是让下级员工参与企业目标和计划的制订。企业员工参与式管理之所以能够强化和激励人们的行为动机，是因为人们需要自由的、创造性的劳动，而不愿意像一个机械装置那样任人摆布。用人如下棋，一个棋子只有放对位置才能充分发挥能力，企业领导者要积极为员工营造发展的空间和条件，使他们能释放出自身的潜能。据介绍，微软员工的升迁依据全在于个人的能力以及是否适合工作，资历在任何时候都不会成为一个重要因素。

3. 增强员工工作兴趣

兴趣是个人对客体的选择性态度，它总是伴随着一种积极的情感体验。当员工对某一事物或行动感兴趣的时候，就会感到喜爱和满意，就能集中精力于感兴趣的对象上。许多科学家所以在某一方面做出了重大贡献，往往是因为他对这一方面的问题有兴趣。对工作感兴趣，会使人热爱工作，在工作中发挥主动性和创造性，因此，必须采取多种措施增强员工对工作的兴趣。

4. 能力激励

为了让自己将来工作得更好，每个人都有发展自己能力的需求。企业可以通过培训激励和工作内容激励满足员工这方面的需求。

（1）培训激励　培训激励对青年人尤为有效。通过培训，可以提高员工实现目标的能力，为承担更大的责任、更富挑战性的工作及提升到更重要的岗位创造条件。在许多著名的公司里，培训已经成为一种正式的奖励。

（2）工作内容激励　用工作本身来激励员工是最有意思的一种激励方式。

如果我们能让员工做其最喜欢的工作，就会产生这种激励。管理者应该了解员工的兴趣所在，发挥各自的特长，从而提高效率。另外，管理者还可以让员工自主选择自己的工作。通过这种方式安排的工作，工作效率也会大大提高。

5. 体制改革与领导激励

通过恰当的组织领导，使员工有良好的工作环境，有施展才能、发展自己的机会，同样是调动员工积极性的有效手段。

（1）制度激励　企业各项规章制度，一般来说都与一定的物质利益相联系，因此，对员工的消极行为是个约束。但另一方面，规章制度为员工提供行为规范，提供社会评价标准，员工遵守规章制度的情况还与自我肯定、社会舆论等精神需要相联系，因此其激励作用是综合的。例如，企业用工制度若规定可以辞退表现不好或技能过低的人员，这无疑对员工的工作有一定的强制性约束力。企业对员工激励作用较大的规章制度包括：员工守则、用工制度、工资制度、用人制度、责任制度、考勤考绩制度等。

（2）组织激励　这是指运用组织责任及权利对员工进行激励，它要求尽可能明确每个工作人员应负的责任，让他们承担更多的责任，并享有相应的权利，使员工有施展管理才能、行使权力、控制自己命运的机会，这是调动员工积极性十分重要的途径。

（3）任务激励　这是指利用工作任务本身来激励员工。任务激励，首先是合理分配工作，尽可能使分配的工作适合员工的兴趣和工作能力。任务激励的另一个重要方法是利用所谓“职务设计”，美国管理学家哈克曼指出，如果在职务设计中充分考虑到技能的多样性、任务的完整性、工作的独立性，并阐明每项任务的意义以及设置反馈环节，就可以使员工体验到工作的重要性、所负担责任，及时了解工作的结果，从中产生高度的内在激励作用，形成高质量的工作绩效及对工作高度的满足感，增强企业的吸引力和向心力。

（4）环境激励　企业创造一个良好的工作环境和生活环境，一方面可以直接满足员工的某些需要，如企业各级领导者对员工的平等对待、尊重关心和信任；工作群体内人际关系的融洽；必要的、使员工能顺利开展工作的物质条件和美好、清洁的工作环境，消除危害健康和不安定的因素等等，从而使员工心情舒畅地工作。另一方面，良好的环境还可以形成一定的压力和规范，推动员工努力工作，如开展劳动竞赛，安排后进员工到先进车间班组工作等等。因此，环境激励是十分重要的激励手段。

（5）年金激励　企业要发展，人才是关键，这已成为所有企业家的共识，如何吸引和激励优秀人才正成为所有企业关注的重要问题。对如何留住人才，大家通常都会想到丰厚的薪酬、广阔的发展空间、股票期权等等，但往往会忽视退休生活的保障。目前，我国社会基本养老保险的平均替代率（即退休后收入与退休前收入之比）约为70%；不过，对于收入处于中高阶层的人才来说，他们的实际替代率不到25%。换句话说，我们现在所缴纳的社会基本养老金（就是俗称的“四金”之一）到退休后只能够维持现有生活水平的1/4。企业年金（企业补充养老保险）为退休收入提供了有力的补充，成为退休收入的一个重要来源，这将为人才解决后顾之忧，使他们能够赢得老年尊严。因此，如果企业能为员工提供完善的养老金计划（也就是企业年金），有效地提高员工退休后的收入，无疑能吸引更多的人才长期稳定地为企业服务。

国外先进国家的经验表明，企业年金计划的实施不但能达到期权激励的效果，而且会极大地提高劳动生产率，增强员工忠诚度，并且企业还有可能获得税收上的优惠。

一些企业发现，在建立起激励制度后，员工不但没有受到激励，努力程度反而下降了。某公司推出“年终奖”的计划，本意是希望调动企业员工的工作积极性，但是却因为没有辅以系统科学的评估标准，最终导致实施过程中的“平均主义”，打击了贡献大的员工的积极性。一套科学有效的激励机制不是孤立的，它必须与企业的一系列相关体制配合才能发挥作用。其中，评估体系是激励的基础。有了准确的评估才能有针对性地进行激励，才能使激励发挥更大的效能。

最有效的激励莫过于让下属意识到他是在为自己工作。下面是一个关于辞职的小案例。

A对B说：“我要离开这个公司。我恨这个公司！”

B建议道：“我举双手赞成你报复！这个破公司一定要给它点颜色看看。不过你现在离开，还不是最好的时机。”

A问：“为什么？”B说：“如果你现在走，公司的损失并不大。你应该趁着在公司的机会，拼命去为自己拉一些客户，成为公司独当一面的人物，然后带着这些客户突然离开，那时公司才会受到重大损失，公司也会非常被动。”A觉得B说得非常在理，于是努力工作，事遂所愿，半年多以后，他有了许多的忠实客户。

再见面时，B对A说：“现在是时机了，要跳槽赶快行动哦！”

A笑道：“老总刚跟我谈过，准备升我做总经理助理，我暂时没有离开的打算了。”其实这也正是B的初衷。

读了这个小故事之后，不得不佩服B的激励措施，他让A意识到应该为自己工作。只有付出大于得到，让管理者真正看到你的能力大于位置，才会给你更多的机会替企业创造更多利润。

企业实行激励机制的最根本的目的是正确地诱导员工的工作动机，使他们在实现组织目标的同时实现自身的需要，增加其满意度，从而使他们的积极性和创造性继续保持和发扬下去。由此也可以说激励机制运用得如何在一定程度上是决定企业兴衰的一个重要因素。如何运用好激励机制是企业在生存和发展中必须解决的一个十分重要的问题。

链接

彼得原理针对两个问题，一是如何才能避免“终点职位症候群”，二是身为经理人员，如何才能知人善任。

雅科卡

第三节 人力资源管理

一、人力资源管理的基础

（一）人力资源概述

1. 人力资源的概念

资源是“资财的来源”（《辞海》）。经济学上，资源是为了创造物质财富而投入于生产活动中的一切要素。可分为：自然资源，用于生产活动，未经人加工；资本资源，用于生产活动，经人加工；信息资源，是对客观事物的描述，有共享性；人力资源，是最活跃、最重要的第一资源。

所谓人力资源，是指能够推动国民经济和社会发展的、具有智力劳动和体力劳动能力的人们的总和，它包括数量和质量两个方面。人力资源数量包括绝对数量（指一个国家和地区中具有劳动能力、从事社会劳动的人口总数）和相对数量（指人力资源的绝对量占总人口的比例）。人力资源质量是人力资源所具有的体质、智力、知识和技能水平，以及劳动者的劳动态度。

2. 人力资源的特征

人力资源是进行社会生产最基本最重要的资源，与其他资源相比较，它具有如下特点。

（1）能动性　这是人力资源与其他资源的最根本区别。体现在三个方面：①自我强化；②选择职业；③积极劳动。

（2）再生性　人力资源在使用过程中，有一个持续开发、丰富再生的独特过程。人在工作后可以通过学习从而不断更新、不断提高。这就要求人力资源的开发与管理注重终生教育，加强后期培训与开发，不断提高其德才水平。

（3）时效性　人力资源的形成、开发和利用都要受到时间的限制。从个人角度来看，人才的培养要经过幼稚期、成长期、成熟期和退化期，相应地其使用也会经历培训期、试用期、最佳使用期和淘汰期。人力资源的开发和管理必须尊重人力资源的时效特征。

（4）两重性　人力资源既是投资的结果，同时又能创造财富。

（5）内耗性　自然资源、资本资源是数量越多越好。然而人力资源却不一定是越多越能产生效益。关键在于如何去组织、利用与开发人力资源。常言道："一个和尚挑水喝，两个和尚抬水喝，三个和尚没水喝。"指的就是这个道理。

我们可将现代人事管理与传统人事管理的区别列表如下，详见表7-3。

表7-3　现代人力资源管理与传统人事管理的区别

项目	人力资源管理	人事管理
观念	视员工为有价值的重要资源	视员工为成本负担
目的	满足员工自我发展的需要，保障组织长远利益的实现	保障组织短期目标的实现
模式	以人为中心	以事为中心
视野	广阔、远程性	狭窄、短期性
性质	战略、策略性	战术、业务性
深度	主动、注重开发	被动、注重管好
功能	系统、整合	单一、分散
内容	丰富	简单
地位	决策层	执行层
工作方式	参与、透明	控制
与其他部门的关系	和谐、合作	对立、抵触
本部门与员工的关系	帮助、服务	管理、控制
对待员工的态度	尊重的、民主的	命令式的、独裁式的
角色	挑战、变化	例行、记载
部门属性	生产与效益部门	非生产、非效益部门

（二）现代人力资源管理的主要职能

1. 获取

主要包括人力资源规划、招聘与录用。为了实现组织的战略目标，人力资源管理部门要根据组织结构确定职务说明书与员工素质要求，制定与组织目标相适应的人力资源需求与供给计划，并根据人力资源的供需计划而开展招募、考核、选拔、录用与配置工作。

2. 整合

这是使员工和睦相处、协调共事、取得群体认同的过程，是员工与组织之间个人认知与组织理念、个人行为与组织规范同化的过程，体现了人际协调职能与组织同化职能。主要内容有：①组织同化；②组织中人际关系的和谐；③矛盾冲突的调解与化解。

3. 奖酬

是指为员工对组织所做出的贡献给予奖酬的过程，是人力资源管理的激励与凝聚职能，也是人力资源管理的核心。

4. 调控

是对员工实施合理、公平的动态管理的过程。包括：①科学、合理的员工绩效考评与素质评估；②以考核与评估结果为依据，对员工使用动态管理，如晋升、调动、奖惩、离退、解雇等。

5. 开发

是指对组织内员工素质与技能的培养与提高，及使他们的潜能得以充分发挥，最大地实现其个人价值。主要包括组织与个人开发计划的制定、组织与个人对培训和继续教育的投入、培训与继续教育的实施、员工职业生涯开发及员工的有效使用。

以上五项基本职能是相辅相成、彼此互动的。

（三）现代药品企业人力资源管理应有的转变

新世纪是以人为主体的知识经济时代，未来的竞争能力取决于掌握智力资本和创新能力的人才。药品企业组织作为知识密集型的服务群体，人才必然成为可持续发展的根本保证。因此，要在日益激烈的竞争中获得一席之地，必须更新管理观念、改变思维方式，建立一个适应市场经济发展的现代药品企业人力资源管理机制。

1. 在管理理论上，强调“视人为资源”

在传统人事管理中，将人视为一种成本。而现代人力资源管理中，将人当作一种可以为组织带来巨大利益、决定组织发展的重要资源。这种资源在使用过程中可以通过合理地开发增加其使用价值，这种增值是指医药人员医药经验的积累、医药知识的丰富和医药技术的提高。因此，在组织人力资源的管理模式中，不能为追求眼前利益而一味强调控制消耗使用，而应将重点放在人力资源的保护、开发和增值上，从而逐步提高医药组织的整体水平。所以，应以投资的眼光看待在吸引、培养和激励人才上的投入，而人力投资将成为组织发展中最有前途的投资。

2. 在管理理念上，强调“以人为本”

目前我国药品企业组织的人事管理一般仍处在传统的劳动人事管理阶段，强调以“事”为中心，将人作为管理控制的对象，忽视人的可激励性和能动性。而现代人力资源管理则强调对人的管理，以“人”为核心，管理的根本出发点是人适其所、人尽其才。注重员工个人价值的实现与组织利益的统一，发掘员工队伍的主动性和责任感，反映出“人才决定组织前途”的经营理念。组织要通过吸引、开发、激励、留住人才，实现员工发展与组织利益的双赢。

3. 在管理形态上，强调“动态管理”

传统药品企业人事管理多为行政性业务工作，是以执行政策和控制人员编制为目标的计划性静态管理。随着市场和知识经济的到来，旧的管理模式已不再适应发展的需要，必须以全新的管理理念指导实践，深化人事制度改革，建立健全动态管理模式。现代人力资源管理应强调“人员能进能出、职务能上能下、待遇能高能低”的动态管理模式，促进药品企业人员潜能的发挥和自身素质的提高，从而提高药品企业的竞争力。

4. 在管理层次上，强调“战略管理”

传统药品企业人事管理工作内容仅限于比较琐碎的具体工作，如人员招聘、工资发放、考勤、档案保管等，仅属于战术层面的工作。而现代人力资源管理者必须具备发展的战略眼光，着眼于潜在和未来的医药市场，进行充分的调查与研究，探索医药市场未来的发展变化方向，根据组织发展目标相应地制定和实施科学合理的组织人才规划，吸引、激励和留住人才。

5. 在管理方式上，强调“主动式管理”

传统药品企业人事管理主要是按照国家卫生、劳动人事政策和上级主管部门发布的劳动人事规定、制度对职工进行管理，缺乏主动性和灵活性。现代人力资源管理强调的不仅是发现人才，更重要的是主动性投资和开发、培养人才，加强科学管理，实现人才整体优化组合，进行绩效管理，尽力使每个人都工作在最适合自己的岗位上，同时创造出一种积极向上、团结敬业的药品企业工作环境，提高组织的工作效率。

二、人力资源管理主要业务

（一）员工招聘

1. 员工招聘的含义及程序

药品企业组织的员工招聘是药品企业组织人力资源开发与管理中非常重要的一个环节。是人力资源吸收的主要途径。员工招聘是指为了发展需要，根据工作分析和人力资源规划确定的所需人力资源数量与质量要求，按照一定程序从组织外部吸收人力资源进入组织的过程。

员工招聘大致分为招聘、选拔、录用、评估四个阶段，可用图7－5来表示。

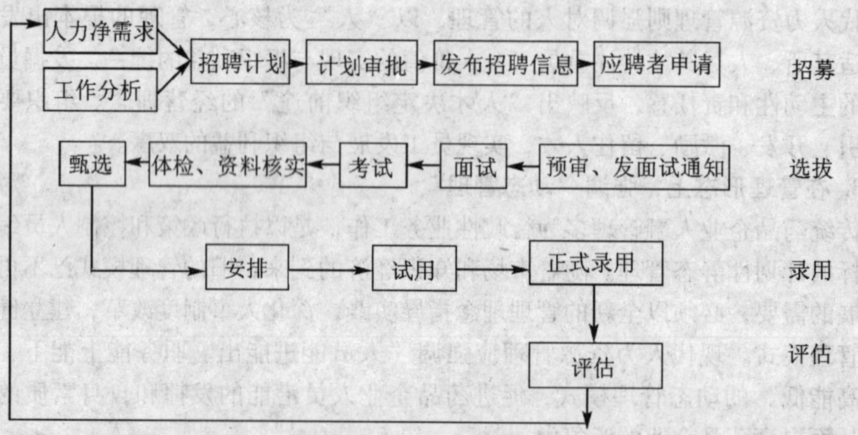

图7－5　员工招聘流程图

2. 员工招聘的策略

根据招聘对象的来源我们可将招聘分为内部招聘和外部招聘。

（1）内部招聘　就是从组织内部选拔合适的人才来补充空缺或新增的职位。

①内部招聘的优缺点　内部招聘有以下优点：一是为组织内部员工提供发展的机会，增加了组织内部员工的信任感，利于激励内部员工，利于员工职业生涯发展，利于稳定员工队伍，利于调动员工的积极性；二是为组织节约大量的费用；三是简化了招聘的程序，为组织节约时间，省去了许多不必要的培训项目，减少了组织因职位空缺而造成的间接损失；四是员工已融入到组织文化之中，认同组织的价值观念和行为规范，利于组织的忠诚度的提高；五是现有的员工更容易接受指挥和指导，易于沟通和协调，易于消除边际摩擦，易于贯彻执行方针政策，易于发挥组织效能。

但是，内部招聘也存在着一些弊端：人员选择范围较小，往往不能满足组织的需要；影响组织内部的团结；组织内的“近亲繁殖”、“团体思维”、“长官意志”现象，可能不利于个体创新；也可能出现“裙带关系”，滋生组织中的“小帮派”、“小团体”，削弱组织效能。

②内部招聘的形式

内部提升，可使组织迅速地从员工中提拔合适的人选到空缺的职位上。这种方式省时、省力、省费用，但选择范围小，易造成“近亲繁殖”，所以当组织的关键职位和高级职位出现空缺时，往往采用内外同时招聘的方式。

工作调换。是指职务级别不发生变化，工作的岗位发生变化。可提供员工从事组织内多种相关工作的机会，为员工今后提升到更高一层职位做好准备。

工作轮换。工作调换一般用于中层管理人员，且在时间上往往可能是较长的，甚至是永久的；而工作轮换则用于一般员工，它既可以使有潜力的员工在各方面积累经验，为晋升做准备，又可减少员工长期从事单一工作的枯燥感。

人员返聘，由于某些原因，如下岗等，关系还在本单位的人员或者已经退休的人员等，当组织需要时再重新聘用他们。如我国国有企业成立的“再就业服务中心”，一方面为下岗职工解决生活问题，另一个重要任务就是帮助其重新找到工作。尤其是当原单位需招聘员工时，将督促原单位优先考虑录用下岗职工。

③内部招聘的方法

推荐法，是由本组织员工根据组织和岗位需求，推荐组织内外的合适人员，供人力资源部门考核选择。此方式的优点是利于形成较好的人际关系、节省招聘费用、保证招聘质量等，但也有容易形成帮派、小集团等缺点。

布告法，是通过布告、通告等形式公开组织空缺岗位及应聘条件等，使组织内部所有人都获得此信息。

档案法，是通过档案、考评记录等了解员工在教育、培训、技能、绩效等方面的信息，对比空缺职位，寻找合适人员。

（2）外部招聘　是从组织外部招聘德才兼备的能人加盟进来。

①外部招聘的优缺点　外部招聘可由新员工带来不同的价值观和新观点、新思路，新的“技术知识”、“客户群体”和“管理技能”等；也可使组织原有员工形成压力与危机意识，激发斗志与潜能，产生“鲶鱼效应”，共同进步；而且选择空间大，并能有效地提高该组织的知名度。但是，由于信息不对称，筛选难度大，成本高；外聘员工需要花费较长时间来培训和定位；可能挫伤内部员工的积极性和自信心，引发冲突；“外部人员”也可能出现“水土不服”等。

②外部招聘的形式

广告招聘，是通过新闻媒介向社会传播招聘信息。特点是信息传播范围广、速度快，应聘人员数量大、层次丰富，组织的选择余地大。

推荐法，即组织内员工向组织推荐外部的人员进入组织。但注意推荐不等于聘用，应按照严格的聘用规则对被推荐人进行考察。

学校招聘，是通过直接进入校园招聘、开展或参加人才交流会等形式，直接从学校获得所需人才的一种方式。特点是人才来源较集中且组织选择余地大。

就业媒体，诸如人才交流中心、职业介绍所、劳动力就业服务中心等就业媒体。猎头公司是近年来为适应组织对高层次人才的需求与高级人才的求职需求而发展起来的。猎头往往对双方信息了解全面，成功率较高。但其收费也高，一般收费标准为员工录用以后的1～3个月工资。

信息网络招聘与求职。随着信息技术的发展，这种方式越来越普遍。信息传播范围广、速度快、成本低、供需双方选择余地大，且不受时间、地域的限制，因而被广泛采用。

3. 人员选拔的几种常见形式

链接

面试“怪招”

“怪招”之一：香港“领带大王”曾宪梓在一次面试应聘员工时，有意把一把扫把斜放倒在办公室门口，在面试过程中，这把扫把时而被进进出出的人跨过，时而被进进出出的人扶起。结果是那些各方面条件适合并且主动将倒在地上的扫把扶起来的人被录用了，而条件好、却不扶扫把的人未被录用。曾宪梓认为不扶扫把的人有两种情况：一是他虽然看到了倒在地上的扫把，但不会把自己绊倒，就没有扶，说明这个人不习惯为他人着想。二是他可能进来出去的时候都留意到了，也想到了会绊倒其他人的各种可能后果，但他没有去做，说明这个人很懒。事情虽然小，但揭示了一个人的内心。

“怪招”之二：这是一家美资独资企业，需要招聘一位副总经理秘书。一位某师范大学文秘专业的女大学生前来面试。女大学生的长相、知识在众多面试者中均属上乘，在面试过程中对考官的问题也对答如流。考官似乎一切均表示满意。最后，考官请女大学生到考官桌前确认自己的个人资料，女大学生走近桌前时，考官“不慎”将杯子碰倒了，水撒了一桌子，弄得文件沾满了水，女大学生漠然地站在一边等待考官将一切收拾完，可考官似乎不需要她确认个人资料了，对她说“你现在可以走了”。女大学生并没有收到录用通知。

“怪招”之三：这是一家美商独资企业，坐落在上海浦东金桥。面试是在一个大雨滂沱的早晨。要走到考官面前必须经过一个一尘不染却无处放置雨具的大厅，大门边站着一个笑容可掬的接待小姐，你是径直走进去还是和旁人一样面面相觑地站着？接着，要请你电脑打字，中英文各一份，上面有许多十分明显的错误，你是否需要纠正？但要求在规定的时间内完成。

(1) 面试　是供需双方通过正式交谈，以使组织能够客观了解应聘者的业务知识水平、外貌风度、工作经验、求职动机等信息；应聘者能够了解更全面的组织信息的过程。

①结构型面试　是在面试前已有一个固定的框架（或问题清单），主考官根据框架控制整个面试的进行，严格按照这个框架对每个应聘者分别做相同的提问。其优点在于标准统一，便于分析比较，减少主观性，对考官要求较小。缺点是过于僵化，难以随机应变，所收集信息范围有限。结构型面试中应注意以下四点：工作技能需求分析、面试问题的准备、对面试过程的引导和控制、对面试结果的评价。

(2) 非结构型面试　无固定的模式，主考官只需掌握组织、职位的基本情况即可。在面试中经常提一些开放式的问题，如“您有何兴趣与爱好”、“谈谈您对某事的看法”等。目的在于发挥应聘者的主观能动性，便于发现应试者的实际能力，灵活多变。但对主考官要求较高，并且没有统一标准，主观性强，容易形成偏差。

例如，某外企招聘管理人员，通知所有应聘者在某月某日某时整在某大厦总部同一时间面试。结果等到面试那天，公司派人提前在该大厦大厅内接待前来应聘的人员，并请大家在大厅内恭候，等到所有应聘人员到齐后，接待人员告诉大家一个不幸的消息：电梯坏了，需要大家爬几十层楼到公司的办公室参加面试。有些人听后立即走了，有些人爬到一半也放弃了想改天再来，只有少数几人坚持到最后。结果，就是他们中的一些人被录用了。这是一个典型的非结构型面试。事实上，电梯没有坏，主考官就是想考验一下应聘者的吃苦精神，然而许多人失去了机会。

(3) 压力面试　往往在面试的开始就给应试者以意想不到的一击，通常是敌意或具有攻击性的问题，主考官以此来观察应试者的反应。用这种方法可以了解应聘者承受压力、调整情绪的能力，可以测试应聘者的应变能力和解决紧急问题的能力。一般用于招聘销售人员、公关人员、高级管理人员。

例如，1996 年北京市政府公开招聘副局级干部时就曾经用过此方法。主考官对应聘者提出这样一个问题："假如你是本局的副局长。由于工作需要，其他局领导均出差在外。今天是周一，上班后有这样几件事情必须由你处理，一是有许多公文要你批示，约需花费 1 小时；二是 10 分钟后你要参加早与外商约定好的一个谈判会；三是本局的某先生今天早晨出了车祸，人被送进医院抢救，现在生命垂危，需要局领导火速去医院看望。你如何处理这三件必须由你处理的事情?"

（2）心理测试　是指通过一系列的科学方法来测量应试者的智力水平和个性差异的一种科学方法。编制良好的心理测试因具有较高的信度、效度及客观标准等特点而受到普遍欢迎。主要包括以下几种测试。

①职业能力倾向性测试　它是用于从事某项特殊工作所具备的某种潜在能力的一种心理测试。其内容一般可分为：①普通能力倾向测试（思维、想像、记忆、推理、分析、数学、空间关系判断、语言等能力）；②特殊职业能力测试（指那些特殊的职业或职业群的能力）；③心理运动机能测试（包括心理运动能力与身体能力）。

②个性测试　可以更好地了解应聘者的个性特点，如性格、气质等，帮助组织进行人员选拔。个性测试主要有问卷法和投射法。

近年比较新的心理测试有测谎试验和笔迹分析。

链接

选拔中的笔迹学应用

笔迹分析的赞成者相信笔迹能显示出一个人的潜力和能力，而这些通过简历和申请表内容的调查是得不出的。

笔迹学家一般需要测试者提供至少一满页一气呵成的字迹，最好是用钢笔或圆珠笔写在未划线的纸上。字迹的内容不很重要，但一般不希望测试者照抄一段文字，因为这样会影响书写速度。接下来要遵循一套严格的规定测定字迹的大小、斜度，页面安排，字体宽度，以及书写力度。这些测量的结果即可转译为对书写者情感与才智的说明。如，字体巨大表明此人自信心很强，喜欢冒险，个性强，为人公正无私，光明磊落，做事积极且大刀阔斧。字体细小则表明此人缺乏信心，做事谨慎，思考细致，警觉性亦强，忍耐力强，观察力强，但气量狭小，有时贪图小利。字体不大不小，说明此人适应力强，遇事能随机应变，待人接物举止大方，但有时做事容易反悔。字体大小不一，则此人喜怒易形于色，甚至喜怒无常，头脑灵活，但缺乏自制力，情感的变化好像一根绳子，中间常会打结，有时自己会自寻烦恼。

目前，75%以上的法国公司利用笔迹学作为人员选拔的基本方法。欧洲大陆的报纸招聘广告中常指明递交手写应聘书，而申请者也希望进行笔迹测试。因此，欧洲许多公司聘有自己的笔迹研究专家也就不足为奇了。

③价值观测试　通过价值观测试，可以深入了解应聘者的价值取向，作为选拔录用的一种补充性依据。

④职业兴趣测试　职业兴趣揭示了人们想做什么和喜欢做什么。如果能根据应聘者的职业兴趣进行人职的合理匹配，则可最大限度发挥人的潜力，保证工作的圆满完成。例如，把一个喜欢计算机操作与维护的人安排到营销部门显然不太合适。进行有效的职业兴趣测试可以保证组织招聘到“志同道合”的人员，并为他们的岗位安排提供重要的参考依据。

⑤情商测试　情绪商数，即情商（emotional quotient，EQ）是由美国心理学家在20世纪90年代提出的新概念。经研究发现，人的EQ对成功起到了大于IQ的关键性的作用。EQ包含了五个方面的内容：自我意识——认识自身情绪的能力。有自知之明的人能更好地把握自己，做好本职工作。控制情绪——妥善管理情绪的能力。情绪管理必须在自我认知的基础上，学会如何自我安慰，摆脱焦虑、灰暗与不安情绪。自我激励。树立明确的目标，拥有乐观自信的工作态度，学会面对逆境。认知他人情绪的能力。要借用他人的力量就必须注意他人的情绪，关注他人的需要。人际交往技巧。是管理他人情绪的艺术。

EQ的测试对管理者尤其是领导者有非常重要的作用，但迄今为止，国际上尚未形成一个公认的测量方法与量表。

（3）智能测试　用于对应聘者的智力、技能和专业知识的测试。

①智力测试　是对应聘者的数字能力和语言能力进行。主要通过词汇、相似、相反、算术、计算等类型的问题进行。

②技能测试　是对特定职位所要求的特定技能进行的测试。可现场进行，也可验证应聘者所获各项证书，如会计上岗证，计算机能力培训合格证，外语四、

六级通过证书等。

③专业知识测试　也是对特定职位所要求的特定知识的测试。

（4）情景模拟测试　是根据应聘者可能担任的职位，编制一套与该职位实际情况相似的测试项目，将应聘者安排在模拟的、逼真的工作环境中，要求被试者处理各种可能出现的问题，综合测试其心理素质、实际工作能力、潜在能力的一系列方法。常见的情景模拟测试有公文处理、决策模拟竞赛法、无领导小组讨论、访谈、角色扮演等。

（二）绩效考评

绩效考评系统是绩效管理的有效手段，通过绩效考评，可给员工提供其工作反馈，使其扬长避短，改善绩效，提高能力与素质，起到培养作用；绩效考核的结果，又是升迁奖惩、培训等人事决策的重要依据。所以，恰当地进行并运用绩效考评，是各级管理者必须掌握的基本技能之一。

1. 绩效考评与绩效管理

员工的工作绩效，是指那些经过考评的工作行为、表现及结果。对组织而言，绩效就是任务在数量、质量以及效率等方面完成的情况；对员工个人来说，则是上级和同事对自己工作状况的评价。

“绩效考评就像汽车座位上的安全带，大家都认为很有必要，但都不喜欢去使用它。”这句话非常形象地指出了绩效考评在实际操作时的尴尬境地，在实际操作中人们对绩效考评存在着不少误解。那到底什么是绩效考评呢？

绩效考评是指用一套标准来进行对比以评估员工圆满完成工作任务的程度，然后再把该信息传达给那些员工的过程。它包含三方面含义。

（1）绩效考评是人力资源管理系统的组成部分，它运用一套系统和一贯的制度性规范、程序和方法进行考评。

（2）绩效考评是对组织成员在日常工作中所显示出来的工作能力、态度和业绩，进行以事实为依据的评价。

（3）绩效考评是从组织经营目标出发对员工工作进行考评，并使考评结果与其他人力资源管理职能相结合，推动组织经营目标的实现。

在实践中，绩效考评与绩效管理这两个概念常被混淆，即使文字上可以区分清楚，但在具体操作时人们往往习惯性地用绩效考评代替了绩效管理的全部内容。事实上，它们虽只有两字之差，却蕴涵着管理理念的深刻变革。

对绩效管理整个体系来讲，绩效考核仅仅是冰山一角。要使得绩效考核变得真正有效，任何一个环节都不应忽视。整体来讲，绩效管理包含四个环节：绩效指标设定、绩效指标跟踪、绩效考核评估、绩效改进。四个环节组成一个循环流程，在绩效改进之后又返回到绩效指标的设定，以此形成绩效管理的良性循环流程。

绩效管理的目的是协助员工个人、部门和整个组织提高绩效，它要求管理者和员工之间的真诚平等合作，以及时解决出现的问题，而不是互相推诿。

绩效管理的核心是关注员工和组织绩效的改善。

绩效管理是一个交流沟通过程，这需要在平时投入一定的沟通时间，目的是防患于未然，而不是亡羊补牢。

总之，绩效考评和绩效管理是包含关系。绩效管理是整个人力资源管理的核心内容，而绩效考评又是绩效管理的一个不容忽视的环节。

以摩托罗拉公司的绩效管理为例：

关于管理与绩效管理，摩托罗拉有一个观点，就是组织 = 产品 + 服务，组织管理 = 人力资源管理，人力资源管理 = 绩效管理，可见，绩效管理在摩托罗拉公司的地位是多么的重要。正是因为重视，绩效管理才开展得好；正是因为定位准确，业绩才会越来越好，员工才会越来越有干劲，组织的发展才会越来越有希望。

摩托罗拉公司将绩效管理上升到了战略管理的层面，并给予了高度重视，这给我们许多组织树立了学习的典范。组织的发展就是要走出去，引进来，不断学习先进的管理经验并应用于本组织，组织才会兴旺发达，员工才会努力工作，与组织共存亡。

摩托罗拉公司给绩效管理下的定义是：绩效管理是一个不断进行的沟通过程，在这个过程中员工和主管以合作伙伴的形式就下列问题达成一致：①员工应该完成的工作；②员工所做的工作是为组织的目标实现做出贡献；③用具体的内容描述怎样才算把工作做好；④员工和主管怎样才能共同努力帮助员工改进绩效；⑤如何衡量绩效；⑥确定影响绩效的障碍并将其克服。

2. 常见的绩效考评方法

（1）量表考评法　它根据所限定的因素对员工进行考评。即将各种考评因素分为不同等级，经常用优秀、良好、合格、一般或较差等词进行定义。

（2）排序法　将所有员工按绩效水平从最高到最低排列起来。

（3）强制分布法　是将限定范围内的员工按照某一概率分布划分到有限数量的几种类型上的一种方法，而且员工绩效考评结果应呈正态曲线分布。

（4）关键事件法　需对待评员工每人保持一本“绩效记录”，由考察与知情的人随时记载。但应注意：所记载的事件应既有好事，也有不好的事；所记载的必须是较突出的、与工作绩效直接相关的事件；所记载的应是具体的事件与行为，而不是对某种品质的评判。主要有年度报告法和行为定位评价表两种方式。

（5）目标管理法　这种方法在当前很流行，其原因是符合人们的“一分耕耘，一分收获”的价值观，另外还在于它能更好地把个人－组织目标有机地结合起来。具体步骤如下：考评者和员工联合制定评估期间要实现的工作目标以及实现目标应采取的方式、方法；制定被评估者达到目标的时间框架；将实际达到的目标与期望目标相比较，从而找出偏差，有助于决定考评对于培训的需求、制定新的目标以及为达到新的目标而可能采取的新的战略。

目标管理法是使绩效评估人的作用从法官转换为顾问和促进者，员工的作用也从消极的旁观者转换为积极的参与者。这使员工增加了满足感和积极性，促进工作目标和绩效目标的实现。但其最大的缺点是目标有时难以制定，尤其是定性目标的制定与衡量。

（6）360度考评　360度考评，也称为全方位反馈评价或多源反馈评价。传统的绩效评价，主要由被评价者的上级对其进行评价；而360度考评则由与被评价者有密切关系的人，包括被评价者的上级、同事、下属和客户等，分别匿名对被评价者进行评价。被评价者自己也对自己进行评价。考评内容涉及到员工的任务绩效、管理绩效 、周边绩效、态度和能力等方方面面。然后，由专业人员根据有关人员对被评价者的评价，对比被评价者的自我评价，向被评价者提供反馈，以帮助被评价者提高其能力水平和业绩。作为一种新的业绩改进方法，360度反馈评价得到了广泛的应用。财富500强中所有的企业都已经采用了这种评价方法。目前，国内的一些企业也开始采用这种评价方法。但是，有一些公司斥巨资进行360度反馈评价，却收效甚微，甚至适得其反。360度考评在中国的“水土不服”主要是由于这种考评可能会产生相互冲突，员工可能会为了互相保护而联合起来做出不正确的考评，同时，综合各方面信息加大了考评成本等也是原因。

（7）平衡计分卡（the balanced scorecard）　下面是乘客与航班飞行员的一段对话。

乘客：“我很惊讶你只用一部仪器来操纵这架飞机。它的功能是什么？”

飞行员：“衡量风速。我在这班飞机上其实只管风速这件事。”

乘客：“风速当然很重要，可是高度怎么办？有个测量高度的仪器会不会好一点？”

飞行员：“我在前几次航班上专门负责测量高度，技术已相当熟练，现在我必须专心学会掌握风速。”

乘客：“可是我看你连一个油量表都没有。有一个油量表会不会好一些？”

飞行员：“你说得不错，油量是十分重要。不过我没办法同时负责几件事。所以这一回我只专心看风速，等我能熟练管理风速时，再学习油料消耗问题。”

这段对话后，乘客还敢搭乘本次航班吗？肯定不会，乘客肯定会夺门而逃，因为即使这位飞行员掌握风速的技术一流，乘客还是会担心飞机会不会撞山、油料会不会用尽。

显然这段对话纯属虚构，因为世界上没有一位飞行员会妄想只凭一部仪器操纵飞机这样复杂的交通工具而平安无事地飞越高空。但在20世纪的大部分时间里，许多公司的管理层一直就像故事中的飞行员一样，只凭财务指标来为企业导航。所以，在今天基于知识的竞争环境下，即使最好的财务体系也无法涵盖绩效的全部动态特点。一种新的绩效考核体系被提出，这就是平衡计分卡。

平衡计分卡克服了通过单纯财务手段进行绩效管理的局限，它从四个不同的视角提供了一种考察价值创造的战略方法：①财务视角，从股东角度来看，企业增长、利润率以及风险战略；②顾客视角，从顾客角度来看，企业创造价值和差异化的战略；③内部运作流程视角，使各种业务流程满足顾客和股东需求的优先战略；④学习和成长视角，优先创造一种支持公司文化、革新和成长的气候。

平衡计分卡在财务业绩保持关注的同时，清楚地表明了卓越而长期的价值和竞争业绩的驱动因素。

综上所述，在人力资源管理中绩效管理是核心，而绩效考评正是其决策的重要信息源和依据。绩效考评的结果不仅用于薪酬调整、晋升调配，还可用于培训教育、岗位调整等。各个企业组织可以根据自己的实际情况选择不同的考评方法来进行绩效考评与管理。

3. 绩效考评中常见的偏差

（1）首因效应偏差　首次见面时所获印象最深，先入为主，把人看“死”，属于主观片面表现。

（2）近因效应偏差　指考评者对被评者某一时期工作成绩进行考评时，只看近期表现和成绩，以近期的记忆或印象来代替被考评者的整个评估期的工作表现，造成评估误差。

（3）晕轮效应偏差　晕轮是欧洲中世纪宗教画中天使与圣徒头上的一圈光环，一看见有晕轮的人，便可断定这是位完人。晕轮效应指看见某被评者某一特定方面表现优异，就断定他别的方面一定也好，以偏概全，一好百好，不做具体分析。此效应的反面是魔角效应，因宗教画中的魔鬼头上都长有两只角。这就是见被评者某一方面表现不良，便全盘否定。这些都属于个人偏见，造成考绩误差。

（4）类己效应偏差　对与自己在某一方面（种族、籍贯、性别、学历、专业、母校、志趣、业余爱好等）相同的人有偏爱而给予较有利的评估。

（5）对比效应偏差　把对一个人的印象转移到与之相关的另一个人（如继

任者、亲属、推荐者）身上，或将被评者与另一位非典型人物做人际关系比较来做评判；而不是与既定的考绩标准比较。

（6）趋中效应误差　在确定考评等级时，不少绩效考评者都很容易造成一种居中趋势。这种过于集中的考评结果会使绩效考评工作失去意义，造成绩效考评流于形式。

以上一些心理弊端所造成的误差，都源于主观片面，不实事求是。问题是这种弊病是在不自觉、无意识中犯的，所以初次考绩后，应最后复核一遍，并请自己的上级审阅；同时也应加强对考评者与被评者的培训，以求慎重。

（三）员工的培训与开发

员工的培训与开发是人力资源开发与管理中的一个重要内容。从员工角度，可以帮助员工充分发挥和利用其人力资源的潜能，更大限度地实现其自身价值，提高工作满意度，增强对企业的组织归属感和责任感。从组织来看，对员工的培训和发展是组织应尽的责任，有效的培训可以减少事故，降低成本，提高工作效率和经济效益，从而增强组织的市场竞争能力。

1. 员工培训的目的与方法

员工培训的目的主要有四项：育道德、建观点、传知识、培能力，缺一不可，但前两者是软性的、间接的，后两者才是硬性的、直接的，是培训的重点。

员工的培训是一种学习过程，其方法与形式也是多样化的，除了传统的代理式教学外，更要注重亲验式的培训方法，如案例研究、讨论交流、现场学习、课堂作业、模拟练习、心理测试、角色扮演、游戏竞争、小组活动等。作为药品企业，常用的培训方法如下。

（1）讲座法　指培训者用语言表达他想传授给受训者的内容，是一种单向的学习沟通。讲座成本低、最节省时间又可以有效传递大量信息。但是讲座法缺少受训者的参与、反馈及与工作实际环境的密切联系，讲座强调的是信息的聆听，很难有效把握学习者的理解程度。所以，常将该法与其他培训方法有机结合使用。

（2）自学指导培训　指由员工全权负责的学习，员工按预定的培训内容，不需要任何指导，只需按自己的进度学习的一种培训方法。员工可以较灵活地安排学习，不受时空的限制。该法的不足是要求员工有学习的动力和自觉性，培训开发成本高。

（3）视听法　通过利用投影胶片、幻灯片和录像等视听工具进行培训。视听法的内容可重播、慢放或快放，使得它能根据培训者的专业水平来灵活调整内容。同时，可让受训者接触到不易解释说明的事件，如特殊的外科手术，通过现场摄像可让受训者亲眼目睹整个过程而无需培训者的过多解释。

(4) 在职培训法　指新员工或没有经验的员工通过观察并效仿同事及管理人员执行工作时的行为而进行的学习。与其他方法相比，它在材料、培训人员工资或指导方案上投入的时间与资金相对较少，但不足之处在于管理者与一般员工完成一项任务的过程并不一样，他们传授了技术，同时也有可能传授不良习惯。

(5) 网络培训　指由网络传递，并由浏览器进行演示的培训方式。网络培训可以通过虚拟现实、动感画面、人机互动、实时视听提供支持，它的优势在于培训不受时空的限制，节约成本，能提高培训管理的效率，能实现自我导向和自定进度的培训指导，能监控受训者的绩效，使培训易于控制。远程学习通常是采用特定的技术，利用网络与个人电脑进行教与学的双向沟通。

(6) 团队建设法　指提高团队或群体绩效的培训方法，它是让员工共享各种观点和经历，建立团体统一性，了解人际关系的力量，注重团体技能的提高以保证进行有效的团队合作。这种培训包括对团队功能的感受、知觉、信念的检验与讨论，并制定计划，以便将培训中所学内容应用于工作当中的团队绩效上。

2. 员工培训系统模型

员工的培训与开发对医药组织的效益、竞争优势以及员工自我价值的实现有着重要的意义，同时，培训与开发成本无论从费用、时间与精力上，又都是不低的，所以必须精心设计与组织员工培训系统模型。此模型的每一环节都能实现员工个人、工作以及企业本身三方面的优化。

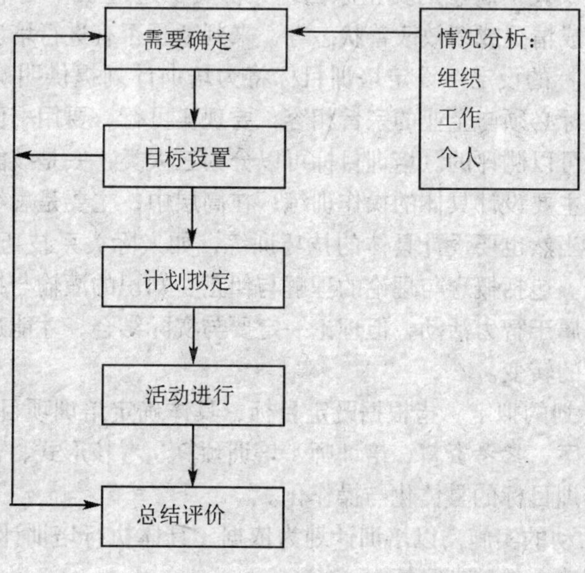

图 7－6　人力资源培训系统模型

主要包括以下几个步骤。

（1）培训需求的分析　只有先找准企业在人力资源培训方面的需求，才能有的放矢，不致劳而无功。

①组织分析　从组织战略发展高度预测组织未来在技术、市场与组织结构上可能发生的变化。了解现有员工的能力并推测组织未来将需要哪些知识和技能，从而估计出哪些员工需要在哪些方面进行培训，以及这种培训见效所需要的时间，以推测出培训提前期的长短。预测要有根据，必须对企业过去考绩的统计数据进行分析。对生产、成本、安全、质量、设备保养维修等方面指标的仔细检查，能有助于发现培训需求。并需要调查，不要只看到那些“硬”的、技术性的问题，还应同时注意“软”的、思想意识方面的问题。

②工作分析　研究员工怎样具体完成他们各自所承担的职责，即工作。可以分以下几个步骤：选择需要分析的工作岗位；通过观察、访问、与知情者讨论等方式，初步列出该工作岗位所需履行的各项工作的基本任务清单；查证和确认初步列出的清单的可靠性和有效性，选择重要的、经常用到的、难度较大的内容作为培训内容；明确成功完成每项任务所需要的知识和技能。

③个人分析　培训的重点在于促成员工的个人行为发生所期望的转变。人员分析主要包括：分析员工实际工作绩效与预期工作绩效之间的比较，找出产生差距的原因；分析员工是否具有完成工作所应具备的知识、技术、能力与态度，弄清员工工作绩效令人不满意的真正原因；分析员工适应工作变革与应用新技术时，新的任务完成情况或绩效改善状态等，来判断是否有进行培训的必要。

（2）培训目标的设定　设定培训目标将为培训计划提供明确的方向和依循的构架。但此目标必须与企业的宗旨相容，要现实可行，要用书面明确陈述，并且其培训结果是可以测评的。培训目标可以分为三大类：一是技能的培养。在较低层的员工中，主要设计具体的操作训练；在高层中，主要是思维性活动，如分析与决策能力，当然也要设计具体的技巧训练，如人际关系技巧、沟通能力等。二是知识的传授。包括概念与理论的理解与纠正、知识的灌输与接受、认识的建立与改变等，都属于智力活动，但理论一定要与实际结合，才能透彻理解，巩固记忆。三是态度的转变。

（3）培训计划的拟定　指根据既定目标，具体确定培训项目的时间、地点、对象、形式、方案、参考资料、培训师、培训预算、考核形式、辅助培训器材与设施等，是对培训目标的具体化与操作化。

（4）培训活动的实施　以培训计划为依据，具体执行培训计划的各个内容，力争有效地实现确立的培训目标。

（5）培训活动的评估与反馈　对培训结果可以从认知结果、技能结果、情感结果、绩效结果、投资回报率五个方面来评估，从而找出培训的不足，归纳出经验与教训，发现新的培训需要，作为下一轮培训的重要依据。

3. 员工职业生涯设计与发展

员工的职业生涯设计与发展建立在真正“以人为本”的经营理念基础上，从每个员工个人的整个职业生涯目标系统和发展过程出发，将之与企业组织的战略目标和人力资本运营计划相衔接，为员工个人提供不断成长和发展的机会，获得员工的长期信任和忠诚，从而间接达成和实现其整体绩效目标。

一个人在其一生中要不断地面对各种各样的困境和问题。归纳起来，大概有三个层面的问题：一是学习成长中遇到的问题和麻烦；二是婚姻家庭生活中的矛盾和难题；三是社会职业工作过程中的苦恼和困难。因此，美国职业管理研究专家施恩教授认为：一个人的人生发展周期是生物－社会生命周期、婚姻－家庭生活周期和工作－职业生涯周期等三种周期交互作用的结果。

从“生物－社会生命周期”看，这个周期显然与年龄相关，同时受法律政策和社会因素影响。大致说，30、40、50、60 岁可以看作是人生的关键转折点或重要里程碑。第一人生阶段大约从少年至 30 岁前后，是一个人充满活力、热情奔放和成家立业的时期。到 30 岁左右，便慢慢“安下心来”，重新审视和调整人生坐标，变得富有责任感，人生机会与挑战达到最大。40 岁左右，多数人面临“中年危机”，要为自己和家庭独自承担更大的责任。到 50 岁左右，身体日衰，感到“时光如梭”，待人更圆熟宽厚，同时孩子自立后“空巢”的失落感油然而生，夫妻相依为命，互相更加珍视，但还需为退休、财务、社交或健康等方面的变故作些准备。60 岁后最显著的问题是面临退休及由此而来的种种不适应。

从“婚姻－家庭生活周期”看，一般人要经历青春期、单身成年、结婚成家、生儿育女抚养后代、照料年迈父母，乃至成为年迈祖父母等人生阶段。

从“工作－职业生涯周期”看，虽然每个人的“人格取向”不同，员工的职业生涯路线也有所不同，但大致都经过成长探索、确立稳定、维持下降三个阶段。

①成长探索阶段。大约 15～24 岁之间。个人认真地探索和实现自己各种可能的职业道路，通过学校教育、课余活动和社会交往或业余工作等途径，开始对自己的职业倾向、天赋能力和教育训练方向做出较为切实的判断评价，进行从宽泛到有针对性的职业生涯探索和设计，并做好开始社会工作的准备。②确立稳定阶段。大约在 25～44 岁期间。这是大多数人职业生涯的核心部分。“三十而立，四十不惑”，30 岁前是尝试阶段，选择和变换工作的机会和频率一般较大，30 岁以后逐渐进入稳定阶段，大多数人已有明确稳定的职业发展导向，并制定较为

明确的职业生涯计划来确定自己的职业目标和道路、晋升潜力、工作调换必要和可能性、会发生什么样的职业危机、需要接受哪些教育培训活动以及职业工作在自己的整个人生处于何种地位、具有什么样的价值等。③维持下降阶段。大约在45~65岁之间，此时人们一般都已在工作岗位占有一席之地，大多数人的挑战是如何保有自己的地位或职位。并且临近退休时，必须要面临和接受权力及责任减少的失落感。

施恩认为，人生就是在个人发展、婚姻家庭与职业生涯之间不断解决冲突、取得均衡的过程，职业发展的动力来自个人与组织的相互作用。从企业组织的人力资本整合角度来看，员工的职业生涯表现为这样三种职业发展阶段：①进入职业组织。个人的主要任务是：树立职业“理想”，为初步的职业意向选择接受相关教育培训，形成预期的态度和价值观，并首次寻找工作；从组织角度看，企业人力资本引进必须与组织整体的运作方式、战略规划相一致，招聘甄选系统必须能诊断出一个人的短期操作能力和长期发展能力。②实现组织“社会化”。从个人角度看，承认组织现存的人力资本状况和政策，学会和同事、上司的沟通与交往，寻找个人在组织中的位置并取得认同；从组织角度看，要积极通过新员工导向活动赋予新员工价值观及所需技能，及时通过表扬、薪酬奖励、晋升等途径来避免高潜力雇员的流失、激情消失或安于现状等消极后果。③相互接纳，达成“心理契约”。明确对方对己方的期望，并有效满足其期望，使彼此的价值观曲线重合，达成共赢。

职业生涯设计与发展实际上是一个组织与个人相互作用、持续不断探索均衡关系的历史过程。施恩认为，随着一个人职业生涯的演进，最终会形成自己的职业生涯主线或主导价值取向，即所谓“职业锚”，也就是当一个人在职业生涯中不得不做出选择的时候无论如何都不会放弃的原则，是人们职业选择和发展所围绕的中心，主要有以下几种：①技术职能型职业锚。这类人选择职业时倾向于那些能够保证自己在既定技术或职能领域不断发展的职业，如科学研究、工程技术、财务分析、营销系统等。②安全稳定型职业锚。这些人极为重视长期职业稳定和工作保障性，他们比较愿意从事的工作一般能提供较为丰厚的薪酬收入、体面的工作职位以及未来的可靠生活保障。在中国，由于社会经济原因，大多数人属于此种类型。③管理权威型职业锚。这些人往往具有成为管理者和获得权力的强烈动机，自信自己具有被提升到总经理职位上所必需的能力和价值观。自认为具有三种能力：分析能力；人际能力；情感能力。④变革创新型职业锚。这类人大多具有企业家特性，具有把握自己命运、要求有自主权来施展自己特殊才干的创造或创新能力。⑤独立自主型职业锚。这些人希望摆脱那种在工作中受人摆布、依赖别人的境况。比如咨询专家、自由撰稿人等都属于该类型。

总之，员工职业生涯的设计与发展为现代组织带来了巨大的利益，可以从中发现人才，尤其是后备干部，保证了企业领导层质量的连续性，充分开发本企业人力资源潜力；满足了员工个人的荣誉、自尊与自我实现的需要，引导其个人目标与组织目标一致，创造最大价值。

链接

学习型组织

彼得·圣吉所著的《第五项修炼——学习型组织的艺术与实践》一书中首先提出了建立学习型组织的思想。所谓学习型组织，是指通过培养弥漫于整个组织的学习气氛，充分发挥员工的创造性思维能力而建立起来的一种有机的、高度柔性的、扁平化的、符合人性的、能持续发展的组织。这种组织具有持续学习的能力，具有高于个人绩效总和的综合绩效。

学习型组织必须具备下列五项技能：

(1) 自我超越　这是学习型组织的精神基础。对于组织来讲，要鼓励成员不断设计个人职业生涯；对于个人来讲，要理清以我们真心向往的事情为起点，让我们为自己的最高愿望而活。

(2) 改善心智模式　人们由于过去的经历、习惯、知识素养、价值观等经常形成固定的思维方式和行为习惯，并通常不易察觉。所以要用开放的心态容纳别人的想法，不要锢于自己的习惯模式。

(3) 建立共同愿景　共同愿景指组织中人们共同愿望的景象，要求组织的全体成员拥有一个中心共同的目标、价值观、使命感，把大家凝聚在一起。要达到追求个人愿景、团队愿景、组织愿景三个层次的融合。

(4) 团队学习　指发展团队成员整体搭配能力和提高实现共同目标的能力；当团体真正在学习的时候，不仅整体产生出色的成果，成员成长的速度也比其他学习方式更快。要产生“1 +1 >2”的协同效应。

(5) 系统思考　这是一种试图看见整体的思考方式。它引导人们从看局部到综观整体，从看事物的表面到洞察其变化后的结构，以及从静态分析到寻找一种动态平衡。

在这个科技飞速发展的知识社会，无论是个人、团队还是组织，只有具备了比其他个人、团队和组织更快的学习能力，才能具有更大的竞争能力。所以，必须建立“学习型组织”，才能适应终身学习的需要。

●本模块小结

人力资源是指能够推动国民经济和社会发展的具有智力劳动和体力劳动能力的人的总和。本模块通过对领导艺术、激励技术、人力资源管理基本理论的阐述，力求使学生了解和掌握人力资源管理的相关基础知识。第一节通过对领导和领导者的相关内容、人际沟通艺术以及处理冲突事件艺术的阐述，力求使学生认识到领导艺术的重要性。激励问题是现代企业组织管理的重要问题，同时又是难点问题。第二节从激励原理、激励理论和激励机制的相关内容几个方面进行了详细而深刻的阐述，使学生对激励的相关内容有了一定的认识和理解。第三节主要从三个方面对人力资源的相关基础理论进行了分析，通过对人力资源概述即人力资源含义、特征、主要职能、人员招聘、人员选拔等几个方面的分析，力求使学生掌握未来就业求职的基本理论和方法；通过对绩效考评方法的阐述和员工培训与开发相关内容的分析，使学生了解和掌握人力资源管理的真谛所在。

实　训

一、复习思考题与简答题

1. 在《杰克·韦尔奇自传》中有这样一段记述：“1961 年，我已经以工程师的身份在 GE 工作了一年，年薪是 10 500 美元。这时，我的第一个老板给我涨了 1 000 美元。我觉得这还不错——直到后来我发现我们一个办公室中的四个人薪水居然完全一样。我认为我应该得到比‘标准’加薪更多的东西。我去和老板谈了谈，但是讨论没有任何结果。沮丧之际，我萌生了换工作的想法。”这主要反映哪种激励理论？请具体说明。

2. 学校的教学环境改善了，但学生并没有因此获得激励而提高学习成绩，可以用哪种激励理论来解释，请具体说明。

3. 激励和动机的含义以及激励原理的实践意义是什么？

4. 马斯洛需要层次论的具体内容是什么？

5. 赫茨伯格双因素理论的具体内容是什么？

6. 请结合实际分析亚当斯的公平理论的实践意义。

7. 弗鲁姆的期望理论中提到调动员工工作积极性的三个条件是什么？

8. 强化理论的具体应用原则是什么？

9. 激励的类型有哪些？激励的作用体现在哪几个方面？

10. 请阐述激励的途径与方法。

11. 某企业由于生产技术采用先进工艺，生产效率得到很大提高，于是一线工作岗位减少，出现部分富余人员。其中少部分的富余员工，无法找到自己胜任的岗位，此时企业不得不裁员。试想这种裁员是选择书面沟通还是口头沟通？请说明理由。

12. 教师在上课的时候，听到学生的笔不再沙沙作响、书本文具盒开始合上。此时，学生所传达的信息十分明确，该下课了。请问这是一种怎样的沟通方式，请具体说明。

13. 领导的含义和本质是什么？

14. 常见的领导方式有哪些？

15. 现代企业领导的本质表现在哪几个方面？

16. 怎样理解沟通的概念？试举例说明。

17. 主要的人际沟通方式有哪些？请举例说明。

18. 有效沟通技巧包括哪几个方面？

19. 如何理解冲突的含义及冲突产生的原因？

20. 领导者处理冲突的策略有哪些？请说出各项策略的适用范围。

21. 现代人力资源管理中的几项职能及其内容是什么？

22. 如何理解绩效考评和绩效考核之间的关系？

23. 请根据自己的职业锚来设想一下自己的职业生涯路线。

二、案例研究

【案例1】　　　　　　不懂激励的主管

一天，某企业的一名员工在出色地完成任务后，兴高采烈地来到主管面前说：“经理，我有一个好消息，我跟了两个月的那个客户今天终于同意签约了，而且订单金额会比我们预期的多20%，这将是我们这个季度最大的订单。”但是这位主管对那名员工的优秀业绩反应却很冷淡，“是吗？好像你昨天还说过有一个客户，项目计划书送过去了吗？”员工说：“还没有。”此时主管却严厉地说：“快做，然后拿来给我看看，千万别耽误了。”员工垂头丧气地回答：“好的。”心里却想着我这么努力地苦干并取得了本季度最大的业绩，可是我们那位毫无领导水平的主管对此不仅不做任何表扬，反而因我昨天刚约见一个客户，没来得及送去项目计划书之事就官僚主义大发作地对我严加训斥，真没心思再像以前那样积极努力地工作了，反正我干出的业绩再大也都是白费力，听不到领导的半点儿表扬。

【案例2】　　人性激励，让微软网住千百万个富翁

美国微软公司从成立到现在已经走过了三十年的历程，从最初的两个人发展到现在的五万多人，公司资产也由创立时的2万美元跃升至现市值2999亿美金（截止到2005年10月20日），超过通用电器，成为全球市值最大的企业。微软公司之所以一路顺风，与其多元化的激励手段是分不开的。

在很多企业都推行论资排辈，由下而上提拔的晋升制度的时候，微软公司率先打破了这种传统的晋升制度，采用多元化的激励方式。

为了鼓励员工的个人发展，帮助员工规划个人职业生涯，微软公司结合每个人的特长和兴趣，设置了许多具有挑战性和发展潜力的岗位，包括地区经理、产品经理、研发经理、售前经理等各类管理和非管理岗位。并设立专家席，在竞争上岗、能力评判、绩效评估的基础上，结合个人爱好和特长来规划每个人的发展道路；积极推进竞争上岗，使合适的人找到合适的岗位，合适的岗位找到合适的人，竞争上岗的实施给每一位员工提供了展现自我、发展自我、完善自我的机会，搭建了一个人才竞争的舞台，为员工创造了更大的发展空间，使一大批人才崭露头角。竞争上岗，比那些以晋升为激励手段的人事制度更让员工心服口服。如果说微软的竞争上岗是一种有效的激励手段的话，那么“底薪高股”的薪酬制度更是微软的拿手好戏，这一制度帮助微软网络住了IT界的大批精英。

微软是第一家用股票期权来奖励普通员工的企业。微软公司员工可以拥有公司的股份，并可享受15%的优惠，公司高级专业人员可享受更大幅度的优惠，公司还给任职一年的正式员工一定的股票买卖特权。微软公司员工的主要经济来源并非薪水，股票升值是主要的收益补偿。这种不向员工提供固定收入或福利待遇，而是将员工的收益与其对企业的股权投资相联系，从而将员工个人利益同企业的效益、管理和员工自身的努力等因素结合起来的做法，具有明显的激励效果。

此外，微软还建立了一套网罗顶尖人才、珍惜顶尖人才的激励机制，使人才不会感到发展受挫或缺乏挑战，永远保持新奇感。微软公司的高层管理者认为，即使在计算机、软件这样的高科技企业，提拔那些技术过硬的员工担任经理职务也是很有必要的。因为这能满足那些既能把握本产业技术命脉又能把技术和公司利润紧密结合起来的技术人员最大限度施展自己才华的要求。而既懂技术又善管理的管理层能给企业创造十分可观的利润。比如集团总裁内森·梅儿沃德是普林

斯顿大学物理学博士，师从诺贝尔物理奖获得者斯蒂芬·霍金，他现在负责公司网络、多媒体技术、无线电通信以及联机服务等。

当然，微软公司内部也有不想承担管理工作的员工。微软通过技术升迁来激励这些员工。微软在技术部门建立了十分正规的技术升迁体系，任何技术过硬的员工都可以从新雇员升迁到指导教师、组长，再到整个产品单位里某个功能领域的经理，比如Excel的程序经理、开发经理、测试经理等。

即使这样，有才华的人还是易于对特定的工作感到厌倦。为了能有效地激发员工的工作积极性并挖掘这些天才们的潜在创造力，微软允许合格人员到其他专业部门里寻求新的挑战，当然只有通过严格考核的人员才能这样做。合理的人员流动，不仅使优秀的员工不至于在同一工作中精疲力竭，而且还使得产品组和专业部门从不同背景和视角的人员的加入中获得新的发展。

【案例3】　　两次搬迁的不同遭遇

华明证券有限公司上海营业部在时隔一年的时间里，迁了两次地址，但前后两次搬迁的效果却截然不同。

华明证券有限公司是中国的十大券商之一，经营业绩在全国券商中一直排在前十位之内。华明证券在全国拥有几十个证券营业部，但它在上海却只有一个营业部。华明证券的上海营业部诞生于1994年底市道较差的日子，因此，当1996年牛市来临的时候，上海营业部却只能在亏损的边缘徘徊。1997年的冬天，原来营业部经理因管理不善而被公司总部撤换。

上海营业部迎来了新的总经理夏山，夏山以前是一家较小证券公司营业部的总经理。上任之初，夏山面对的不仅是一个已经没有多少大户、并且显得有些破旧不堪的营业部，而且还将管理一批服务意识淡薄、业务素质落后的员工。1998年，夏山总经理做的主要工作是：①让上海营业部的所有员工通过学习和讨论，明白“员工的薪水是由客户给的，客户是员工的‘衣食父母’”的基本道理，使员工改变了过去粗暴低水平的服务态度，并逐步树立起了“客户至上”的服务理念。②为营业部全体员工制定出一套合理的奖罚分明的开发客户的分配制度。每个员工根据收入多少和地位高低，必须开发相应的客户量，收入越高或者地位越高的员工，其必须开发的客户资金量就越高，夏山总经理以身作则，其要开发的客户资金量是全体员工中最高的。员工的奖金和客户的开发量挂钩。③为营业部寻找新址。由于上海营业部的周边地区共有12家证券营业部，因此营业部之间的竞争是非常激烈的。1998年之后，由于员工服务态度的转变和新的客户逐渐引入，营业部的经营状况有了一定的好转，然而，过度激烈的竞争态势，又往往会使营业部内的大户们“胃口”增大，客户经常会提出各种各样的要求，希望营业部能够给以较高的佣金返还，若一不顺心，他们还常常会以“要换换地方”作为要挟。周边地区的营业部一旦有新的促销手段推出，客户们往往会要求夏山的营业部也能够积极响应，以满足他们的各种要求。因此夏山总经理希望华明证券有限公司总部能够同意让上海营业部另觅新址。

在华明证券有限公司总部和上海营业部的共同选择之下，上海营业部的新址最后定在了地处中央商务区的上海黄浦区的一栋商务大楼中，1 楼用作散户交易大厅，8 楼用作中大户室和营业部办公楼。1999 年 5 月，上海营业部迁入新址。

搬迁之前，上海营业部的大户入座率只有 60%。搬迁之后，仅过了一个月，客户入座率就达到了 100%。究其原因，主要是因为：①搬迁之际，恰逢“5.19”行情，可谓天赐良机。在 1999 年 5 月 19 日至 6 月 30 日短短 40 多个交易日里，沪深股市在高科技股的带动下，股指连创新高。上海营业部搬迁正好是在“5.19”行情开始后的第一个星期里，良好的设施和畅通的跑道为上海营业部带来很多新的客户。②营业部咨询人员的分析水平和质量有了明显的提高，营业部设立的指导客户的模拟基金在一个月的时间里，达到了收益率 70% 的高水平，给新来的股民以一个非常好的印象和信心。③商务楼良好的营业环境，也是吸引客户的一个因素，尤其对营业部老客户来说，由于新址的环境远非旧址所能比，因而客户对营业部的新址都非常满意，营业部的经营业绩因此也明显上了一个台阶，利润从迁址前的 500 万上升到了 1999 年全年利润超过 1200 万。搬迁之后，由于客户入座率达到了 100%，员工的奖金和客户开发量挂钩的制度也随之取消了。

但是夏山总经理的心里仍有一个结。由于上海营业部一开始并没有预料到新址会如此受到欢迎，因此进入新址中户室的起点资金仅定在 30 万元，这与旧址中户室的起点资金是一样的，因此，新址中户室不到一周就已经全部坐满了；而 1999 年 7 月之后，由于中、大户室的座位都已坐满，因此营业部已无法接纳新的客户了。而财务主管拿来的数据更是让夏山总经理感到头疼：新址中、大户室的保本成本分别为每月人均 40 万和 80 万元人民币成交量。而一些资金量在三四十万元的新客户和从营业部旧址带过来的部分只有 20 万元左右资金量的老客户平均每月的成交量都无法达到 40 万元。

为了解决新的客户无法引入的困难，再加上受到第一次搬迁良好表现的鼓舞，营业部于 2000 年 5 月开始了第二次的搬迁。这次，营业部的大户室从商务楼 8 楼搬迁到了 4 楼。而原来 8 楼的大户室改作机构和超大户室，上海营业部的营业面积也由此增加了将近 2/3。不过，与第一次搬迁不同的是，这次搬迁不再是以客户的资金量来划分中、大户，取而代之的是以客户的成交量来划分客户。4 楼的大户室已不再像 8 楼那样是一间间小房间，而是一个非常大的统间，分别设为 A 区、B 区和 C 区，根据成交量的多少进行安排。对于 4 楼大户室为何是一个统间，而不是设计成一个个的小房间，夏山总经理是这样解释的："这样做是为了便于通风。还有个原因是，因为我们无法阻止客户吸烟，在一个个隔开的小房间中，吸烟与不吸烟的客户容易产生矛盾。而在一个大的统间里，客户是不允许抽烟的，即使抽烟的话，烟味也比较容易散发"。至于为什么要将成交量较小的客户安排在C区的一个角落之中，夏山总经理的解释是："我们是希望C区中的资金量大但成交量较小的客户能够明白，只有当他们的成交量做上去的时候，他们才能做到条件较好的A区和B区中去，"至于那些C区中资金量小并且成交量也小的客户，夏山总经理内心则是很希望他们尽早销户，到其他的券商那里去做。

搬迁的那一天，大、中户们来到了4楼后不久，却发现他们似乎对这一次搬迁并不满意。坐在A、B区的客户，原先都是坐8楼的小房间里的，现在的第一反应就是他们被从大户室里赶到了中户室，在他们看来这样做是对他们的不尊重。而那些原先被安排在8楼中户室的，现在由于成交量大而被安排在4楼B区，感觉好像是升了一级。至于那些资金量小而且成交量小的客户，由于本来就没有什么要求，因此安排在C区，并没有显得有什么不满意。

A区中的客户对这次调整也有不满意的。一位客户提出，在分配座位时存在着不公平的现象，有些客户成交量并不大，但现在却被安排在A区，还有一些客户，由于他们平时与营业部的一些客户经理私人关系较好，现在也堂而皇之地被安排进了A区。

客户们对营业部的不满，还表现在：①有些客户原来在8楼的时候，是在一间房间里的，但现在由于按照成交量划分，到了4楼之后，却不得不分开了；②有些客户认为，8楼搬到4楼是一件很方便的事，但营业部在座位的安排上事先却没有充分征求客户们的意见，这对客户来说，营业部似乎太不尊重客户了；③不少客户则认为，用大统间替代一间间小房间，将使得客户在电脑下单时变得毫无私人秘密可言，因为客户之间很容易看到客户具体的下单情况。④还有一些客户认为，营业部对新老客户采取两种不同的做法，对于第二次搬迁时来开户的团队客户，则允许他们可以不根据成交量来定区域，而让他们一个团队坐在一起。

搬迁之后，原先8楼坐满了客户的现象已经被4楼六七成左右的客户入座率做替代，现在的大户室再次显得有点空了。问题还在于，不少A区和B区的客户开始"身在曹营心在汉"了。这些客户认为，尽管他们现在还是坐在A区或者B区，但难免将来有一天他们会因为成交量的原因而被营业部赶到C区去，因此与其将来这样的话，还不如现在就到其他的营业部去谈个好价钱，更何况证券市场目前还是一个买方市场呢。搬迁的第一天，就有三个客户因对这次搬迁不满而销户走了，之后几天里，又有一些客户逐渐流失了。

面对这些客户的销户，夏山总经理有点急了，因为根据他原来的估计，销户的客户应该是那些在C区的客户，而不是目前的A区或者B区的客户。此外，夏山总经理原先一直认为上海营业部目前所处的地理位置和营业环境在上海是一流的，客户不应该有这么多的不满。为了解决这些新出现的问题，夏山总经理采取的第一项对策就是，召开全体员工大会，要求各位员工加大对潜在客户的开发力度，并重新给所有员工下达了客户开发的具体指标。

【案例4】　　巧妙的批评

约翰·卡尔文·柯立芝于1923年登上美国总统宝座。

这位总统以少言寡语出名，常被人们称作："沉默的卡尔"，但他也有出乎意料的时候。柯立芝有一位漂亮的女秘书，人虽然长得不错，但工作中却常粗心出错。一天早晨，柯立芝看见秘书走进办公室，便对她说："今天你穿的这身衣服真漂亮，正适合你这样年轻漂亮的小姐。"

这几句话出自柯立芝口中，简直让秘书受宠若惊。柯立芝接着说："但也不要骄傲，我相信你的公文处理也能和你的人一样漂亮。"果然从那天起，女秘书在公文上很少出错了。

一位朋友知道了这件事，就问柯立芝："这个方法很妙，你是怎么想出来的?"柯立芝得意洋洋地说："这很简单，你看见过理发师给人刮胡子了吗？他要先给人涂肥皂水，为什么呀，就是为了刮起来使人不痛。"

【案例5】　惠普公司前首席执行官卡莉·菲奥莉娜的领导艺术

1999年7月底至2005年初，卡莉·菲奥莉娜（Carly S. Fiorina）任职于惠普公司，担任首席执行官。对菲奥莉娜来说，快速改造最主要的策略是"聚焦"，为这个庞杂的"大锅饭"心态。从业务部门出身的菲奥莉娜就针对惠普长期表现不佳的北美销售部门开刀，不仅将原先的固定薪资结构改成依业绩计酬，并且撤换长久未达业绩目标的业务人员。"在我看来，已经有好几年我们的业绩管理都做得很差，现在只不过是纠正而已。"菲奥莉娜对这次看来翻动惠普传统企业文化的举动，实事求是地说。

在快速变动的新经济竞争中，几乎所有的人都对前景缺乏明确的认知，特别是对企图从传统科技典范转变成新经济明星的惠普来说，改造领导者必须有能力清楚描绘出变革后的愿景，才能让员工在面对改变的恐惧之外，仍有意愿参与改造。在改造惠普这种有强烈价值观的企业时，沟通能力更显得益发重要。如何同时要求员工具备新经济竞争中追求速度、弹性的精神，又能保留传统企业文化中恒久不变的价值，是领导人沟通拿捏上的一大挑战。

美国《商业周刊》在菲奥莉娜刚上任的报道中，对她的形容就是："她有如簧之舌，亦富钢铁意志（a silver tongue & an iron will)"。这位父亲是法学教授、母亲是画家的总裁，除了自身的人文背景让她的沟通出口成章之外，更善于用各种比喻。菲奥莉娜除了一上台就花2亿美元，把惠普传统的“车库”创业精神，重新拿出来做广告，更在每一场提倡“改造”的公开谈话中，言必称惠普创办人的精神，或宣扬惠普十几年前科技上领先的产品。这种“革命却不忘先人，创新却不颠覆传统”的改造方式，在一切崇尚破坏、颠覆的年代，不仅显现菲奥莉娜身为“领导人”的勇气，更反映出她不人云亦云、真正敢于创新的特质。

想像中，这位25岁从美国电话电报公司（AT&T）业务员，一路爬升到全美三十大企业中第一位女总裁，而且在祖父级科技公司中，快速推动改革的，必定是位剽悍、坚硬的女性；然而与她实际接触的人，却都会被她亲切的微笑、问候与令人舒服的人性化沟通方式所折服。

卡莉·菲奥莉娜说，尽管今天科技这样发达，知识这样普及，但一些简单的道理仍然适用。人就需要有人情味的沟通：大家需要亲自见到他们的领导人，亲耳听到领导人说出什么是重要的、对他们有什么意义等。她经常与员工通过各种形式进行沟通，旅行到全球惠普去见公司员工，亲自给员工写电子邮件，召开惠普全球员工电子沟通大会，这是惠普前执行总裁卡莉·菲奥莉娜经常性的工作之一。

惠普公司从上到下，形成了一个通畅的沟通氛围。惠普公司所有的金玉良言都与沟通有关，惠普的环境设备和精神信条也都更多地加强了沟通，在旧金山Palo Alto附近的公司里，只要你稍微走动一下，就会看到许多人聚在一起讨论问题。这种专案小组的会议可能都要包括研究发展、制造、工程、市场与销售部门的员工。一位惠普公司的员工在谈到该公司的核心组织经验时说：“我们也不清楚到底哪种组织结构最好，我们唯一明确的就是，先进行无拘无束的自由沟通，这是解决问题的关键所在，我们必须不惜任何代价来坚持”。

【案例提问】

1. 案例1中：这位主管的领导方法是否可取？请说明理由；如果你是这位主管，你会怎么做？

2. 案例2中：微软公司在人才管理上都采用了哪些激励手段？具体进行说明；你从微软公司的激励方式上获得哪些启示？

3. 案例3中：客户为什么对第二次搬迁表现出极大的不满？结合沟通技巧和激励理论具体进行阐述；采用以成交量划分和管理客户的办法是否可行，有没有必要？

4. 案例4中：柯立芝所使用的批评技巧是什么？具体进行分析；柯立芝对属下的批评方法，给你带来哪些启示？

5. 案例5中：卡莉·菲奥莉娜的沟通技巧是什么？请进行具体分析；从这个案例中，你将如何理解和体会领导效能的影响因素和领导的本质？

> **管理名言：**
> 管理五职能×共同三因素×企业五机能＝完整企业管理体系
> ——陈定国

模块八 企业诊断

企业诊断是一种新兴的经营管理方式，有利于及时发现危及企业生存发展的红灯信号，针对企业各运作系统，通过文件资料评估、相关人员面谈、现场考察等方式，从而全面了解企业现状，找出阻碍企业发展的症结所在，并提出解决方向和改善方案。由于企业的发展背景、经营状况、竞争特征、市场环境、消费特点、产品性能等方面的不同，其解决问题的方式也不相同，因而企业诊断很难有固定的模式。

第一节 市场研究技术

市场泛指某一特定产品或某类产品进行交易的卖主和买主的集合，如房屋市场、药品市场等等。市场研究作为现代营销决策的基本手段，其目的是为决策服务，为企业决策提供必要的、科学准确的信息支持。

一、市场研究的定义和作用

市场研究就是利用科学的调研方法，系统、客观地识别、收集、分析、解释市场信息资料，用以改善决策或提高决策的准确性。市场研究工作的作用，就是要识别、定义市场机会和可能出现的问题，制定并优化营销组合，评估其效果。

美国决策理论创始人赫伯特·西蒙说过：企业管理的中心是经营，经营的核心是决策，决策的基础是信息，信息的主要来源在市场，可见市场研究与企业经营管理密切相关。我们说，市场研究是企业正确、及时地进行决策的基础。具体表现为以下三个方面：

一是进行市场研究，可以使企业的决策有扎实的客观基础，保证决策的正确性和科学性。

二是进行市场研究，可以使企业敏锐地洞察市场变化，保证决策的及时性。

三是进行市场研究，可以使企业预测未来，提高经营决策的稳定性。企业的生产经营不能随市场变化频繁调整，只能在变化中求得相对稳定。要做到这一点，必须认真研究市场，并按市场发展规律进行长期预测和规划，这样才能使企业长期稳步发展。

二、市场研究的方法

（一）制定市场调查方案

1. 方案的基本内容

每项市场调查总需要不少人协同工作，由于市场调查工作总是有时间限制的，市场调查人员必须要在预定的期限内完成分派的具体调查项目，所以，每一项市场调查工作都要精心组织，并按照预订工作方案的程序进行。市场调查的工作方案应包括下列三个主要的组成部分：说明调查项目的基本目标、说明所要调查问题要点、制定调查工作日程表和说明各阶段的工作安排。其中前两部分内容可直接取材于企业主管部门或有关负责人提出的调查纲要；第三部分内容，即制定调查工作日程表和说明各阶段工作的时间安排一项，须由市场调查人员亲自拟订。

2. 调查工作日程表

市场调查工作日程表应采用某种简明的表格形式列出整个调查项目所包括的主要工作阶段，并说明各工作阶段的时间分配和人员安排。通常需要在其中列明的“主要工作阶段”包括下列各项：文案调查；实地调查；核对资料、分析资料和起草市场调研报告；第一次市场调查报告会；市场调查报告的修改和定稿；呈交市场调查报告等。

（1）文案调查　计划文案调查这一阶段所需要占用的时间和具体人员安排的时候，应该同时考虑下列三种因素：现有材料的数量，需要查阅、摘录和分析的材料数量，需要实地走访的对象数目。

（2）实地调查　实地调查的时间安排包括约会和整理走访记录所需要占用的时间，但不同项目的实地调查需占用的时间差别较大。一般较为稳妥的做法是，在同一城市内进行人员走访，平均每天走访人次以3~4人为宜。

（3）收集资料、分析资料和起草市场调研报告　收集资料、分析资料和起草市场调研报告的具体时间安排应该根据下列各项工作的实际需要决定，分别为拟订调查报告的文体结构和写作提纲、资料的选辑、统计资料的分类和制表、得出结论和起草市场调查报告。

(4) 第一次市场调查报告会　市场调查人员应在市场调查报告尚未正式定稿之前组织首次市场调查报告会，邀请需要采用市场调查报告的有关人员参加。与会期间，调查人员应充分征询批评或建议，以便及时发现是否有某些论点需要修正，或某些情况尚未明确而需要另作补充查证等。

(5) 呈交市场调查报告　通常采用召集正式会议的形式呈交市场调查报告，其目的是为了宣传报告的调查结果，让人们对调查结果感兴趣，从而达到加速实现行动的效果。

如何合理安排各阶段的时间是拟定市场调查方案时需要解决的具体问题。下表中的百分数表明各阶段需用时间所占全部时间的百分比。但是，各阶段工作实际需要时间的比例，有时会因具体情况不同而差别很大。

表 8-1　　市场调查各阶段时间分配

时间分配	比例（%）
起草方案	4% ~6%
文案调查	10% ~15%
实地调查	30% ~40%
核对、分析和起草报告	20% ~25%
介绍报告初稿（包括准备工作）	1% ~2%
修改、编辑和报告的定稿	4% ~8%
呈交报告	3% ~5%

（二）选择市场调查代理公司

对于一般规模的公司，甚至对于那些政府代理机构来说，即使十分需要，也不可能抽选足够的人力去组织规模较大、专业性较强的实地市场调查工作。如果企业资金允许，可与当地某家商业性的调查代理公司签订合同，把某项市场调查工作的全部或部分专题交由市场调查代理公司代为实地调查。

1. 调查公司的作用

由市场调查代理公司代办实地调查项目需支付较昂贵的费用，选择市场调查代理公司有下列几方面的好处：①提供当地的贸易惯例、风土人情和宗教信仰等方面的详细资料；②提供具体行业和大类产品的产销结构、贸易关系等方面的内部资料；③具体分析和处理较为复杂的统计资料时所需要的技能与设施；④当地市场调查代理公司的工作人员通晓当地的语言；⑤同样的调查工作，如果由本公司的市场调查人员组织和进行，通常需要花费更多的时间和开支才能收到同样的效果；⑥代理公司工作人员的情绪较少受到具体调查项目或市场变化情况的影响，更有可能做到冷静地分析实际情况，然后才对问题做出判断，很少会预先下结论。

2. 选择调查公司的途径和方法

要从市场调查代理公司的信用声誉、业务能力、公司的经验、专业人员的实际工作水平、承担代办有关调查项目的工作能力、是否具有方便而又完善的工作环境、资金是否充足、营业方式、运用统计知识进行设计和抽样的技巧、设计调查问卷的制作、人员实地走访和制作图表的服务设施。

（三）市场调查资料的整理和分析

1. 市场调查资料的整理步骤

当全部文案调查和实地调查工作结束后，市场调查人员将会收集到大量的资料，包括有关谈话记录、统计数字、影印图片、文章剪辑等，所有这些资料如未经加工整理和分析，是不能说明问题的。因此，有必要对全部经过文案调查和实地调查所得到的资料进行一系列的加工整理工作，以便为下一步的资料分析工作做好必要的准备。

市场调查资料的整理一般包括以下程序：编辑、汇总、分类和制表。

2. 市场调查资料的分析方法

资料分析的主要工作内容是要求市场调查人员使用调查获得的全部情况和数据，去验证有关因素的相互关系和变化趋势，换句话说，即是要将全部各项分散的资料适当地组合为足以揭示包含着某种意义的“模式”，以便明确和具体地说明调查结果。每当市场调查人员深入进行资料分析工作时，经常涉及到需要具体处理大量统计数字和其他有关实地调查的记录资料，因此，资料分析工作一般要求市场调查人员必须具备扎实的统计基础知识和技能。如果市场调查工作人员没有受过足够的专业培训，只具备一般的数学知识和计算职能，只要掌握适当的方法，也可以进行资料分析工作。

（四）市场调查报告的结构和写作方法

市场调查报告的内容、写作质量和呈递方式决定着能否卓有成效地将市场调查的成果传达给有关的企业或政府机构的决策人员，使他们能够很好地利用这些市场调查的成果进行工作。写好市场调查报告需要使用清楚明白、富有说服力的文字；必须十分注意材料的选择，并要求能够采用简明、严密又富有逻辑性的文体反映出文案调查和实地调查两者的全部成果。

市场调查报告的文体结构由四部分组成：序言、调查结果和结论摘要、正文和附件。

（五）呈递方式

向适当人选呈交市场调查报告是调查人员必须亲自办的事情。最基本的要求是要让对方了解报告中关于“调查的结果和结论摘要”这部分的具体内容。通常可以采用集中会议的形式向有关人员传达或介绍市场调查报告的具体内容。也可以使用预先准备好的各种综合说明情况的图表协助传达，还可以借助投影仪、幻灯片或大型图片等辅助传达，尽可能直观地把项目表向目标听众进行传达，以求取得良好的效果。

链接

在超级篮球联赛中做广告非常有效吗？

超级篮球联赛中的广告时间很短，收费很高。争夺最佳时段的战斗在开赛前好几个月就开始了。有钱的大公司们极力争取收视率最高的时段。1992 年，最佳时段的广告收费是每 30 秒 80 万美元，而 1993 年，同样的 30 秒收费升至 85 万美元，1996 年这个数字突破了 100 万美元。

什么时间是最佳时段需要仔细地考虑。在篮球赛的后半场，观众通常会少一些。当然比分接近时不会出现这种情况，但近来很少出现比分接近的情况。因此，最有价值的时间是比赛的第一节。在 1993 年的超级联赛中，百事花了 680 万美元买了 4 分钟的广告时间，从而确保其广告在最佳时间播出（见下表）。用这笔钱，百事买到了比赛中的第一个广告插播时段，并计划推出它的新产品“水晶百事”，同时还可以保证在它所购买的广告时段内不会有其他的软饮料广告。

超级联赛主要赞助商的广告计划（1993 年）

客户	广告时间（分钟）	花费（百万元）
百事	4.0	6.8
Anheuser – Busch	4.0	6.8
Reebok	2.0	3.4
七喜	1.5	2.5
耐克	1.5	2.5
Coopers and Lybrand	1.0	1.7

由于无力支付巨额的费用，七喜、普瑞纳猫食等小赞助商只得采用其他方式。七喜在比赛的第四节买了几个时间，那时的收费低一些。由于第四节的观众数量减少，许多商家不会考虑购买第四节的广告时间，但七喜乐于这么做，并且相信如果比分接近，观众一直看到比赛结束它就会大获丰收。即使比分相差很远，七喜仍相信收视率平均下降 4.2 个百分点不会使其投资付之东流。

普瑞纳等赞助商采用了一种略为不同的策略，他们购买的是比赛结束之后紧接着的广告时间，这时的收费只有比赛过程中广告费的六分之一，他们相信约有 40% 的观众会收看他们的广告。

第二节　经营环境分析技术

管理者所在的组织是一个开放的系统，管理者的活动必然受到组织内外部各种因素的影响。同时企业的经营环境也是不断变化的，这些变化可能给企业带来新的市场机会，也可能造成环境威胁。如 20 世纪 60 年代的麦当劳快餐就是抓住了人们生活节奏不断加快的机会，得以迅速发展和扩张。因此企业必须建立适当的系统，配备合适的人员，监测经营环境的发展变化，善于分析和鉴别由于经营环境的发展变化而造成的机会和威胁，使企业的经营活动与经营环境的变化相适应。

经营环境是指存在于一个企业内部和外部的影响其经营业绩的各种力量和条

件因素的总和。企业的经营环境包括宏观环境和微观环境。对于管理者而言，为提高管理效率，不仅要了解像政治、经济、文化等宏观环境因素，也要掌握员工的价值观、企业所拥有的资源等微观环境因素，据此才有可能做出正确的决策。通过对企业经营环境的分析，可判断环境因素变动给企业带来的是机会还是威胁。

一、宏观环境分析

宏观环境是指那些给企业造成市场机会和环境威胁的主要社会力量，包括政治法律环境、经济环境、社会文化环境、技术环境、自然环境等因素。虽然宏观环境对企业生存和发展所产生的影响是间接的，但是宏观环境是最不可控的环境因素。因此，企业宏观环境分析的任务主要有两个：一个是通过分析，考察预测与所在行业及所经营企业有重大关系的宏观环境因素将发生哪些变化；另一个是评价这些变化将会给所在行业及所经营的企业带来哪些影响，以便为所经营企业的战略决策奠定基础和提供依据。

（一）政治法律环境

政治法律环境是指企业所在地区的政治制度、体制，执政党的方针政策和国家的法律法规等因素，主要包括法律制度、方针政策、政治风险、国际关系等方面。市场经济社会是法制社会，随着我国经济的发展，我国的经济立法工作步伐加快，诸如《消费者权益保障法》《广告法》《反不正当竞争法》《公司法》等新法令的颁布实施，都可能给企业的经营带来机会和限制。自改革开放以来，我国的政治环境基本稳定。但企业管理是世界性的活动，我国的不少企业已进军国际市场，在不少国家开办企业，与众多国家开展贸易，这就要求企业的管理者对这些国家的政治环境变化有一定的预测能力。为此，企业应加以监控，事先研究适合新法律的措施；要留意当地政府关于经济发展的方针、政策，如人口政策、产业政策、能源政策、物价政策、财政金融货币政策；留意我国与主要贸易伙伴的政治关系的变动与发展。例如关税和贸易总协定是一个国际性的多边贸易协定，对整个世界贸易影响极大，我国现已入关，这就给许多企业带来机会和挑战。

1. 政治环境分析

主要是分析国内的政治环境和国际的政治环境。国内的政治环境包括以下要素：政治制度、政党和政党制度、政治性团体、党和国家的方针政策、政治气氛。国际政治环境主要包括：国际政治局势、国际关系、目标国的国内政治环境。

2. 法律环境分析

（1）法律规范。特别是和企业经营密切相关的经济法律法规，如《公司法》《合同法》《税法》等。

（2）国家司法执法机关。在我国主要有法院、检察院、公安机关以及各种行政执法机关。与企业关系较为密切的行政执法机关有工商行政管理机关、税务机关、物价机关、政府审计机关等。

（3）企业的法律意识。企业的法律意识是法律观、法律感和法律思想的总称，是企业对法律制度的认识和评价。企业的法律意识最终都会物化为一定性质的法律行为，并造成一定的行为后果，从而构成每个企业不得不面对的法律环境。

（4）国际法所规定的国际法律环境和目标国的国内法律环境。

进入国际市场的企业，更要重视国际的政治环境和法律环境，国际之间的政治与经济关系以及外交与外贸关系往往是不可分割的。因此不断提高和加强对政治法律环境的预测能力和适应能力，是一个现代企业必须具备的素质之一。

（二）经济环境

企业所处的经济环境，通常包括所在国家的经济体制、经济结构、物资资源状况、经济发展水平等方面，这些构成了企业生存和发展的社会经济状况和国家经济政策。社会经济结构包括产业结构、消费结构等。经济发展水平是一个国家经济发展的规模、速度和达到的水准，常用指标有国民生产总值、经济发展速度、国民收入等指标。经济政策是指国家或政党制定的一定时期内实现国家经济发展目标的战略或策略，包括产业政策、对外贸易政策、价格政策、金融货币政策等。企业的经济环境分析就是对经济结构、经济发展水平、经济体制和宏观经济政策四个要素进行分析。

21 世纪全球贸易呈爆炸式的增长，在今天已经没有任何一个国家能够游离于全球经济之外，国际经济形势发生了巨大变化，呈现三个基本趋势：

首先，经济全球化趋势增强，跨国公司迅速发展，成为加快经济全球化的重要力量。

其次，以信息技术为核心的新科技革命迅猛发展，必将对生产、生活、消费方式、企业的经营方式和政府的管理方式等产生深远的影响。

第三，全球性产业结构调整步伐加快，国际竞争更加激烈。

近十年中，中国的经济环境发生了巨大变化，其中主要的变化有：

国内经济发展迅速。我国生产力水平跃上一个新台阶，人均 GDP 已突破 1000 美元，商品短缺状况基本结束，市场供求关系发生了重大变化。现在，农产品、工业消费品和主要生产资料已形成了买方市场。

社会主义市场经济体制初步建立。市场体制在资源配置中日益明显地发挥基础性作用，经济发展的环境发生了重大变化，许多传统的经济观念已经并将不断被更新。

全方位对外开放格局形成。自实行改革开放政策以来，我国的进出口贸易不断增长，对外贸易依存度已接近40%，外商投资遍及诸多产业领域，近30万家外资企业已使国际市场竞争在很大程度上国内化，加入WTO是我国积极参与经济全球化的重大举措，标志着我国的对外开放已进入新的阶段和水平。

（三）社会文化环境

社会文化环境包括一个国家或地区的社会性质、人们共享的价值观、人口状况、教育程度、风俗习惯、宗教信仰等各个方面。从影响企业战略制订的角度来看，社会文化环境可分解为文化、人口两个方面。

1. 人口因素

人口因素对企业战略的制订有重大影响。人口数量决定了市场潜力，中国现在已被看成潜力无法估量的大市场。具体来说，人口总数直接影响着社会生产总规模；人口的地理分布影响着企业的厂址选择；人口的性别比例和年龄结构在一定程度上决定了社会需求结构，进而影响社会供给结构和企业生产；人口的教育文化水平直接影响着企业的人力资源状况；家庭户数及其结构的变化与耐用消费品的需求和变化趋势密切相关，因而也就影响到耐用消费品的生产规模等。对人口因素的分析可以使用以下一些变量：离婚率、出生和死亡率，人口的平均寿命，人口的年龄和地区分布，人口在民族和性别上的比例变化，人口的教育水平和生活方式上的差异等。目前人口变化的主要趋势如下。

（1）人口迅速增长，意味着消费将继续增长，市场将继续扩大。在我国，劳动就业压力将长期存在，同时，随着人口增长，耕地减少，我国农村剩余劳动力将向非农产业转移。

（2）家庭结构和特征发生很大变化，我国发达地区家庭结构已经向发达国家靠拢，出生率下降，家庭规模向小型化发展，几世同堂的大家庭大为减少，这种趋向一方面对以儿童为目标市场的企业是一种环境威胁，另一方面年轻夫妇可以有更多的闲暇和收入用于旅游、在外用餐、娱乐等，因此可为相应的企业带来市场机会。

（3）许多国家人口趋于老龄化，在我国也有这种趋向，老年人市场正在逐步扩大，老年人的消费能力也在逐渐增强，因此，企业应当认真研究老年人市场的问题。

2. 文化因素

文化环境对企业的影响是间接的、潜在的和持久的，文化的基本要素包括哲学、宗教、语言文字、文学艺术等，它们共同构成文化系统，对企业文化有重大的影响。人们在某种社会中生活，久而久之必然会形成某种特定的文化，包括一定的态度和看法、价值观念、道德规范以及世代相传的风俗习惯等等。作为企业，对于社会文化因素，包括人们的生活方式、价值观念、风俗习惯、购买行为、闲暇时间分配、道德伦理标准、语言文化、宗教信仰及地域差异等等，都必须予以密切关注。肯德基在亚洲的成功使其成为一家全球瞩目的跨国公司。由于美国人不断减少油炸食品的消耗量，肯德基在美国国内的市场份额一路下滑。但在亚洲，肯德基已成为中国、韩国、泰国和印度尼西亚快餐业的领头羊。主要是因为肯德基的亚洲店根据当地情况作了适应性变化，如在印度的分店不提供牛肉食品，在日本的分店增加了咖喱鸡。肯德基在国外有1470多家快餐店，每家店的平均收益为1200万美元，比美国店的平均收益多大约60%。

（四）自然环境

自然环境是指能够影响社会生产过程的自然因素，自然环境分析是指企业对某一地区、国家乃至世界的自然资源的种类、数量、可用性、能源成本、自然环境污染，政府对自然资源的干预等现状及其变动趋势的分析，以及对这一现状及其变动趋势将对企业及企业所在市场或行业将产生何种影响的分析。自然环境对企业经营的影响主要有自然资源的日益短缺、能源成本趋于提高、环境污染日益严重、政府对自然资源管理的干预不断加强，以及气候变动趋势、地理环境特点等，所有这些都直接或间接地给企业带来正面或负面的影响。

1. 原材料短缺

地球上的资源由无限资源、可再生的资源和不可再生的有限资源组成。无限资源，如空气、水等，也要看到长远的危机，一些环境保护组织曾提出一项禁止使用自动喷雾器里的加压剂的建议，因为这些加压剂会破坏大气的臭氧层。至于水资源的短缺和污染，在我国某些地方已经成为主要问题。可再生的有限资源，如森林、食物，短期内还不会有太大问题，但必须防止过量采伐和侵占耕地，需有计划地充分利用；不可再生的有限资源，如石油、煤炭、白金等，西方有人估计，到21世纪末，银、锡和石油等矿产品将会短缺，价格大涨。如果按目前的消耗量持续不减，到2050年更多的矿产资源将告枯竭。以稀有矿藏为原料的企业，即使原料供应有来源，也会面临成本大幅度上升的问题。尤其是石油这一不可再生的有限资源，已经构成未来经济增长遇到的最严重的问题。

这些情况意味着，依靠这些矿产品为原料的企业，将面临成本大幅度上升的问题。因此，必须积极从事研究开发，尽力寻求新的资源或代用品。

2. 能源成本的变化

石油是工业发达国家的主要能源，是有限的不可再生的自然资源。20 世纪 70 年代石油危机以后油价猛涨，油价从 1970 年的每桶约 2 美元涨到 1982 年的每桶 34 美元，迫使人们大力研究新的能源。面对能源短缺和成本的不断提高，企业应重点发展节约能源、降低原材料消耗的产品，如节能、节电、节时和节省空间的产品，寻找替代品、开发新材料，如用太阳能、核能、地热等新能源代替煤炭、石油等传统能源，加强“三废”的综合利用，大力发展人工合成材料，使产品轻型化、小型化、多功能化。如太阳能的开发已取得相当成就，在家庭取暖设备等方面已有若干新产品，还有些企业开始研制电动车，以取代以石油为能源的汽车。

3. 环境污染严重

现代工业的发展，对自然环境造成了不可避免的破坏。例如，水源、空气、土壤的大量化学污染，废弃包装材料的处理等等，已经成为当代社会的一个严重问题。当今世界每年有 600 余万公顷的土地变成沙漠；1200 万公顷的森林消失，250 亿吨土壤流失；淡水日益短缺；酸雨污染对森林和水生动物造成严重危害。

在我国，近年来污染问题也已经引起政府和公众的重视，有关部门做了大量工作，但有些问题仍相当严重。特别是乡镇企业的发展，使污染问题更加突出。如 1990 年与 1985 年相比，我国废水排放量上升 8%，二氧化碳排放量上升 24.7%，工业固体废料排放量上升 25.5%。

4. 政府加强对环境保护的干预

由于公众对自然环境的日益关心，促使许多国家的政府加强了环境保护工作，加强了对自然资源的管理。例如，德国自 1991 年 1 月起实行严格的环境保护法规，要求大部分公司设置“生态经理”；20 世纪 90 年代前因危害环境罪被起诉的案件很少，而现在每年约有 3 万宗，并且以 20% ~30% 的比例递增。但这种干预往往与经济增长和企业扩大生产发生矛盾，由于许多企业要投资于污染治理，因而减少了生产设备和就业机会的增加，这就影响了经济增长。目前有些国家的政府已注意到这个问题。但从社会的长远利益和整体利益来看，环境保护工作绝不可放松。

（五）技术环境

技术环境通常由企业所在国家或地区的技术水平、技术政策、科研潜力和技术发展动向等因素构成。技术环境分析是指企业对某一地区或国家的自然科学技术水平、社会科学技术水平的现状及其变动趋势的分析，以及对这一现状及其变动趋势将对企业及企业所在市场或行业将产生何种影响的分析。社会科技水平是构成技术环境的首要因素，它包括科技研究的领域、科技研究成果门类分布及先进程度、科技成果的推广和应用三方面。现代技术日新月异，其发展呈现出以下几个显著的特点。

1. 技术发展速度加快，技术更新周期大为缩短。据统计，十年前最先进的工业技术，今天有三分之一已过时，特别是电子技术，发展更为迅速。速度成了技术竞争取胜的关键因素之一，企业以往依靠某项领先的技术在市场中取得较长时间竞争优势的年代已一去不复返了。

2. 电子计算机的广泛运用，改变了传统的管理结构与方法。电子技术以其独特的优势获得了广泛的运用，从而带来了劳动环境、生产方式、资源条件的巨大变化。

3. 人的素质再次成为竞争的关键。随着市场竞争从依靠廉价劳动力、丰富的自然资源、大量的资金投入逐渐向依靠先进技术方向发展，人员素质再度成为竞争的关键所在。新技术的开发、新领域的开拓、管理现代化的实现、经济的持续增长，都取决于是否拥有掌握了先进科学技术知识并能运用自如的员工。

二、微观环境分析

微观环境系统主要是指企业的产品供需及经营业务等直接与市场环境有关的各种因素。不同的组织有不同的微观环境，与宏观环境相比，微观环境对企业的影响更为直接和具体，因此，绝大多数企业也都更为重视其微观环境。任何企业的基本目标都是为本企业选定的目标市场服务，满足目标市场消费者的特定需要从而获得利润。为实现目标，企业要同供应商、顾客、竞争对手、政府管理部门等打交道。同时企业的内部环境对管理的影响较大，如组织文化和经营条件等。在本书中，着重讨论供应商、顾客、竞争对手、政府管理部门对企业管理的影响。

（一）供应商

供应商是指向企业提供生产经营活动所需各种要素的单位或个人。这里所指的要素不仅包括设备、人力、原材料、资金，也包括信息、技术和服务等。供应商所提供的原材料的数量和质量不仅对产品的数量和质量产生影响，而且所提供的原材料的价格还会直接影响产品的成本和价格，对企业的利润产生影响。如美国波音公司的飞机部件都是由其他企业生产的，并且有些部件在不同的国家生产。由于企业的生产经营依赖于供应商的资源供应，一旦主要的供应商发生问题，就会导致整个企业生产经营的终止，因此，管理者要对自己的供应商进行分析，避免在不了解供应商的情况下进行有关决策，并从战略角度努力寻求所需资源能够及时和稳定供应的途径，避免过分依赖于少数几个供应商。我国由于资金短缺，原料、能源紧张，劳动力供应与技术供应不理想，所以企业也应主动吸引资源投入。

现代企业与供应商之间的关系是一种双赢的关系，而不是竞争关系。由原料供应商、生产商、批发商、零售商或企业客户等多个企业可构成一个完整的价值链，链上的供应商可看成共同击败真正竞争者的联盟成员，而不是将其视为竞争者。如现在的一些大型跨国制造公司，利用计算机信息网络设置了与零部件供应商共享的关于生产计划的数据库，供应商不用等待买方的订货通知，可以随时浏览数据库提供的信息，由此判断什么时候需要送什么样的零部件，保证按时送货的同时，使双方的库存费用和管理费用都大为降低。有的企业通过向供应商提供技术支持，降低供应商的生产成本，从而降低自己的产品成本。

（二）顾客

顾客是指一个企业为其提供产品或劳务，并对企业目标的实现产生实际或潜在利害关系和影响力的人或单位，如企业的客户、商场的购物者、学校的学生等，都是相应组织的服务对象。任何企业的存在都是因为有一部分需要其产品或服务的顾客存在，顾客对企业的产品或劳务以及企业本身都要进行选择，同时顾客又是企业与其竞争对手的争夺对象，因此企业要与自己的顾客保持良好的关系，以便树立企业形象和品牌形象，扩大产品的销售收入。

如何确保及时地向顾客提供满意的产品或服务，已成为当今企业管理者的头等大事。由于顾客的需求是多方面的，顾客的消费偏好经常会发生变化，作为管理者就必须深入市场，分析顾客的消费心理，根据顾客需求的变化，及时提供新产品、新服务，这对于企业战略的制定是至关重要的。据统计，重大的产品创新思想有76%来自顾客，而只有18%来自生产单位。如宝洁公司倡导顾客至上的原则，对顾客的重视体现在良好的售后服务和大量密集地与顾客接触。在进入中国市场之前，首先建立了完善的市场调研系统，开展顾客追踪，并与顾客建立持久的沟通关系，目的就是为了深入了解中国消费者的需求。在1997年推出新产品“润妍”之前，由于该产品目标群体定位于都市成熟女性，先后邀请300名消费者进行产品概念测试，为该产品的销售奠定了良好的市场基础。

（三）竞争对手

竞争对手是指与本企业争夺销售市场或资源的单位或个人。一个企业很少能单独为某一顾客市场服务，为建立有效的销售网络而给市场提供服务所做的努力，总会遇到其他企业类似努力的较量。这种与企业争夺资源、顾客的个人或组织就是企业的竞争者。

最常见的资源竞争是人才竞争、资金竞争和原材料竞争。基于资源的竞争一般发生在许多组织都需要同一有限资源，该资源的价格就会上涨，例如当资金紧缺时，利率就会上升，企业的运营成本就会上升。基于顾客的竞争一般发生在同一类型的企业之间，或许这些企业提供的产品或服务方式不同，但顾客是相同的，如航空部门和铁路运输部门之间就可能为争夺货源和乘客而展开竞争。

随着中国加入世贸组织，我国的企业不仅面临国内企业的竞争，而且还将面临来自国外企业的竞争。如 20 世纪 90 年代，大量国外日用消费品如洗涤剂、洗发水等涌入我国市场，致使许多国产品牌在市场上消失。因此没有一个企业的管理可以忽视竞争对手，否则就会付出沉重的代价。1993 年前，国内微波炉市场的繁荣引起海外大财团的注意，日本的松下、夏普，韩国的三星、大宇，美国的 GE 等公司纷纷在华投资设厂，与此同时，国内又出现了一哄而上、盲目上马、重复引进的局面，微波炉行业由原来的不到 10 家企业增至 80 余家，其中只有少数几家能够形成批量生产。面对微波炉市场的无序化和激烈竞争，广东格兰仕微波炉采用低成本竞争策略，通过形成规模效应来降低产品成本，1999 年格兰仕微波炉在全国范围内降价 40%，极大地提高了自己的市场占有率，迫使一些价格昂贵的国外品牌和产量较少的国内企业退出微波炉市场，进一步稳固了其市场地位。

（四）政府管理部门

政府管理部门主要是指国家或地方的相应机构，如工商行政管理局、卫生局、物价局、税务局等。政府管理部门拥有官方权力，可以制定有关的政策法规，规定价格涨跌的幅度、征税等，这些对于一个企业能够做什么不能够做什么，能取得多大的收益，都会产生直接的影响。

政府的政策法规，一方面会增加企业的经营成本，另一方面则会限制管理者决策的选择余地。为符合政府的政策法规和相应管理部门的要求，企业就必然会增加运营成本。如香港政府决定实行强制性公积金计划，以应付人口老龄化问题，这一决定使企业成本增加。世界最大的电脑软件公司“微软”曾因其软件有垄断市场之嫌，而遭到美国政府每天 100 万美元的罚款，并迫其交出一些技术资料。

总之，构成企业经营环境的因素具有复杂性，它不仅包括人的因素、物的因素，还包括政治、经济、技术、文化、自然条件等多方面的因素，这些因素同时综合地对企业产生影响，制约着企业的行为。企业生存在这种复杂的环境中，必须全面分析各方面的因素．才能做出正确的决策。构成企业经营环境的因素还具有交叉性，是相互依存和相互制约的，无论哪一个方面的因素发生变化，都会直接或间接地引起其他因素的变化。企业经营环境的因素也是不断变化的，影响企业发展的各种环境因素，有的呈渐进性，变化比较缓慢，不容易为企业及时觉察和认识；有的呈突变性，会很快影响到组织的生存和发展。这就需要企业的管理者具有预见性，及时掌握环境变化的动态，并迅速采取对策，及时调整自己的生产经营活动。

链接

A 航空公司的经营

国内 A 航空公司在国内主要机场设有飞机维护部门。维护部门的主要职责是对 A 航空公司在该机场着陆的飞机进行检查，看其是否可以正常执行下一个航班。如发现问题，需要立即维修，以保证飞机正常飞行。20 世纪 90 年代以前，国内航空业主要由六大航空公司主宰，这六大航空公司在各自的区域市场中拥有一定的地位和优势，竞争并不激烈，乘客对飞机正点率的要求并不是非常高。飞机维修人员的相对人工成本也不是非常高。公司对各维护部的管理是相对集权的。公司总部的维护管理部门拥有很大的预算制定、零配件采购、人员配置等权力，而各维护部则在维护作业管理等方面拥有较大的权力。从总体上看，各维护部都较好地完成了任务，运行成本均控制在可接受的范围内。

但是，20 世纪 90 年代以来，许多新的地方性航空公司加入竞争，原有的航空公司也在大量增加运能，竞争日趋激烈。乘客自身的权利意识明显增强，对服务质量、正点率等的要求明显提高。为了适应日趋激烈的竞争，A 航空公司提高了直接面对乘客的空勤人员的工资、奖金。同时公司对各维护部保证飞机正点、高效率运行也提出了更高的要求，赋予各维护部在预算制定、人员配置、零配件采购、作业管理等方面更大的权力，使他们能够对出现的问题做出快速有效的反应，但并没有改变包括维护部门在内的地勤人员的考评与激励方式。

新体制经过一段时间的运行以后，维护部门的工作成效只是略有改进，有些维护部的工作成效甚至下降了，零配件采购成本、人员成本等却大幅度上升，对公司的竞争力产生严重的负面影响。在这种情况下，A 航空公司领导认为有必要对维护部门的管理体制进行进一步改革。

公司总部设立了一个跨部门的工作小组来研究飞机维护部门存在的问题，并提出解决问题的方案。该小组经过调查后认为，飞机维护部门是一个成本中心，但公司原来对飞机维护部门的考评和奖励却没有把成本控制放在首要位置，甚至与成本没有直接关系，这是导致维护部门成本上升的最主要的原因。基于这种认识，小组提出如下改革思路：在各维护部保证正常维护任务完成的情况下，公司要求维护部门把成本控制放在首要地位。各维护部经理及其下属的报酬与预算完成（成本控制）情况相联系，比如，经过审核，公司确定该维护部一年的预算为 X 万元。如果实际支出与预算一致，那么，维护部经理和下属将会得到公司发放的正常工资和奖金；如果超过预算，就相应按比例扣减其奖金；若有节余，节余中的一定比例就是维护部经理及其下属的额外奖金。

方案实施后，出现了许多意想不到的问题。下面是一个典型事件。某日下午 3 点 30 分，A 航空公司的飞机在 W 机场着陆，4 点 30 分，该飞机还要执行到南京机场的飞行任务。维护部的工程师经一般检查后发现飞机有故障，但维护部现有的工程师无法排除这一故障。能够排除这一故障的工程师在另一机场。该维护部经理有权下令这名工程师马上赶到这一机场，但该工程师完成任务后当晚不能返回，晚上在 W 机场的住宿费和餐饮费（约 500 元）要从该维护部的预算中开支。但是，如果飞机当天晚上不能执行下一个航班，公司因此要发生接近 3 万元的直接费用（包括乘客的食宿费用和机场的停机费等），以及公司声誉方面的间接损失。不过这方面的费用由航空公司支付，与维护部没有直接关系。

维护部经理张先生4点左右知道了飞机存在现有工程师无法排除的故障。经过慎重考虑，张经理采取了如下措施：4点30分左右请W机场的工作人员通知乘客，飞机存在机械故障，请搭乘该航班前往南京的乘客耐心等待，等候通知。等到W机场当日飞往南京的最后一班飞机的登机口关闭以后，维护部经理又请机场工作人员通知乘客：飞机故障暂时无法排除，请乘客到候机楼外乘车，到市内某宾馆休息，何时起飞，等候通知；对于给乘客造成的不便，请乘客谅解。第二天一大早，合格的工程师被调来，立即维修飞机，任务完成后当天返回，从而避免了500元左右的费用，但公司却由此而造成了近3万元的直接费用和极大的间接损失。

第三节 财务分析技术

财务分析是指以财务报表和其他资料为依据，采用专门方法，系统分析和评价企业的经营成果、财务状况及其变动情况。财务分析的起点是财务报表，分析的数据大多数来源于公开发布的财务报表。

财务分析有两个不同的内容：一是进行企业之间的外部比较，是将某一企业的财务指标与同行业的平均指标比较，以分析该企业与同行业平均水平的差异。二是进行企业内部比较，是将企业不同时期的财务指标进行比较，对企业不同时期的发展变化做出分析和判断。

一、财务分析的概念

财务分析是一个认识过程，首先把整个财务报表的数据分成不同部分和指标，并找出有关指标的关系，以达到认识企业偿债能力、盈利能力和抵抗风险能力的目的，从而在分析的基础上总体把握企业的财务状况和经营能力。

（一）财务分析的目的

财务报表根据国家统一的会计准则编制，并不一定适合特定报表使用者的特定要求，不同的报表使用者要从中选择自己需要的信息，使之符合特定决策要求。

企业财务报表的使用者有下列几种，他们的分析目的不完全相同。

1. 投资者

投资者为企业投入营运资金，企业用其投入的资本展开生产经营活动，向投资者分配利润是企业对投资者的回报。投资者为决定是否投资，要分析被投资者的资产情况和获利能力，判断其投资的报酬和风险，据此作出增加或减少投资的决策。

2. 债权人

为决定是否给企业贷款，要了解债务人的资产质量、获利能力和偿债能力，借此评价能否按期得到本金和贷款利息，决定是否贷款给债务人以及贷款的金额等。

3. 供应商

通过报表提供的信息，了解企业的信用情况，据此作出是否与企业合作、是否应对企业延长付款期的决策。

4. 管理当局

企业管理者关注本单位的财务状况和经营成果，据此分析判断已作出的各项决策的正确性，客观评价管理机构的工作质量，更好地进行内部控制。

5. 政府

通过财务分析了解企业的纳税情况、职工收入、就业状况等，作为调整税收政策和国民收入统计资料的基础。

此外，中介机构（审计师等）、证券交易所、信用评价机构、工会和商会等有关部门也可以通过财务分析，作出与其相关的明智决策。

财务分析的具体目的可以分为：①评价企业的偿债能力；②评价企业的获利能力；③评价企业的资产管理水平；④评价企业的发展趋势。

（二）财务分析的方法

财务分析属于事后分析，通常只能发现问题而不能提供解决问题的现成答案。例如，某企业资产周转率低，通过分析知道资产周转率低的原因是存货太多，再进一步分析知道存货太多的主要原因是产品积压。如何处理积压产品？财务分析不能回答，但是能指明需要详细调查和研究的方向。

财务分析的方法，有比较分析法、比率分析法和因素分析法三种。

1. 比较分析法

比较分析法是通过将两个或两个以上相关的指标进行对比，从数量上确定差异的分析方法。比较分析法能说明差异的性质、形成差异的原因和差异程度。具体如下。

（1）与本企业历史比，即不同时期指标相比，也称趋势分析。

（2）与同类企业比，即与行业平均水平相比，也称横向分析。

（3）与计划或预算比，即实际执行结果与计划或预算指标相比，也称差异分析。

2. 比率分析法

比率分析法是在两个金额之间计算其相对比率关系的一种分析方法。如反映企业短期偿债能力的流动比率，反映企业长期偿债能力的资产负债率，通过这些财务比率可以考核和评价企业的财务状况。

3. 因素分析法

因素分析法是依据分析指标和影响因素的关系，从数量上确定各因素对指标的影响程度。企业的经营活动是一个有机的整体，从数量上测定各因素的影响程度，可以抓住主要矛盾。

在实际的财务分析中，各种方法是结合使用的。财务分析不但内容广泛，而且没有固定的工作程序，不存在唯一的通用分析程序。现将常用的财务分析方法介绍如下。

二、企业偿债能力分析

偿债能力，是指企业偿还到期债务的能力，往往预示着企业近期的风险，包括短期偿债能力和长期偿债能力两个方面。

（一）短期偿债能力分析

企业对短期债务的清偿能力反映的是企业资产的流动性，资产流动性即资产的变现性。短期偿债能力，就是企业以现金或将资产转化为货币资金偿还短期债务的能力，是反映企业财务状况好坏的重要标志。评价短期偿债能力的财务比率是流动比率、速动比率和现金比率。

1. 流动比率

流动比率等于流动资产除以流动负债。表示每一元流动负债可由多少流动资产作为偿债保证，其计算公式为：

流动比率 = 流动资产 ÷ 流动负债

流动资产包括现金、银行存款、应收账款、有价证券及存货等，流动资产变现能力较强。流动负债包括应付账款、短期借款、应交税金、其他未付开支等。企业流动资产和流动负债的数据均可直接从资产负债表上获得。企业的流动资产总额较高，短期债务较少，则企业的流动比率较高，表明对债权人保障程度越好。但流动比率过高，则说明企业的资金尚未有效利用，过多的资金滞留在流动资产上，而流动资产的获利能力较低，会导致企业整体获利能力的下降。

一般认为，较好的流动比率为2∶1。因为流动资产中变现能力最差的是存货，约占流动资产总额的一半，剩下流动性较大的资产至少要等于流动负债。

2. 速动比率

速动比率也称酸性测试比率，是从流动资产中扣除存货部分，再除以流动负债的比值。速动比率的计算公式为：

速动比率 =（流动资产 － 存货）÷ 流动负债

流动比率虽然能够评价流动资产的变现能力，但流动资产中变现能力最差的是存货，速动比率将存货金额从流动资产中扣除，所反映的短期偿债能力更加令人可信，可以说速动比率是比流动比率更进一步的有关企业变现能力的比率指标。

通常认为正常的速动比率为1，低于1的速动比率，即流动资产总额减去存货金额后的部分，要小于流动负债，则认为短期偿债能力偏低。但行业不同，速动比率会有很大差别。例如，采用大量现金销售的商品流通企业，由于应收账款金额较小，低于1的速动比率则是正常的。而一些应收账款较多的企业，速动比率可能大于1。可以看出，影响速动比率的重要因素是应收账款的变现能力，企业账面上的应收账款不一定都能收回，转变为坏账的可能性较大。

3. 现金比率

现金比率是指企业现金余额与流动负债的比率。现金余额是指会计期末企业拥有的现金数额，可通过现金流量表中“现金及其等价物的期末余额”项目查到。其计算公式为：

现金比率 = 现金余额 ÷ 流动负债

现金比率最能反映企业直接偿还短期负债的能力，但企业不可能保留较多的现金类资产，因为股东希望从流动负债中获得更多的收益，同时资金滞留也会影响企业的整体获利能力。

以上反映短期偿债能力的财务比率，都是从会计报表资料中得到的，但还有一些在财务报表中无法反映的因素，也会影响企业的短期偿债能力。例如，企业的资金信用声誉较好，在短期偿债出现困难时，可通过发行公司债券等方式筹集资金，解决资金短缺问题，提高短期偿债能力。根据我国《企业会计准则》，或有负债不作为负债登记入账，也不在会计报表中反映，但或有负债一旦成为事实上负债，就会增加企业的偿债负担。

（二）长期偿债能力分析

长期偿债能力是指企业偿付到期长期负债的能力。企业的长期负债包括长期借款、应付债券等。评价企业长期负债能力的指标有资产负债率、有形净值负债率、利息保障倍数等指标。

1. 资产负债率

资产负债率是指负债总额与全部资产总额的比率，也就是负债总额与资产总额的比例关系。其计算公式为：

资产负债率 =（负债总额 ÷ 全部资产总额）×100%

公式中的负债总额包括流动负债和长期负债。资产负债率实际表明了企业借入资金占企业总资金来源的比例，该比例越高，说明企业总资产中的大部分是通过借债来筹资的，则企业所承担的风险越大。同时，该指标也反映了对债权人的保障程度，企业资产负债率越高，债权人所受的保障就越低。

如果企业不举债或负债比例较小，说明企业管理者缺乏经营魄力，利用债权人资本进行经营活动的能力差，企业经营缺乏应有的活力、信心不足。

2. 负债与所有者权益比率

负债与所有者权益比例是负债总额和所有者权益总额之比率，其计算公式为：

负债与所有者权益比率 = 负债总额 ÷ 所有者权益总额

该财务比率体现了企业的基本财务结构，反映了企业筹集的资金来自于所有者和债权人的比例。从债权人的角度，希望该比例越低越好，表明债权人的贷款受到的保障程度好、风险小。国家规定债权人拥有优先清偿权，在企业清算时对债权人的保障程度越好。但是从所有者的角度，则希望维持较高的比率，因为在利润率高于借款利率的前提下，所有者可以从借款所带来的利润中获得更高的收益。如果该比率过高，当利润率低于借款利率时，所有者的收益会减少，同时由于贷款风险增大而不利于企业再筹资。

3. 有形净值负债率

有形净值负债率是指企业负债总额与有形净值的比率，有形净值是所有者权益减去无形资产净值后的净值。其计算公式为：

有形净值负债率 = 负债总额 ÷（所有者权益 － 无形资产净值）

计算该比率时扣除无形资产，是因为无形资产，包括商誉、商标权、专利权等的价值不稳定，为谨慎起见，一律视为不能用来偿债，而从分母中扣除。这一比率更为保守地反映了企业清算时债权人的贷款受到所有者权益的保障程度，其作用与负债与所有者权益比率相同，对债权人来说，有形净值负债率越低，其贷款的安全性越好。

4. 利息保障倍数

利息保障倍数是指税后利润加上利息支出净额之和与利息支出净额的比率，

其计算公式为：

利息保障倍数 =（税后利润 + 利息支出净额）÷ 利息支出净额

企业的长期偿债能力包括偿还债务本金和支付债务利息的责任，利息保障倍数反映企业对借款利息的偿付能力。在企业正常生产经营的情况下，企业不会通过变卖资产来偿债，而是通过实现的利润来偿还长期债务。该比率越大，表明企业可供支付利息的利润越多，反之则表明企业可用于付息的利润越少。

将上述四项指标综合分析，即可对企业的长期偿债能力作出较准确的判断。

三、企业获利能力分析

一定时期的利润总额只能反映企业的经营成果，表明企业的盈利多少和经营成果的大小，而无法表示出企业经济效益的好坏，只有与为取得这些收益而付出的代价结合起来考虑，才能如实反映企业盈利水平的高低和经济效益的好坏。

这里着重介绍企业获利能力的一般分析，不作股份有限公司税后利润分析。反映企业盈利能力的财务指标主要如下。

1. 资产报酬率

资产报酬率又称资产利润率，是指企业税后利润与平均资产总额的百分比。其计算公式为：

资产报酬率 =（税后利润 ÷ 平均资产总额）×100%

其中：平均资产总额 =（期初资产总额 + 期末资产总额）÷ 2

资产报酬率反映企业运用每一元资产所能提供的净利润，资产报酬率越高，投资盈利水平就越高，企业获利能力也越强。

2. 净资产收益率

净资产收益率又称股东权益报酬率，是指净利润与平均净资产的百分比。其计算公式为：

净资产收益率 =（净利润 ÷ 平均净资产）×100%

其中：净资产是指资产总额扣除累计折旧、坏账准备和其他资产减值准备后的净值。

平均净资产 =（年初净资产 + 年末净资产）÷ 2

投资者对企业的净资产享有所有权，因而，净资产收益率表明每一元属于企业投资者的资产实际分享的净利润。该指标越高，所有者分享的净利润就越多，表明企业的获利能力就越强。

3. 销售净利率

销售净利率是指净利润与销售收入的百分比，其计算公式为：

销售净利率 =（净利润 ÷ 销售收入）×100%

该指标表示每一元销售收入所提供的净利润，销售净利率越高，企业营业收入的盈利水平就越高，企业的获利能力也越强。

4. 成本费用利润率

成本费用是企业为取得收入而发生的经济资源的总流出，主要包括主营业务成本、其他业务成本、营业费用、管理费用、财务费用、所得税等，这些数据资料可直接取自财务报表或会计账簿，其计算公式为：

成本费用利润率 =（净利润 ÷ 成本费用总额）×100%

成本费用利润率越高，说明企业每一元成本费用支出所获得的利润越高，则企业的盈利能力越强。

四、企业营运能力分析

企业营运能力分析主要是考察企业资产利用效率，包括流动资产利用效率分析、固定资产利用效率分析和总资产利用效率分析。企业资产利用效率越好，表明资金周转越快，管理人员的经营能力越强。

（一）流动资产利用效率分析

1. 存货周转率

存货在流动资产中占有较大比重，存货的流动性将直接影响企业的流动比率，因此，常常将存货周转率分析作为企业短期偿债能力分析的重要补充。存货周转率是销货成本与平均存货的比率，其计算公式为：

存货周转率 = 销货成本 ÷ 平均存货

其中：平均存货 =（期初存货 + 期末存货）÷ 2

存货周转率也可用天数表示，指存货周转一次所需要的天数，用时间表示的存货周转率就是存货周转天数，即：

存货周转天数 = 计算期天数 ÷（销货成本 ÷ 平均存货）

= （计算期天数 × 平均存货）÷ 销货成本

例：某公司 2005 年产品销售成本为 6283 万元，期初存货为 492 元，期末存货为 358 元。该公司存货周转率为：

存货周转率 = 6283 ÷ [（492 + 358）÷ 2] = 14.78（次）

存货周转天数 = 360 ÷ 14.78 = 24（天）

存货周转率越高（周转天数越少），表明企业存货利用率越好，存货的流动性越大，存货的变现能力越强。该指标不仅反映企业的存货管理水平，还反映企业的短期偿债能力。不同行业的存货周转情况差别较大，在分析时应注意指标的可比性。

2. 应收账款周转率

应收账款周转率是反映企业一定时期内收回应收账款，转化为现金的速度。由于应收账款在流动资产中占较大比例，能够及时收回应收账款，对企业增强短期偿债能力有重大意义。应收账款周转率计算公式为：

应收账款周转率 = 销售收入 ÷ 平均应收账款

用时间表示的应收账款周转速度是应收账款周转天数，表示企业从取得应收账款的权利到收回款项所需要的时间。应收账款周转天数越少，表明应收账款的变现速度越快。其计算公式为：

应收账款周转天数 = 360 ÷ 应收账款周转率

= （360 × 平均应收账款） ÷ 销售收入

例：某公司年初应收账款为 1300 万元，年末应收账款为 1700 万元，销售收入净额为 6000 万元。以上式计算应收账款周转率为：

应收账款周转率 = 6000 ÷ ［（1300 + 1700） ÷ 2］ = 4 次

表示该年度内公司产生及收回应收账款的平均次数为 4 次。

应收账款周转天数 = 360 ÷ 4 = 90 天

表示该公司从销货后到收款前所等待的时间为 90 天。除非特别注明，公式中的“销售收入”均指销售净额，“平均应收账款”应包括应收票据。

（二）固定资产周转情况分析

固定资产周转率是指企业销售收入净额与固定资产平均净值的比率，是衡量固定资产利用效率，反映固定资产周转情况的一项指标。

固定资产利用率高，表明企业固定资产利用充分，配置合理。反之，则表明企业固定资产提供的生产成果少，使用效率低。

运用该指标时，需要考虑固定资产净值因计提折旧而逐年减少的影响。

（三）总资产周转情况分析

总资产周转率是指销售收入与平均资产总额的比值。其计算公式为：

总资产周转率 = 销售收入 ÷ 平均资产总额

其中：平均资产总额 = （年初资产总额 + 年末资产总额） ÷ 2

该指标用来考察企业全部资产的利用情况，企业的资产利用得越充分给企业创造的收益就越高。如果企业资产利用率较低，说明企业的资产利用不充分，若企业有闲置资产，则应设法变卖或出租。

总之，各项资产的周转情况分析，可用于衡量企业各项资产带来利润的能力，将这些指标与反映盈利能力的指标结合起来分析，可较全面地评价企业的盈利能力。

●本模块小结

本模块从市场调研开始，介绍了企业诊断的基本内容和方法，诸如市场调研的方法、企业内外环境分析的方法、企业财务分析方法等。其内容包括市场研究技术中企业市场能力评估与预测；经营环境分析技术中宏观环境分析、微观环境分析；财务分析技术中企业偿债能力分析、企业获利能力分析和企业营运能力分析等。

实　训

一、复习思考题与简答题

1. 什么是企业的宏观环境和微观环境，它们各包括哪些因素？

2. 一家大型超市与一家政府机关所处的环境可以相同吗？为什么？

二、计算分析题

资料：兴业公司 1999 年每个月有关财务比率如下：

项目	1	2	3	4	5	6	7	8	9	10	11	12
流动比率	2.2	2.3	2.4	2.2	2.0	1.9	1.8	1.9	2.0	2.1	2.2	2.2
速动比率	0.7	0.8	0.9	1.0	1.1	1.15	1.2	1.15	1.1	1.0	0.9	0.8
资产负债率	52%	55%	60%	55%	53%	50%	42%	45%	46%	48%	50%	52%
资产收益率	4%	6%	8%	13%	15%	16%	18%	16%	10%	6%	4%	2%
销售净利率	7%	8%	8%	9%	10%	11%	12%	11%	10%	8%	8%	7%

回答：

1. 该企业生产经营有什么特点？

2. 流动比率与速动比率的变动趋势为什么会产生差异？怎样减少这种差异？

3. 资产负债率的变动说明了什么问题，为什么 3 月份资产负债率最高？

4. 资产报酬率与销售净利率的变动程度为什么不一致？

5. 该企业筹资、投资应注意什么问题？

三、案例研究

【案例1】 王安公司和惠普公司

20世纪80年代后期以来，计算机行业成了面临环境急剧变化的典型行业。它对像国际商用机器公司、数据设备公司和优利系统公司这样的大企业造成了不利的影响。消费者的需要已经从大型计算机转为小型机乃至更小的多用途的个人计算机。许多硬件成了日用品一样的商品，无论是低价的供货商，还是提供优质服务或持续创新的厂家，都可以加入争夺市场份额的行列。

在这一时刻，王安公司管理当局的行动仍像他们是在一个稳定的环境中运营似的。公司的创建者王安博士本人也没有意识到变革的需要。他自以为使办公室职员们从打字机时代解放出来，就已经完成了办公室的革命。他和他的整个管理队伍没能看到，飞速发展的个人计算机已远远超过了王安的单功能文字处理机和价格昂贵的微型机。

惠普公司则走了另一条路子。其管理当局看到了环境的变化并全力推进公司的变革。他们给员工们授予了充分的权利，简化了决策的制定过程，并大幅度降低了成本。虽然惠普公司仍然是一家大公司，但它的管理当局已经决定，绝不能使惠普公司成为行动迟缓者。高层经理们视察了全国的生产基地，收集了生产和销售第一线员工的意见和建议。他们所到之处听到的是对于公司官僚机构的普遍抱怨，以及新项目得到批准的重重困难。于是，管理当局对组织进行了重组。他们撤销了两个高层管理委员会，取而代之的是一种跨职能领域和组织界限的团队结构。工作团队被给予前所未有的从新产品设计到分销全过程的充分自主权。高层管理当局投入了大量的时间向员工宣传，他们需要员工有高度的紧迫意识，勇于采取冒险的行动。同时需要认识到，在竞争者不断削价的新形势下，仅靠提供优质产品是不够的。管理当局鼓励员工们寻找全新的办法，使公司从研究开发到行政管理和销售各领域都能达到低成本。通过这些措施，惠普公司实现了销售额的大幅回升和盈利的增长。

【案例2】

A集团1999年和2000年财务比率对照表

分析内容	指标	1999年	2000年	指标	1999年	2000年
偿债状况	流动比率	0.6121	0.6295	速动比率	0.4064	0.4141
	资产负债率	0.5344	0.5554	有形净值负债率	0.0737	0.0906
	利息保障倍数	3.838	5.353			

分析内容	指标	1999 年	2000 年	指标	1999 年	2000 年
营运状况	存货周转天数	66 天	68 天	固定资产周转率	1.007	0.687
	总资产周转率	0.606	0.344	应收账款周转天数	79 天	77 天
盈利状况	主营业务利润率	1.89%	16.7%	成本费用利润率	1.89%	3.52%
	内部投资收益率	2.97%	2.56%	对外投资收益率	-12.01%	-2.89%
	净资产收益率	2.77%	3.02%			

【案例提问】

1. 20 世纪 80 年代后期以来，计算机行业所面对的变化的环境属于哪种环境？

2. 刺激惠普公司进行组织变革的因素是工作任务的调整、环境的变化还是组织内部的冲突？

3. 就案例 2 中的偿债能力、营运能力和盈利能力做出分析与评价。

主要参考文献

1. 张广碧．医药商品经营管理学．北京：中国医药科技出版社．1999

2. 王利平．管理学原理．北京：中国人民大学出版社．2000

3. 立式一真．经营革新的艺术．北京：北京大学出版社．1992

4. 周三多，蒋俊，陈传明．管理原理（第 2 版）．南京：南京大学出版社．2002

5. 刘俊心，李靖，张建庆．企业文化学——现代经营管理制胜宝典（第 1 版）．天津：天津大学出版社．2004

6. 宁 德．医药企业管理（第 1 版）．北京：科学出版社．2004

7. 黄 宇．新管理事典（第 1 版）．北京：民主与建设出版社．2004

8. 杨世民．药事管理学．北京：中国医药科技出版社．2002

9. 梁毅．GMP 教程．北京：中国医药科技出版社．2003

10. 梁毅．药品经营质量管理（GSP）．北京：中国医药科技出版社，2003

11. 国家食品药品监督管理局执业药师资格认证中心．药事管理与法规．北京：中国中医药出版社，2004

12. 中国化学工业协会，中国医药工业公司．药品生产质量管理规范实施指南．北京：化学工业出版社．2001

13. 国家食品药品监督管理局培训中心．GSP 实战教程．北京：学苑出版社．2003

14. 童路仁主编．至尊企业、至尊制度——国际卓越企业管理规章精萃．太原：山西人民出版社．1994

15. 张仁侠．现代工商企业管理．北京：首都经济贸易大学出版社．2002

16. 吴虹．市场营销．北京：中国中医药出版社．2005

17. 腾铸，季敏波，程华．现代企业管理学．上海：上海财经大学出版社．1997

18. 严成根，洪江如．现代企业管理．北京：清华大学出版社、北方交通大学出版社．2005

19. 苗长川，杨爱华．现代企业经营管理．北京：清华大学出版社、北方交通大学出版社．2004

20. 杨孝伟，赵应文．管理学——原理、方法与案例．武汉：武汉大学出版社．2004

21. 穆庆贵，陈文安．新编企业管理．上海：立信会计出版社．2000

22.（美）斯蒂芬 P. 罗宾斯著；黄卫伟等译．管理学（第四版）．北京：中国人民大学出版社．2001

23. MBA 核心课程编译组编译．谈判与沟通．北京：九州出版社．2002

24. 赵有生．现代企业管理．北京：清华大学出版社，2004

25.（美）戴维·多特利奇，彼得·卡伊罗著；詹正茂，朱美琴等译．应变领导力．北京：机械工业出版社．2005

26.（美）戴布拉 E. 迈耶森著；杨斌，朱童译．温和激进领导．北京：机械工业出版社．2005

27.（美）罗伯特·莱夫顿，维克托·巴泽塔著；马燕译．领导沟通力．北京：华夏出版社．2005

28.（美）詹姆斯·库泽斯，巴里·波斯纳著；李丽林，杨振东译．领导力．北京：电子工业出版社．2005

29. 徐波．管理学案例集．上海：上海人民出版社．2004

30. 乔治 T. 米尔科维奇等著，彭兆祺等译．人力资源管理．北京：机械工业出版社．2002

31. 哈罗德·孔茨著；张晓君等译．管理学．北京：机械工业出版社．1998

32. 张玉利．管理学．天津：南开大学出版社．2004

33. 王悦，熊季霞．医药人力资源管理．北京：科学出版社．2004

34. 余凯成．人力资源管理．大连：大连理工大学出版社．2001

35. 李宝元．人力资本运营．北京：企业管理出版社．2001

36. 付亚和，许玉林．绩效管理．上海：复旦大学出版社．2003

37. 彼得·圣吉，张兴译．第五项修炼·实践．北京：东方出版社．2002

38. 邢以群．管理学．杭州：浙江大学出版社．1999

39. 张大亮．现代营销管理．杭州：浙江大学出版社．1998

40. 潘华．企业财务管理学．北京：中国人民公安大学出版社．2002

41. 卢家仪．财务管理．北京：清华大学出版社．2000

42. 郁广健．市场调查与预测．北京：中国国际广播出版社．1999